# Wege in die Suchthilfe

Knut Tielking • Lea Jürgens •
Frank Bela Schädlich

# Wege in die Suchthilfe

## Ergebnisbericht zur Wirkungsevaluation von SEMRES und dem Sucht-Rehakompass

Springer VS

Knut Tielking
Hochschule Emden / Leer
Emden, Deutschland

Lea Jürgens
Hochschule Emden/Leer
Emden, Deutschland

Frank Bela Schädlich
Hochschule Emden/Leer
Emden, Deutschland

ISBN 978-3-658-49484-1 ISBN 978-3-658-49485-8 (eBook)
https://doi.org/10.1007/978-3-658-49485-8

Die Deutsche Nationalbibliothek verzeichnet diese Publikation in der DeutschenNationalbibliografie; detaillierte bibliografische Daten sind im Internet über https://portal.dnb.de abrufbar.



Springer VS ist ein Imprint der eingetragenen Gesellschaft Springer Fachmedien Wiesbaden GmbH und ist ein Teil von Springer Nature.
Die Anschrift der Gesellschaft ist: Abraham-Lincoln-Str. 46, 65189 Wiesbaden, Germany

# Interessenkonflikte

Die Autor*innen haben keine für den Inhalt dieses Manuskripts relevanten Interessenkonflikte.

# Zusammenfassung

## Hintergrund und Zielsetzung

Das deutsche Suchthilfesystem ist vielfältig, aber fragmentiert. Dies führt zu Versorgungslücken und erschwert die Teilhabe und Wiedereingliederung von Menschen mit Abhängigkeitserkrankungen. Besonders problematisch sind die späte Inanspruchnahme von Hilfen und der erschwerte Zugang zur Rehabilitation. Ziel des Modellprojekts **SEMRES** ist es, durch neue Strukturen, wie den **Sucht-Rehakompass** und **Sucht-Rehalots*innen**, ein frühzeitiges Erreichen, gezielte Vermittlung, bessere Vernetzung und beschleunigte Reha-Zugänge zu ermöglichen – und letztlich die Lebenssituation der Betroffenen zu verbessern.

## Methodik Evaluation

Die Evaluation folgte einem **Mixed-Methods-Ansatz**, bestehend aus qualitativen Interviews, Fokusgruppen, teilnehmender Beobachtung sowie quantitativen Fragebogenerhebungen zu drei Messzeitpunkten mit Kontrollgruppendesign, Netzwerkanalysen und Prozessdatenanalysen. Die Erkenntnisse der unterschiedlichen Zugänge wurden trianguliert, um das Erreichen der Projektziele aus verschiedenen Perspektiven zu bewerten. Ziel war es, die Wirksamkeit des Projekts sowohl aus subjektiver Sicht der Teilnehmenden und Projektpartner*innen als auch anhand objektiver Kennzahlen einzuschätzen und Unterschiede zur Kontrollgruppe herauszuarbeiten.

## Zentrale Ergebnisse

- **Frühzeitiges Erreichen:** Das Ziel, Menschen „früh" im Krankheitsverlauf zu erreichen, ist in der vorgegebenen Form nicht gelungen. Objektiv zeigten sich keine Unterschiede zwischen Interventions- und Kontrollgruppe hinsichtlich Alter, Krankheitsdauer oder Vorerfahrungen im Hilfesystem. Subjektiv fühlten sich Teilnehmende belasteter und zeigten bei der psychosozialen Gesundheit und Teilhabe signifikant schlechtere Werte. Damit wurde eine subjektiv höher belastete Gruppe mit dem Projekt erreicht.
- **Gezielte Vermittlung:** Rund 78 % stellten nach dem SRK einen Reha-Antrag, mindestens 50 % traten eine Reha an. Die qualitative Auswertung zeigt, dass die Teilnahme am Projekt von den Teilnehmenden als zusätzliche Motivationsressource wahrgenommen wurde.
- **Vernetzung:** Die Sucht-Rehalots*innen bauten ein breites Netzwerk auf. Fachstellen, Krankenkassen, persönliche Netzwerke und Betriebe spielten zentrale Rollen in der Vermittlung. Der Zugang zum Hilfesystem wurde diversifiziert, dennoch musste auf bestehende Strukturen des Suchthilfesystems zurückgegriffen werden.
- **Beschleunigte Prozesse:** Interne Abläufe konnten zwar beschleunigt werden (niedrigschwelligere Antragstellung und schnellere Bewilligung im Vergleich zu Bundesdaten), aber externe Faktoren wie Wartezeiten auf Reha-Plätze blieben unverändert lang.
- **Wirkung auf Teilnehmende:** Subjektiv verbesserte sich die psychosoziale Gesundheit, die Teilhabe sowie die allgemeine Lebenszufriedenheit signifikant. Objektiv messbare Veränderungen (Erwerbstätigkeit, Abstinenz) blieben innerhalb des kurzen Zeitraums jedoch aus.

## Schlussfolgerung

SEMRES konnte einzelne strukturelle Schwächen des Reha-Zugangs adressieren, blieb aber in zentralen Zielsetzungen hinter den Erwartungen zurück. Die Evaluation zeigte jedoch, dass durch den Einsatz neuer Strukturen wie dem Sucht-Rehakompass und den Sucht-Rehalots*innen relevante Impulse zur Optimierung des Zugangs und der Weitervermittlung zur Sucht-Rehabilitation gesetzt wurden. Zwar konnte das Ziel einer „frühzeitigen" Erreichung im engeren Sinne nicht umgesetzt werden, jedoch gelang es, eine besonders belastete Zielgruppe anzusprechen.

Auch wenn objektiv messbare Effekte im Vergleich zur Kontrollgruppe nicht feststellbar waren, sprechen die signifikanten Verbesserungen in psychosozialer Gesundheit, Teilhabe und Lebenszufriedenheit für eine positive Wirkung auf individueller Ebene der Teilnehmenden im Projekt. Die Ergebnisse zeigen die Notwendigkeit niedrigschwelliger und vernetzender Unterstützungsangebote im Suchthilfesystem auf und geben wertvolle Hinweise für eine Weiterentwicklung integrierter Versorgungsansätze.

# Inhaltsverzeichnis

# Abbildungsverzeichnis

# Tabellenverzeichnis

# 1 Einleitung

Menschen mit Abhängigkeitserkrankungen erleben häufig eine Vielzahl an Barrieren, bevor sie Zugang zu passenden Unterstützungsangeboten erhalten. Trotz eines gut ausdifferenzierten Suchthilfesystems in Deutschland (Hansjürgens & Arnold, 2024) bestehen nach wie vor Versorgungslücken, lange Wartezeiten und strukturelle Hürden – insbesondere an den Schnittstellen zwischen Beratung, medizinischer Rehabilitation und gesellschaftlicher Teilhabe (Bogumil & Gräfe, 2024). Vor diesem Hintergrund wurde 2020 das Modellprojekt *SEMRES* (Schnittstellenmanagement zur frühzeitigen Ermittlung des Rehabilitationsbedarfs und rechtzeitigen Vermittlung in die Rehabilitation von Menschen mit Suchterkrankungen) ins Leben gerufen. Das Projekt wurde im Rahmen des Bundesprogramms *Innovative Wege zur Teilhabe am Arbeitsleben – rehapro* durch das Bundesministerium für Arbeit und Soziales aufgrund eines Beschlusses des Deutschen Bundestages für eine Laufzeit vom 01.01.2020 bis zum 30.06.2025 gefördert. Der Antrag wurde von der *Deutschen Rentenversicherung* (DRV) Oldenburg-Bremen gestellt und zielte darauf ab, Menschen mit (beginnendem) problematischem Konsum frühzeitig zu erreichen, niedrigschwellig über Hilfsangebote zu informieren und den Weg in das Rehabilitationssystem zu erleichtern (SGB VI). Zur unabhängigen wissenschaftlichen Evaluation des Projekts wurde die Arbeitsgruppe von Prof. Dr. Knut Tielking der Hochschule Emden/Leer beauftragt.

Im Zentrum des Projekts standen innovative Maßnahmen wie der *Sucht-Rehakompass* (SRK) und die Arbeit von Sucht-Rehalots*innen, die Betroffene begleiten, motivieren und den Übergang in Prävention oder Reha strukturieren sollten. Neben der individuellen Unterstützung lag ein weiterer Fokus auf Netzwerkarbeit mit Institutionen und Akteur*innen aus dem sozialen und beruflichen


K. Tielking et al., *Wege in die Suchthilfe*,
https://doi.org/10.1007/978-3-658-49485-8_1

Umfeld, um neue Zugangswege zu schaffen und die Versorgungslücken zwischen Systemen zu schließen.

Dieser Bericht dokumentiert die wissenschaftliche Evaluation des Projekts über einen Zeitraum von fünfeinhalb Jahren. Ziel ist es, auf Basis eines Mixed-Methods-Ansatzes zu analysieren, inwieweit die gesetzten Ziele erreicht wurden, welche Wirkmechanismen beobachtbar sind und welche Schlussfolgerungen sich für eine zukünftige Weiterentwicklung der Suchthilfe ableiten lassen. Dabei werden sowohl qualitative Perspektiven (z. B. Interviews, Fokusgruppen, teilnehmende Beobachtungen) als auch quantitative Erhebungen (Fragebogendaten, Netzwerkanalysen, Prozessdaten) trianguliert und in ihrer Gesamtheit betrachtet.

# 2 Das Bundesmodellprojekt SEMRES

## 2.1 Einführung

### 2.1.1 Gesundheit im Kontext von Sucht

Abhängigkeit und Sucht sind gesellschaftlich oft marginalisierte Themen, die mit zahlreichen Spannungen und Vorurteilen verbunden sind (Schomerus & Corrigan, 2022). Da riskante Konsummuster potenziell jede Person betreffen können, ist es besonders wichtig, durch Aufklärungsarbeit zu einem besseren Verständnis beizutragen. Dies erfordert eine differenzierte Betrachtung des Verhältnisses von Gesundheit und Krankheit. Während diese häufig als Gegensätze wahrgenommen werden, offenbart sich insbesondere in Bezug auf den Umgang mit Suchtmitteln eine komplexere Realität. Denn gesundheitsschädigende Verhaltensweisen sind nicht zwangsläufig mit dem Verlust von Gesundheit gleichzusetzen, sondern stehen vielmehr in einem Spannungsfeld zwischen kurzfristiger Stabilisierung und langfristigem Ungleichgewicht (Hurrelmann & Bründel, 1997). Analog ist dies auf unterschiedliche Suchtformen anzuwenden. Gesundheit ist ein dynamisches, sozial konstruiertes Konzept, das von individuellen, sozialen und gesellschaftlichen Faktoren beeinflusst wird. Die Weltgesundheitsorganisation (WHO) beschreibt Gesundheit als einen Zustand völligen psychischen, physischen und sozialen Wohlbefindens (WHO, 1948, zit. nach WHO, 2020) und kann ergänzt werden durch Ansätze, die Aspekte wie Persönlichkeit, soziale Anforderungen, materielle Ressourcen, Wohlbefinden und Leistungsfähigkeit berücksichtigen (Seedhouse, 2001, zit. nach Naidoo & Wills, 2019; Franke, 2012).


K. Tielking et al., *Wege in die Suchthilfe*,
https://doi.org/10.1007/978-3-658-49485-8_2

Abhängigkeitserkrankungen als Krankheitsbild beeinträchtigen nicht nur einzelne Aspekte der Gesundheit, sondern die komplexe Wechselwirkung zwischen psychischem, physischem und sozialem Wohlbefinden. Die WHO definiert Sucht als eine Krankheit, die sich durch das unkontrollierte Verlangen nach einer Substanz oder einem Verhalten zeigt und dem trotz negativer Konsequenzen nachgegangen wird (WHO, 2023). Sucht wird außerdem als ein multifaktorielles Phänomen betrachtet, dessen medizinische Diagnosekriterien aktuell u. a. in der 11. Auflage der *International Statistical Classification of Diseases and Related Health Problems* (ICD-11) verankert sind. Laut ICD-11 müssen mindestens drei Merkmale der folgenden Kriterien innerhalb eines Zeitraums von 12 Monaten auftreten, um eine Diagnose zu stellen:

- Kontrollverlust,
- Priorisierung des Konsums,
- anhaltender Gebrauch trotz negativer Konsequenzen,
- Toleranzentwicklung,
- Entzugserscheinungen,
- wiederholte Nutzung in gefährlichen Situationen (WHO, 2023).

Außerdem gibt es weitere anerkannte Diagnosekriterien, die z. B. im *Diagnostic and Statistical Manual of Mental Disorders* (DSM-5) festgehalten sind. Das DSM-5 beschreibt eine Abhängigkeitserkrankung unter dem Begriff der Substanzgebrauchsstörung (Substance Use Disorder, SUD). Die Diagnose basiert auf den folgenden 11 Kriterien:

1. starkes Verlangen nach der Substanz,
2. Kontrollverlust,
3. Versuche der Konsumkontrolle,
4. Vernachlässigung von Verpflichtungen,
5. fortgesetzter Konsum trotz sozialer oder zwischenmenschlicher Probleme,
6. hoher Zeitaufwand,
7. die Aufgabe oder Einschränkung von Aktivitäten,
8. die Gefährdung des eigenen Lebens oder der Gesundheit,
9. fortgesetzter Konsum trotz körperlicher oder psychischer Probleme,
10. Toleranzentwicklung
11. Entzugssymptome.

Eine Diagnose erfolgt, wenn mindestens zwei dieser 11 Kriterien innerhalb von 12 Monaten erfüllt sind (American Psychiatric Association, 2013).

Verschiedene Erklärungsmodelle der Sucht bieten unterschiedliche Perspektiven auf die Entstehung und Aufrechterhaltung von Suchterkrankungen, wobei sie aus verschiedenen wissenschaftlichen Disziplinen stammen. Zusammengefasst lässt sich dies u. a. bei Tielking und Rabes (2024) nachlesen. Nachfolgend wird ein kurzer Überblick über die verschiedenen Perspektiven dargestellt. Das bio-psycho-soziale Modell ist eines der bekanntesten Modelle und integriert psychologische, soziale und biologische Faktoren, die miteinander interagieren und die Suchtentstehung beeinflussen. Hierbei werden individuelle Vulnerabilitäten, soziale Umwelteinflüsse und substanzbedingte Wirkungen berücksichtigt (Engel, 1977).

Während das bio-psycho-soziale Modell einen integrierten Ansatz verschiedener Disziplinen vertritt, fokussieren soziologische Modelle auf die gesellschaftlichen Bedingungen, die das Verhalten eines Individuums prägen (Kastenbutt, 2018). Soziale und kulturelle Einflüsse sind hier besonders bedeutsam für die Entwicklung von Abhängigkeitserkrankungen. Sozioökonomische Benachteiligungen, mangelnde Bildung, Arbeitslosigkeit und prekäre Lebensbedingungen gelten als wesentliche Risikofaktoren (Schaller et al., 2022). Auch zeigen Studien wie die der WHO (2018), dass der Konsum von Alkohol signifikant steigt, wenn diese Produkte leicht zugänglich und kostengünstig sind. Weitere Faktoren für die Zunahme des Suchtverhaltens auf der Makroebene sind, wie auch das *United Nations Office on Drugs and Crime* (UNODC) zeigt, politische und gesellschaftliche Krisen. Menschen, die davon betroffen sind, greifen häufiger zu Suchtmitteln, um den psychischen Belastungen entgegenzuwirken. Diese Dynamik verweist darauf, dass Sucht nicht nur ein individuelles, sondern auch ein strukturelles Problem ist, das eng mit gesellschaftlichen Rahmenbedingungen, verwoben ist (UNODC, 2022).

Weitere fokussierte Modelle sind die Anomietheorie, die abweichendes Verhalten wie Sucht durch blockierte Zugänge zu gesellschaftlich anerkannten Zielen und Wegen erklärt. Außerdem die Zuschreibungstheorie (Labeling Approach), welche zeigt, wie gesellschaftliche Stigmatisierung die Sucht aufrechterhalten kann, während die Theorie der differenziellen Assoziation betont, dass Suchtverhalten innerhalb sozialer Gruppen erlernt wird, die diesem Verhalten positiv gegenüberstehen (Künzel-Böhmer et al., 1993). So beeinflussen auch kulturelle und gesellschaftliche Normen sowohl das Konsumverhalten als auch die Wahrnehmung von Sucht. Damit können sich kollektive Normen wie in der deutschen Gesellschaft, in denen Alkoholkonsum sozial akzeptiert wird, abhängigkeitsfördernd auswirken (Schaller et al., 2022). Mediale und wirtschaftliche Einflüsse spielen daher eine nicht zu unterschätzende Rolle. Werbung für bspw. Alkohol, insbesondere wenn sie gezielt auf Jugendliche und junge Erwachsene abzielt, fördert ein positives Image dieser Substanzen und verharmlost deren potenzielle Gefahren, dies fördert wiederum den Einstieg von Jugendlichen in den Alkoholkonsum (ebd.).

Psychologische und biologische Ansätze bieten weitere Perspektiven. Der psychoanalytische Ansatz sieht die Ursache der Sucht in einer Persönlichkeitsentwicklungsstörung (Tielking & Rabes, 2024), während lerntheoretische Modelle Sucht als erlerntes Verhalten durch Konditionierung und soziale Lernprozesse betrachten (Institut Suchtprävention, 2022). Gleichzeitig spielen epigenetische Mechanismen eine Rolle, indem Umweltfaktoren wie Stress oder Traumata dauerhafte Veränderungen in der Genexpression bewirken können (Nestler, 2014). Eben diese psychologischen Faktoren wie bspw. Stress, emotionale Instabilität und Traumata sind häufige Auslöser von Suchterkrankungen. So besteht, wie Schaller et al. (2022) schreiben, eine enge Verbindung zwischen Sucht und psychischen Belastungen.

Systemische Ansätze richten den Blick auf familiäre Dynamiken, die das Suchtverhalten beeinflussen (Institut Suchtprävention, 2022). Ein wichtiger sozialer Aspekt in Bezug auf die Entstehung der Erkrankung ist demnach das familiäre Umfeld. Hier spielen Konflikte, Vernachlässigung und ein suchtbelastetes Umfeld eine entscheidende Rolle. Kinder aus suchtbelasteten Haushalten gehören zu einer Hochrisikogruppe, die selbst Suchterkrankungen entwickeln kann (Klein, 2005; Rossow et al., 2016).

Neurobiologische Modelle heben die Rolle von Stoffwechselprozessen im Gehirn und deren Einfluss auf das Belohnungssystem hervor, die süchtiges Verhalten begünstigen (Institut Suchtprävention, 2022). Somit können genetische Prädispositionen zur Anfälligkeit für Suchterkrankungen beitragen. Studien zeigen u.a, dass genetische Variationen in Dopamin-Rezeptoren und anderen Neurotransmittersystemen das Risiko einer Abhängigkeit beeinflussen können (Volkow & Morales, 2015).

Betrachtet man die unterschiedlich fokussierten Ansätze zur Erklärung der Entstehung einer Abhängigkeitserkrankung, so wird die Vielschichtigkeit und Gleichzeitigkeit der verschiedenen Faktoren deutlich. In der Ursachenforschung (Suchtforschung) hat sich das Sucht-Trias-Modell als Schema etabliert, weil es Mensch, Substanz und Umwelt als zentrale Faktoren verbindet (Künzel-Böhmer et al., 1993). Dieses Modell wird zunehmend durch dynamischere Ansätze wie das Vier-Faktoren-Modell ergänzt, welches die psychologischen und biologischen Aspekte stärker differenziert (Tretter, 2020). Auch werden heute neben substanzbezogenen Suchtformen Verhaltenssüchte stärker berücksichtigt (Tielking & Rabes, 2024). Insgesamt verdeutlichen diese Modelle die Komplexität der Suchtentstehung und bieten eine fundierte Grundlage für Prävention, Diagnostik, Beratung und Therapie.

### 2.1.2 Stigmatisierung von Abhängigkeitserkrankungen

Die gesundheitlichen Folgen von Sucht sind vielfältig und reichen von körperlichen Schäden bis hin zu schweren psychischen und sozialen Beeinträchtigungen. Physische Schäden variieren je nach Substanz. Alkoholmissbrauch führt bspw. häufig zu Leberzirrhose, Herz-Kreislauf-Erkrankungen und neurologischen Störungen (Chrystoja et al., 2022). Rauchen hingegen ist eine der Hauptursachen für Lungenkrebs und chronisch obstruktive Lungenerkrankungen (Knipel et al., 2012). Der Missbrauch von Opioiden ist mit einem hohen Risiko für Überdosierungen und Infektionskrankheiten wie HIV und Hepatitis C verbunden, insbesondere bei intravenösem Konsum (Degenhardt et al., 2019). Gleichzeitig können nicht-stoffgebundene Süchte wie pathologisches Glücksspiel als Risikofaktoren für psychische Komorbiditäten bis hin zur Suizidalität der Betroffenen gesehen werden (Bischof et al., 2019). Substanzgebrauchsstörungen sind häufig mit Depressionen, Angstzuständen und bipolaren Störungen komorbid (Vogelgesang, 2023). Die Wechselwirkung zwischen Sucht und psychischen Erkrankungen ist dabei bidirektional. Während psychische Erkrankungen das Suchtrisiko erhöhen, können Suchterkrankungen die Symptome psychischer Störungen verschlimmern. Diese Dynamik stellt eine besondere Herausforderung für die Behandlung dar (Moggi, 2014).

Es bestehen aber nicht nur physische und psychische Beschwerden, auch die sozialen Auswirkungen von Sucht sind erheblich. Betroffene erleben oft Isolation, Arbeitsplatzverlust und den Zerfall familiärer Strukturen. Stigmatisierung und gesellschaftliche Ausgrenzung verstärken diese Probleme und tragen somit zur gesellschaftlichen Marginalisierung der Betroffenen bei (Schomerus et al., 2017). Somit stellt die Stigmatisierung von Suchterkrankungen ein zentrales Problem dar, das nicht nur die Lebensqualität der Betroffenen, sondern auch den Zugang zu medizinischen und sozialen Hilfsangeboten erheblich beeinträchtigt (ebd.).

Dabei kann eine Unterscheidung von verschiedenen Formen der Stigmatisierung vorgenommen werden: das Selbststigma, das gesellschaftliche und das strukturelle Stigma (ebd.).

**Gesellschaftliches Stigma** bezieht sich auf die weit verbreiteten negativen Einstellungen und Stereotypen, die Menschen mit Abhängigkeitserkrankung entgegengebracht werden. Stigmatisierung und gesellschaftliche Ausgrenzung entstehen auch durch die Zuschreibung, dass es sich bei Suchterkrankungen um eine Charakterschwäche handle (Barnett et al., 2018). Es ist noch heute ein negatives Bild über Betroffene und/oder deren Familienmitglieder*innen zu erkennen (Schomerus et al., 2011). Solche Einstellungen finden sich bspw. oft in der breiten Öffentlichkeit sowie Medienberichten. Berichterstattungen über den Konsum sind vielfach sensationsgesteuert und tragen zur Verbreitung eben genannter, negativer Stereotypen bei (Bouzoubaa et al., 2023).

**Selbststigmatisierung** als weitere Form tritt auf, wenn Betroffene die negativen Stereotypen und Vorurteile der Gesellschaft für sich selbst übernehmen (Corrigan & Watson, 2002). Sie entwickeln ein geringes Selbstwertgefühl und eine verminderte Selbstwirksamkeit (Watson et al., 2007) was häufig zu einem Rückzug aus sozialen Interaktionen und zu einer Verzögerung der Behandlungssuche führt (Corrigan et al., 2014). Auch Buchner und Sleczka (2024) betonen, dass Selbststigmatisierung das Wohlbefinden beeinträchtigt und die Bereitschaft zur Inanspruchnahme von Hilfeangeboten verringert.

**Strukturelle Stigmatisierung** als weitere Form von Stigmatisierung, zeigt sich in institutionellen und systemischen Praktiken, die den Zugang zu Behandlungsangeboten erschweren oder Betroffene strukturell benachteiligen. Beispiele sind rechtliche Beschränkungen, mangelnde Finanzierung von Suchthilfediensten oder diskriminierende Richtlinien im Gesundheitswesen, die den Zugang zu Therapien einschränken (Knaak et al., 2020; Livingston et al., 2012). Viele Betroffene vermeiden aufgrund von strukturellen Barrieren den Kontakt zu Hilfsangeboten und haben Angst vor Diskriminierung oder Zurückweisung (Schomerus et al., 2017). Auch zeigt die Studie von Schmidt et al. (2022), dass Medizinstudierende eine alkoholbezogene Störung im direkten Vergleich mit anderen psychischen und somatischen Erkrankungen als signifikant weniger schwerwiegend wahrnehmen und wünschten sich sogar mehr soziale Distanz zu den betroffenen Personen. Auch angehende Psychiater*innen wiesen in derselben Studie in Bezug auf eine alkoholbezogene Störung eine erhöhte Bereitschaft zur strukturellen Diskriminierung auf (Schmidt et al., 2022).

Die verschiedenen Arten der Stigmatisierung, mit denen Menschen mit Abhängigkeitserkrankung konfrontiert sind, haben weitreichende Auswirkungen auf ihre Lebensrealität. Diese vielschichtigen Barrieren zeigen, wie stark Stigmatisierung die Möglichkeiten zur Behandlung einschränken kann. Umso wichtiger ist die Rolle des Suchthilfesystems, das den Zugang zu Unterstützung und Behandlung ermöglichen soll. Neben der Bereitstellung von Hilfsangeboten ist jedoch auch die Prävention von Stigmatisierung entscheidend, um eine offene und unterstützende Gesellschaft zu fördern. Maßnahmen wie Aufklärungskampagnen und sprachsensible Kommunikation spielen eine Schlüsselrolle dabei bestehende Vorurteile abzubauen. Ein Beispiel für eine solche Initiative sind die Stigma-Poster der *Alcohol and Drug Foundation* (ADF), die aufzeigen, wie Sprache das gesellschaftliche Bild von Abhängigkeitserkrankungen beeinflusst und welche Formulierungen zu einer weniger stigmatisierenden Kommunikation beitragen können (ADF, 2025). Diese präventiven Ansätze sind essenziell, um Barrieren abzubauen und den Zugang zu Hilfe zu erleichtern. Im nächsten Abschnitt wird das Suchthilfesystem detaillierter betrachtet, mit besonderem Fokus auf seine Strukturen und Angebote.

### 2.1.3 Das Suchthilfesystem in Deutschland

Das Suchthilfesystem in Deutschland ist ein vielfältiges Netzwerk aus Präventions-, Beratungs-, Behandlungs- und Rehabilitationsangeboten, das darauf abzielt, Menschen mit Suchtproblemen ganzheitlich zu unterstützen. Über mehr als ein Jahrhundert hinweg hat sich dieses System entwickelt und zeichnet sich heute durch eine hohe Spezialisierung und Professionalität aus. Deutschland verfügt, laut Böhl et al. über ein „höchst professionelles und stark ausdifferenziertes Suchthilfesystem" (2010: 4), das durch eine Vielzahl sich ergänzender oder alternativer Leistungen die komplexen Ursachen von Abhängigkeitserkrankungen berücksichtigt. Hansjürgens und Arnold (2024) stellen in Abb. 2.1 dar, wie die Suchthilfe in unterschiedliche Arbeitsbereiche unterteilt ist.

Das Suchthilfesystem in Deutschland ist nicht nur durch seine vielfältigen Arbeitsbereiche geprägt, sondern auch durch die Komplexität seiner sozialrecht-

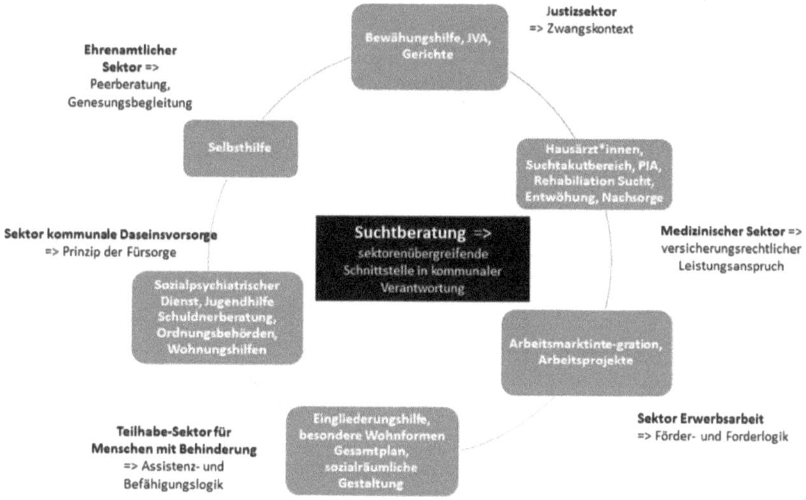


**Abb. 2.1** Suchthilfesystem in Deutschland nach Hansjürgens & Arnold, 2024: 8

lichen Grundlagen. Unterschiedliche rechtliche Zuständigkeiten, die sich oft schwer miteinander koordinieren lassen, erschweren das Zusammenspiel der Akteure (Abstein, 2012).

Vongehr (2022) ordnet die Angebote der Suchthilfe in drei Hauptbereiche ein. Der erste Bereich umfasst niedrigschwellige Angebote wie Streetwork oder Konsumräume. Diese richten sich an Menschen ohne Krankheits- oder Abstinenzeinsicht und verfolgen das Ziel, Kontakt zu den Konsumierenden herzustellen und sie gezielt in weiterführende Hilfen zu vermitteln. Weitere Schwerpunkte liegen in der Schadensminimierung bis hin zur Überlebenssicherung (ebd.). Der zweite Bereich umfasst Suchtberatungs- und Behandlungsstellen, die oft die erste Anlaufstelle für Betroffene und deren Angehörige darstellen. Ihre Aufgabe besteht darin, Beratung, Betreuung und Motivation anzubieten, um Betroffene bei der Erreichung ihrer individuellen Ziele zu unterstützen. Dazu gehört auch die Vermittlung in weiterführende Angebote wie stationäre Rehabilitation (ebd.). Zusätzlich bieten diese Stellen psychosoziale Begleitung sowie Präventions- und Selbsthilfeangebote an (Laging, 2020). Liel (2020) beschreibt die Kernaufgaben dieser Stellen als Clearing, Informationsvermittlung und Vernetzungsarbeit (Case Management). Sie leisten Unterstützung bei komplexen Problemlagen, vermitteln in ambulante oder stationäre Therapien, gestalten Adaptionsphasen, fördern Selbsthilfe und arbeiten mit soziotherapeutischen Leistungsträger zusammen. Der dritte Hauptbereich bezieht sich auf Maßnahmen der sozialen Rehabilitation, wie betreutes Wohnen und Hilfe zur Arbeit, mit dem Ziel, die soziale Teilhabe der Betroffenen zu fördern (Vongehr, 2022). Insbesondere Aspekte wie Wohnen und Arbeit sind essenziell für die langfristige Stabilisierung und Integration. Dennoch wurden diese Bereiche von gesetzlichen Krankenkassen und Rentenversicherungen lange vernachlässigt, sodass dies häufig von Suchtberatungseinrichtungen aufgefangen werden muss. Initiativen wie das Bundesprogramm *Innovative Wege zur Teilhabe am Arbeitsleben – rehapro* legen jedoch wieder verstärkten Fokus auf die Arbeitsmarktintegration. Diese bleibt jedoch herausfordernd, da sie individuelle Voraussetzungen und lokale Gegebenheiten berücksichtigen muss (Hansjürgens & Arnold, 2024).

Die Angebote der Suchthilfe werden sowohl im Einzel- als auch im Gruppensetting umgesetzt. Während die klassische Beratung häufig im Einzelsetting stattfindet, ergänzen Gruppensettings wie Motivationsgruppen das Angebot. Diese fördern nicht nur den Austausch mit anderen Betroffenen, sondern stärken auch die Motivation zur Abstinenz und können als Vorbereitung für weiterführende Behandlungen dienen (Hansjürgens, 2019). Die Vielfalt der Arbeitsbereiche, die rechtlichen Grundlagen und unterschiedlichen Maßnahmen unterstreichen die Multiperspektivität der Suchthilfe. Auch die Finanzierung verdeutlicht die multidimensionale Natur des Systems. Nicht nur die verschiedenen Arbeitsbereiche, die rechtlichen Grundlagen und die einzelnen Maßnahmen zeigen die Multiperspektivität der Behandlungen von Menschen mit Abhängigkeitserkrankungen. Auch bei der Finanzierung handelt es sich um kein eindimensionales Feld, sodass verschiedene Zuständigkeiten existieren (ebd.).

Die Suchthilfe lässt sich in zwei Hauptbereiche gliedern: die stationäre Suchthilfe, die primär im medizinischen Bereich angesiedelt ist und die ambulante Suchthilfe, die traditionell der kommunalen Daseinsvorsorge und der klassischen Sozialarbeit zugeordnet wird (Hansjürgens & Arnold, 2024). Die Kosten für die Entgiftung im stationären Bereich werden in der Regel von den Krankenkassen (SGB V) übernommen. Die Finanzierung der Rehabilitation hingegen obliegt, je nach Alter der betroffenen Person, den Rentenversicherungsträgern (SGB VI). Diese Leistungen basieren auf dem individuellen Bedarf und werden daher als Versicherungsleistungen betrachtet. Im Gegensatz dazu unterliegt die ambulante Suchthilfe einem solidarischen Prinzip (Hansjürgens & Arnold, 2024). Die Finanzierung dieser Leistungen orientiert sich häufig am Mindeststandard, da sie auf freiwilliger Basis erfolgen. Dies erschwert eine planbare Mittelbereitstellung, was sowohl für die Mitarbeitenden als auch für die Klient*innen Unsicherheiten mit sich bringt (Laging, 2020). Betroffene haben keinen Rechtsanspruch auf ambulante Suchthilfe, wodurch eine bedarfsdeckende Versorgung nicht garantiert werden kann (Hansjürgens, 2018; Fachverband Drogen- und Suchthilfe e.V., 2020).

Ein weiterer zentraler Bestandteil ist die Prävention, die von Caplan (1964) in drei Ebenen unterteilt wurde. Die Primärprävention konzentriert sich darauf, riskantes Verhalten – beispielsweise am Arbeitsplatz – zu verhindern. Ziel ist es, die allgemeine Gesundheit zu fördern und den missbräuchlichen Konsum von Substanzen wie Alkohol zu vermeiden. Sekundärprävention setzt an, wenn bereits ein riskanter oder missbräuchlicher Konsum vorliegt. Sie zielt darauf ab, das Verhalten zu unterbrechen und die betroffene Person zu stabilisieren, um gesundheitliche Risiken zu minimieren und eine Abhängigkeitserkrankung zu verhindern. Tertiärprävention kommt zum Einsatz, wenn bereits eine Abhängigkeit besteht. Hier werden Hilfs- und Beratungsangebote bereitgestellt, um die Betroffenen zu ermutigen, Unterstützung von externen Stellen in Anspruch zu nehmen. Der Begriff Prävention umfasst im weiteren Verlauf immer alle drei Ebenen.

Zusätzlich zu diesen Präventionsebenen unterscheidet die Präventionsforschung Interventionen in universelle, selektive und indizierte Ansätze. Universelle Interventionen richten sich an eine gesamte Bevölkerungsgruppe, unabhängig von individuellen Risiken oder Bedarfen. Ein Beispiel hierfür wäre ein allgemeiner Informationsstand auf einem Firmengelände, der alle Mitarbeitenden anspricht. Selektive Interventionen hingegen zielen auf spezifische Risikogruppen ab, bei denen ein erhöhtes Risiko für riskantes oder missbräuchliches Verhalten besteht. Indizierte Prävention, die dritte Kategorie, richtet sich an Personen, die bereits ein manifestes Risikoverhalten aufweisen, beispielsweise durch regelmäßigen hohen Alkoholkonsum und daher ein erhöhtes Risiko für eine Substanzabhängigkeit haben (Gordon, 1983).

Das deutsche Suchthilfesystem folgt einem mehrstufigen Ansatz, der Prävention, Akutversorgung und langfristige Rehabilitation umfasst. Die Angebote werden auf kommunaler, regionaler und nationaler Ebene durch öffentliche Träger, Wohlfahrtsverbände, kirchliche Organisationen und private Anbieter*innen bereitgestellt. Die Finanzierung erfolgt hauptsächlich über Krankenkassen, Rentenversicherungsträger, Kommunen und Bundesländer.

## 2.2 Hintergründe des Projektes

### 2.2.1 Ausgangslage

Das Suchthilfesystem in Deutschland bietet, wie im vorherigen Kapitel detailliert geschildert, ein breites Spektrum an Unterstützungsangeboten für Menschen mit Abhängigkeitserkrankungen. Gleichzeitig besteht das Suchthilfesystem aus einer Vielzahl an Institutionen und Akteur*innen, die unter verschiedenen gesetzlichen Rahmenbedingungen agieren müssen. Die daraus resultierende Fragmentierung führt, wie Bogumil und Gräfe (2024) schreiben, zu Schnittstellenproblemen und Brüchen in der Versorgung von Menschen mit Abhängigkeitserkrankungen. Außerdem betonen sie, dass die Bearbeitung durch mehrere Akteur*innen zu einer erhöhten Komplexität führt, welche die Effizienz der Hilfsangebote beeinträchtigt (ebd.). Auch die *Deutsche Hauptstelle für Suchtfragen* (DHS) weist darauf hin, dass Menschen mit Abhängigkeitserkrankungen vielfältige Kontakte zu verschiedenen Institutionen haben, was ohne ausreichende Vernetzung der helfenden Akteur*innen zu Versorgungslücken führen kann (DHS, 2019). Eine mangelnde Vernetzung kann, wie der Beschluss des Drogen- und Suchtrates *Teilhabe am Arbeitsleben* vom 26.09.2016 betont, ebenfalls dazu führen, dass Betroffene nicht die notwendige Unterstützung erhalten, um erfolgreich in den Arbeitsmarkt zurückzukehren (Die Drogenbeauftragte der Bundesregierung, 2016).

Ein weiteres Beispiel dafür, dass Betroffene nicht die notwendige Unterstützung erhalten, ist der Zugang zu Rehabilitationseinrichtungen. Betrachtet man die vom epidemiologischen Suchtsurvey erhobene Prävalenz wird angegeben, dass rund 7,9 Mio. Menschen im Alter von 18 bis 64 Jahren Alkohol in gesundheitlich riskanten Mengen konsumieren und ca. 9 Mio. Personen einen problematischen Konsum aufweisen (Rauschert et al., 2022). Trotz dieser Vielzahl an potenziellen Personen, die eine Rehabilitationsmaßnahme in Anspruch nehmen könnten, zeigen statistische Daten, dass die Zahl der tatsächlich abgeschlossenen Reha-Maßnahmen rückläufig ist (DHS, 2024). Außerdem verweisen Studien wie u. a. die von Weissinger (2019) darauf, dass durchschnittlich 12,9 Jahre vom Beginn einer Alkoholabhängigkeit bis zur Erstbehandlung in einer Fachklinik vergehen. In dieser Zeit werden häufig mehrere (qualifizierte) Entgiftungen durchgeführt, bevor eine stationäre Entwöhnungsbehandlung erfolgt. Der verzögerte Zugang kann zu einer Chronifizierung der Erkrankung und einer Verschlechterung des Gesundheitszustands führen, was die Rehabilitation erschwert (Weissinger, 2019). Daraus lässt sich ableiten, dass bei Menschen mit einer Suchterkrankung, die erst spät erreicht werden, ein höheres Risiko für eine Chronifizierung der Erkrankung besteht (Stavro et al., 2013). Anknüpfend daran, kann die späte Inanspruchnahme von Hilfsangeboten die Chancen auf eine erfolgreiche Reintegration in das gesellschaftliche Leben erheblich beeinträchtigen (DHS, 2019). Die Deutsche Rentenversicherung betont in diesem Zusammenhang zudem, dass eine verzögerte Inanspruchnahme von Rehabilitationsmaßnahmen bei Abhängigkeitserkrankungen die Erfolgschancen für eine berufliche Wiedereingliederung erheblich sinken lässt.

Im gemeinsamen Leitfaden der Deutschen Rentenversicherung und der Gesetzlichen Krankenversicherung zur ambulanten Rehabilitation von Menschen mit Abhängigkeitserkrankung (2011) wird deutlich, dass das Ziel der medizinischen Rehabilitation darin besteht, drohende oder bereits manifeste Beeinträchtigungen der Teilhabe am Arbeitsleben oder am Leben in der Gemeinschaft durch frühzeitige Einleitung der erforderlichen Leistungen abzuwenden, zu mindern oder ihre Folgen zu mildern. Dies unterstreicht die Bedeutung eines rechtzeitigen Beginns von Rehabilitationsmaßnahmen für eine berufliche sowie gesellschaftliche Reintegration (DRV & GKV, 2011). Ebenfalls wird in den fachlichen Weisungen der Bundesagentur für Arbeit von 2025 hervorgehoben, dass eine gleichberechtigte Teilhabe und ein erfolgreiches Rehabilitationsverfahren mit der frühzeitigen Bedarfserkennung beginnen. Dies erfordert aufmerksame und verantwortungsbewusste Akteur*innen, die den Rehabilitationsbedarf so früh wie möglich erkennen und aufgreifen, um auf eine Antragstellung hinzuwirken (Bundesagentur für Arbeit, 2025).

### 2.2.2 Ziele

Diesen Bedarf hat die DRV Oldenburg-Bremen erkannt und setzt mit einem Modellvorhaben genau an dieser Problematik an: SEMRES ist ein multiprofessionelles Projekt, mit dem die zuvor beschriebenen Probleme mit Hilfe von verschiedenen Innovationen und Maßnahmen, behoben werden sollen. Gefördert wird dieses Projekt von dem Bundesprogramm *Innovative Wege zur Teilhabe am Arbeitsleben – rehapro* für den Zeitraum vom 01.01.20–30.06.25. Ziel dieses Programms ist es, durch die Erprobung neuer Leistungen und organisatorischer Maßnahmen beschriebene Problematiken, wie unzureichendes Schnittstellenmanagement oder den späten Zugang in das deutsche Suchthilfesystem, entgegenzuwirken.

SEMRES ist speziell konzipiert, um Personen mit problematischem Konsumverhalten unabhängig davon, ob dieses stoffgebunden oder stoffungebunden ist, frühzeitig zu erreichen. Das Modellprojekt richtet sich daher sowohl an Menschen, die Alkohol, Drogen oder Medikamente in einer problematischen Weise konsumieren, als auch an Menschen, deren Umgang mit Glücksspiel oder Medien problematische Züge aufweist.

Ein übergeordnetes Ziel des Modellprojekts ist es, die Grundsätze *Prävention vor Rehabilitation* und *Rehabilitation vor Rente* zu stärken. Daher sollen Menschen mit riskantem Konsum oder zu Beginn der Abhängigkeitserkrankung frühzeitig erreicht werden. Durch die frühzeitige Ermittlung von Reha- oder Präventionsbedarfen sowie durch niedrigschwellige Zugangswege verfolgt SEMRES das Ziel, einer Chronifizierung der Erkrankung entgegenzuwirken, wodurch die Erhaltung bzw. die Wiederherstellung der Erwerbsfähigkeit angestrebt und die gesellschaftliche sowie berufliche Teilhabe verbessert werden soll. Außerdem soll dies zu einer Senkung des Zugangs in die Erwerbsminderungsrente sowie Eingliederungshilfe führen (Deutsche Rentenversicherung Oldenburg-Bremen, o.J.).

### 2.2.3 Die Projektstruktur

Zur Realisierung der gesetzten Ziele wurden im Projekt SEMRES verschiedene Innovationen praktisch erprobt. Zur Umsetzung wurden so genannte **Sucht-Rehalots*innen** in der DRV Oldenburg-Bremen etabliert. Dabei handelte es sich um Psycholog*innen und Gesundheitswissenschaftler*innen, die als Projektkoordinator*innen maßgeblich an der Umsetzung der weiteren Bausteine beteiligt waren.

Zu den Kernaufgaben der Sucht-Rehalots*innen gehörte der **Aufbau eines Netzwerks**, über welches potenzielle Teilnehmende in das Projekt vermittelt werden sollten. Dafür wurden zum einen vor Projektbeginn feste Kooperationspartner*innen wie die Jobcenter der Region sowie kooperierende Fachkliniken akquiriert, zum anderen wurden während der Projektlaufzeit fortlaufend Vereine, Unternehmen, Betriebe und weitere Stakeholder in der Gesundheitsversorgung

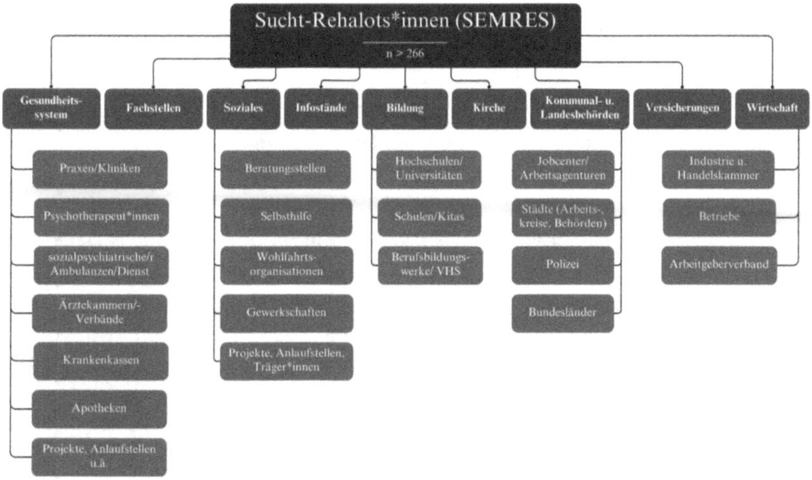


**Abb. 2.2** Netzwerkkarte der Rehalots*innen. (Eigene Abbildung)

kontaktiert und über das Angebot des Projekts aufgeklärt. Insgesamt wurde sich mit über 266 potenziellen Stakeholder in Verbindung gesetzt (Stand Mai 2025). In Abb. 2.2 sind die verschiedenen gesellschaftlichen Bereiche dargestellt, zu denen die Organisationen und Institutionen gruppiert werden können, die von den Sucht-Rehalots*innen im Laufe des Projekts kontaktiert wurden. Da die Kontaktaufnahmen sowohl direkte Ansprachen von Verantwortlichen als auch Infostände bei Fachtagen und Kongressen, aber auch „Anschreibeaktionen" z. B. von verschiedenen Praxen umfassen, kann nicht abschließend festgestellt werden, wie viele Stellen konkret erreicht wurden. Die in der Abbildung gezeigte Anzahl bezieht sich auf die von den Sucht-Rehalots*innen dokumentierten Kontaktaufnahmen, wobei z. B. Anschreibeaktionen nur als eine Kontaktaufnahme gezählt wurden. Es ist also von einer größeren Zahl an Netzwerkpartner*innen auszugehen.

Innerhalb dieses Netzwerkes führten die Sucht-Rehalots*innen regelmäßig Rehakompass-Schulungen und Workshops durch. Diese kostenfreien Schulungen sollten Teilnehmende aus verschiedenen Bereichen der Gesellschaft wie bspw. Personen aus Vereinen und Betrieben befähigen, frühe Warnzeichen psychischer Belastungen und Suchtgefahren zu erkennen, um so Betroffene in ihrem Umfeld angemessen ansprechen und bei Bedarf an die Sucht-Rehalots*innen weitervermitteln zu können. Die Schulungen richteten sich daher nicht primär an die Betroffenen selbst, sondern an deren soziales oder berufliches Umfeld. Neben der Vermittlung von Zahlen, Daten und Fakten zum Thema Abhängigkeitserkrankungen, wurden in einem interaktiven Setting Gruppenarbeiten durchgeführt, in denen es um Themen wie die Stigmatisierung der Erkrankung ging. Im weiteren Verlauf wurden die Teilnehmenden für die Erkrankung sensibilisiert und sie erlernten wie sie in ihrem privaten, aber auch beruflichen Umfeld, betroffene Personen identifizieren und adäquat ansprechen können. Die Teilnehmenden erhielten Informationen bzgl. des Suchthilfesystems und des Angebots der Sucht-Rehalots*innen-Beratung sowie des SRK.

Ein weiteres zentrales Element des Projekts war die **Rehakompass-Beratung** in den Räumlichkeiten der DRV Oldenburg-Bremen. Dieses niedrigschwellige Angebot der Sucht-Rehalots*innen diente dazu, aktuelle Beschwerden und Belastungen der Ratsuchenden zu erfassen und einen ersten Kontakt zum Hilfesystem herzustellen. Bei Bedarf konnten die Betroffenen in den SRK für eine weiterführende Behandlung vermittelt werden.

Der **SRK** war ein zentraler Bestandteil des Modellprojekts SEMRES und ermöglichte den Teilnehmenden, an zwei Tagen ambulant Einblicke in die Abläufe einer Rehabilitation in den kooperierenden Fachkliniken zu gewinnen. Dabei erhielten sie eine umfassende Untersuchung ihrer Beschwerden, eine fachärztliche Einschätzung ihres psychischen Wohlbefindens und die Gelegenheit, an verschiedenen Rehabilitationsangeboten teilzunehmen. Ziel war es, den Zugang zu Rehabilitation und Prävention zu erleichtern und zu beschleunigen, um einer Chronifizierung der Beschwerden entgegenzuwirken. Daher war es durch die Zusammenarbeit von Sozialarbeiter*innen, Psycholog*innen und Ärzt*innen im Rahmen des SRK möglich, einen vollständigen **Antrag auf Rehabilitation** zu stellen, sodass die betroffene Person in der Regel keine weiteren Unterlagen nach- oder einreichen musste.

Wie in Tab. 2.1 und 2.2 zu sehen, waren die zwei Tage Rehakompass aufgeteilt in die Themenblöcke psychosoziale Gesundheit und Abhängigkeit im Kontext von Gesundheit. So wurden Teilnehmende am ersten Tag in Empfang genommen, bekamen einen Gesundheitscheck, bei dem relevante Vitalwerte gemessen und verschiedene Proben untersucht wurden. Im Anschluss konnten die Teilnehmenden die Einrichtung kennenlernen. Nach dem ersten Kennenlernen fokussierte sich der erste Tag vor allem auf die Psychoedukation.

Der zweite Tag ging dann auf das Thema Abhängigkeitserkrankung ein, stellte das komplexe Suchthilfesystem vor und bot die Möglichkeit, sich mit aktuellen Rehabilitand*innen auszutauschen. Dies sollte einen umfassenden Einblick in den Klinikalltag ermöglichen.

Anschließend wurde in Einzelgesprächen über die aktuellen Belastungen der Betroffenen gesprochen, Empfehlungen gegeben und auf Wunsch Anträge zur Rehabilitation gestellt. Insgesamt sollten die zwei Tage einen umfassenden Einblick

**Tab. 2.1** SRK-Ablauf Tag 1

| Zeit | Inhalt | Berufsgruppe |
|---|---|---|
| **08:30–10:00** | Begrüßung, Kontexterläuterung | Psycholog*in, Sozialarbeiter*in |
| **10:00–10:15** | Pause | |
| **10:15–12:15** | Gesundheitscheck, parallel Psychodiagnostik | Fachärzt*in, Pflegedienst, Psycholog*in, Sozialarbeiter*in |
| **12:15–13:00** | Mittagessen | Küche |
| **13:00–13:45** | Führung durch die Einrichtung | Psycholog*in, Sozialarbeiter*in |
| **13:45–14:45** | Psychoedukation: Umgang mit Stress und Belastungen | Psycholog*in, Sozialarbeiter*in |
| **14:45–15:00** | Pause | |
| **15:00–15:30** | Entspannungs- und Achtsamkeitsübungen | Psycholog*in, Sozialarbeiter*in |
| **15:30–16:00** | Tagesabschluss, Rückblick und Ausblick | Psycholog*in, Sozialarbeiter*in |

**Tab. 2.2** SRK-Ablauf Tag 2

| Zeit | Inhalt | Berufsgruppe |
|---|---|---|
| **08:00–10:00** | Begrüßung, Psychoedukation zum Thema Abhängigkeit und Abusus, Folgeprobleme | Psycholog*in, Sozialarbeiter*in |
| **10:00–10:15** | Pause | |
| **10:15–11:45** | Lokales Hilfesystem, Inhalte und Ablauf einer Reha-/Präventionsmaßnahme, mögliche Ziele | Psycholog*in, Sozialarbeiter*in |
| **11:45–12:30** | Austausch mit aktuellen Rehabilitand*innen | Sozialarbeiter*in |
| **12:30–13:30** | Mittagessen, parallel Teambesprechung | Küche |
| **13:30–15:30** | Einzelgespräche mit Team, konkrete Empfehlung, organisiertes Übergabeverfahren, parallel Angebot im Freizeitraum, Ausfüllen der Formulare | Fachärzt*in, Psycholog*in, Sozialarbeiter*in |
| **15:30–16:00** | Evtl. gemeinsamer Tagesabschluss, Verabschiedung | Psycholog*in, Sozialarbeiter*in |

in die kooperierenden Einrichtungen ermöglichen und die Betroffenen in der Entscheidungsfindung bezüglich verschiedener Präventions- und Rehabilitationsmaßnahmen unterstützen.

Die Teilnahme an dem SRK war für Versicherte der DRV Oldenburg-Bremen, Braunschweig-Hannover oder Bund möglich, die in einem erwerbsfähigen Alter waren und in den letzten vier Jahren keine Rehabilitation im gleichen Indikationsbereich absolviert hatten. Es entstanden keine Kosten für die Teilnehmenden, ggf. anfallende Fahrtkosten konnten in Höhe des Betrages erstattet werden, der in der niedrigsten Klasse des öffentlichen Nahverkehrs entsteht.

Mit diesen Innovationen sollten Betroffene durch ihr eigenes Umfeld angesprochen und schnell vermittelt werden, um einen frühzeitigen, niedrigschwelligen Zugang in das Hilfesystem zu erhalten. Gleichzeitig sollten durch die Innovationen die jeweilige Motivation gefördert und bürokratische Hürden abgebaut werden, um eine bedarfsgerechte Zusteuerung in bedarfsgerechte Maßnahmen zu ermöglichen.

## 2.3 Projektverlauf

Das Projekt war vom 01.01.2020 bis zum 31.12.2024 geplant und durchlief mehrere aufeinander aufbauende Phasen, die im Zuge der Verlängerung des Projekts zum 30.06.2025 zeitlich angepasst wurden (siehe Tab. 2.3). Die **Konzeptionsphase**, ursprünglich von Januar bis September 2020 angesetzt, wurde bis zum 14. März 2021 verlängert, um die inhaltliche und methodische Grundlage des Projekts weiterzuentwickeln. Die **Innovationsphase I** erstreckte sich zunächst bis September 2021, wurde jedoch bis zum 30. September 2022 verlängert, um die ersten Maßnahmen des Ansatzes schrittweise mit einer wachsenden Zahl an Teilnehmenden zu erproben. Im Anschluss erfolgte eine **Überarbeitungsphase**, in der zentrale Erkenntnisse aus der ersten Innovationsphase in das Konzept integriert wurden. Diese Phase, ursprünglich von Oktober 2021 bis März 2022 vorgesehen, wurde bis zum 30. September 2022 verlängert, um eine fundierte Anpassung der Maßnahmen sicherzustellen. Die anschließende **Innovationsphase II**, welche die Weiterentwicklung und Verbreitung der gewonnenen Erkenntnisse zum Ziel hatte, wurde von April 2022 bis April 2024 geplant, und dann bis zum 28. Februar 2025 erweitert. Abschließend folgte die **Evaluations- und Transferphase**, die sich ursprünglich bis Dezember 2024 erstrecken sollte, dann aber von März bis Mai 2025 verlängert wurde. Diese letzte Phase diente dazu, die Wirksamkeit des Projekts zu bewerten und zu prüfen, wie die erarbeiteten Konzepte nachhaltig in bestehende Strukturen überführt werden können.

Das Projekt war unter regulären Bedingungen geplant, doch die COVID-19-Pandemie, die im Jahr 2020 begann, stellte die Umsetzung vor unerwartete Heraus-

**Tab. 2.3** Projektphasen SEMRES

| Projektphasen | Alt | Neu |
|---|---|---|
| **1. Konzeptionsphase** | 01.01.2020–30.09.2020 | 01.01.2020–14.03.2021 |
| **2. Innovationsphase I** | 01.10.2020–30.09.2021 | 14.03.2021–30.09.2022 |
| **3. Überarbeitungsphase** | 01.10.2021–31.03.2022 | 03.02.2022–30.09.2022 |
| **4. Innovationsphase II** | 01.04.2022–32.03.2024 | 01.10.2022–28.02.2025 |
| **5. Evaluations- und Transferphase** | 01.04.2024–31.12.2024 | 01.03.2025–30.06.2025 |

forderungen. Besonders die pandemiebedingten Kontaktbeschränkungen und Hygienemaßnahmen führten dazu, dass viele geplante Präsenzveranstaltungen und persönliche Beratungsgespräche nicht wie vorgesehen stattfinden konnten. Dies hatte insbesondere Auswirkungen auf die Netzwerkarbeit der Sucht-Rehalots*innen, die eine entscheidende Rolle für den Zugang zu Menschen mit Suchtproblemen spielte. Ursprünglich war das Konzept stark auf persönliche Treffen und die direkte Vernetzung mit relevanten Akteur*innen ausgerichtet. Durch die Pandemie mussten jedoch digitale Alternativen wie Telefon- und Videokonferenzen etabliert werden. Diese Kanäle ermöglichten zwar einen Austausch, doch der Aufbau neuer Kooperationen und Vertrauensverhältnisse wurde dadurch erheblich erschwert. Viele potenzielle Netzwerkpartner*innen waren selbst stark mit der Bewältigung pandemiebedingter Herausforderungen beschäftigt, was die Anbahnung neuer Kooperationen weiter erschwerte.

Ein direktes Ergebnis dieser Netzwerkarbeit unter besonderen Anforderungen war, dass der Zufluss von Betroffenen in das Projekt zunächst deutlich geringer ausfiel als erwartet. Da ein Großteil der Zugänge üblicherweise über persönliche Kontakte und Empfehlungen innerhalb von Unterstützungsnetzwerken erfolgt, hatte die digitale Umstellung erhebliche Auswirkungen auf die Teilnehmer*innenzahlen. Trotz des Engagements der Sucht-Rehalots*innen und der Nutzung alternativer Kommunikationswege blieb die Reichweite des Projekts in dieser frühen Phase hinter den ursprünglichen Zielen zurück.

Deshalb fanden innerhalb der Überarbeitungsphase (03.02.2022–30.09.2022) drei Workshops zur Umstrukturierung des Konzepts statt. Dabei sollte im ersten Schritt der bisherige Verlauf des Projekts bewertet und im nächsten Schritt analysiert werden, wo Überarbeitungsbedarf besteht. Weiter sollten diese Bedarfe intensiv ausgearbeitet und thematisiert werden, um eine Möglichkeit zu finden, den Verlauf des Projekts positiv zu beeinflussen. Dafür konzipierten die Mitarbeitenden der Hochschule Emden/Leer einen Workshop, in dem die Sucht-Rehalots*innen der DRV Oldenburg-Bremen erste Ergebnisse erarbeitet haben. Diese wurden im dritten Workshop mit der *Ambulanten Suchthilfe Bremen* (ASHB) und der Fachstelle Sucht der Stadt Oldenburg final gebündelt und als Konzept beschlossen. Im folgenden Kapitel wird die Ausgangssituation beschrieben und das aus den Workshops resultierende Konzept vorgestellt.

### 2.3.1 Konzept Direktvermittlung

Unter Betrachtung der Zulaufzahlen der Teilnehmenden in den SRK wurde deutlich, dass bisher nur eine geringe Anzahl an Personen mit dem Angebot erreicht wurde. So wurden zu dem Zeitpunkt lediglich 20 Personen erreicht (Stand 05.10.2022). Dieser Mangel an Zulauf hatte wiederum Auswirkungen auf die regelmäßige Umsetzung des SRK, was wiederum Auswirkungen auf die Möglichkeit einer zeitnahen Teilnahme hatte. Gab es nicht ausreichend Anmeldungen für den SRK, so musste dieser abgesagt werden. Das führte dazu, dass Personen, die Interesse an der Teilnahme hatten, lange Wartezeiten überbrücken mussten, bis der SRK stattfand. Da dies nicht im Sinne der Innovationen des SEMRES-Projektes war, musste es Ziel sein, diesen Kreislauf zu durchbrechen und Wege zu finden, den Zulauf in den SRK zu stärken.

Im ersten Workshop wurde herausgearbeitet, dass der Zulauf der Zielgruppe durch die regulären Netzwerke der Sucht-Rehalots*innen ausgebaut werden sollte, sodass im zweiten Workshop die *Öffnung der Direktvermittlung* als angestrebte Lösungsstrategie erarbeitet wurde. Gemeinschaftlich wurde über das Verständnis der Strategie gesprochen, sodass folgende Definition festgehalten wurde:

> „Abweichend vom ursprünglichen Vorgehen bei der Zuweisung in den SRK soll im Zuge der Öffnung der Direktvermittlung ein erleichterter Zugang in das Projekt durch die Beratungsstellen erfolgen. Mitarbeiter*innen der Fachstellen Sucht – Fachstelle Sucht Stadt Oldenburg und die ASHB – vermitteln über „kurze Wege" in den SRK. Durch die Öffnung wird eine Zuweisung in den SRK erwartet, die von der „Vertrauensbasis" der Fachkräfte sowie einer flexibleren Abstimmung profitiert und einen größeren Zulauf und geringere Wartezeiten durch regelmäßig stattfindende SRK ermöglicht. Die Umsetzung der Öffnung der Direktvermittlung ist je nach Suchthilfeeinrichtung individuell." (Workshop 3 am 20.09.2022)

Weitere Einblicke und Hintergründe zu den Teilzielen und ersten Ergebnissen der einzelnen Workshops bietet Abb. 2.3.

### 2.3.2 Die Direktvermittlung als Lösungsstrategie

Ziel der Direktvermittlung aus der Fachstelle der Stadt Oldenburg und der ASHB war es, bereits vorhandene Zulauflinien für den SRK zu nutzen. Hierdurch sollte der Zugang zum Angebot für die Zielgruppe geöffnet werden und somit mehr Menschen erreicht werden. Aber auch die Fachstellen und deren Klient*innen sollten durch die Direktvermittlung in den SRK profitieren. Durch die knappen personellen Ressourcen entstehen in den Fachstellen Wartezeiten für Klient*innen. Das Angebot des SRK bot für die Fachstellen die Möglichkeit, passenden Klient*innen einen schnelleren Zugang zur Rehabilitation zu ermöglichen und gleichzeitig die Fachstellen zu entlasten. Der in Abb. 2.4 dargestellte Ablauf der Direktvermittlung wird zur Vereinfachung in einzelnen Bausteinen beschrieben.

**Workshop 1**

Ziele:

- Bisherigen Verlauf des Projekts überprüfen
- Überarbeitungsbedarf des Konzepts identifizieren
- Auseinandersetzung mit Bedarfen und Sammeln von Lösungsideen
- Ideen für den nächsten Workshop sammeln

Ergebnis:

Der Zulauf in den SRK wurde als Problemquelle identifiziert. Bei der Ausarbeitung von Lösungsansätzen wurde die „Öffnung der Direktvermittlung" als die umzusetzende Strategie gewählt.

**Workshop 2**

Ziele:

- Einheitliches Verständnis der Idee „Öffnung der Direktvermittlung" bekommen
- Stakeholder, die für die Umsetzung der Idee relevant sind, lokalisieren
- Chancen und Risiken sowie Schwächen und Stärken der Umsetzung erarbeiten und transparent machen
- Vorteilsübersetzung

Ergebnis:

Ein gemeinsames Verständnis der Idee und des Nutzens einer „Öffnung der Direktvermittlung" wurde gefunden. Es wurden Stakeholder gewählt, die bei der Umsetzung der Konzepterweiterung partizipieren sollen.

**Workshop 3**

Ziele:

- Austausch über die aktuellen Fortschritte und Ideen zur Konzepterweiterung
- Konzeptionelle Grundlegung und Umsetzung der Vermittlung
- Klärung von Verantwortlichkeiten
- Konkrete Aufgabenverteilung

Ergebnis:

Das Konzept „Öffnung der Direktvermittlung" wurde mit den Stakeholdern erarbeitet und beschlossen.

**Abb. 2.3** Ziele und Ergebnisse der Workshops. (Eigene Abbildung)

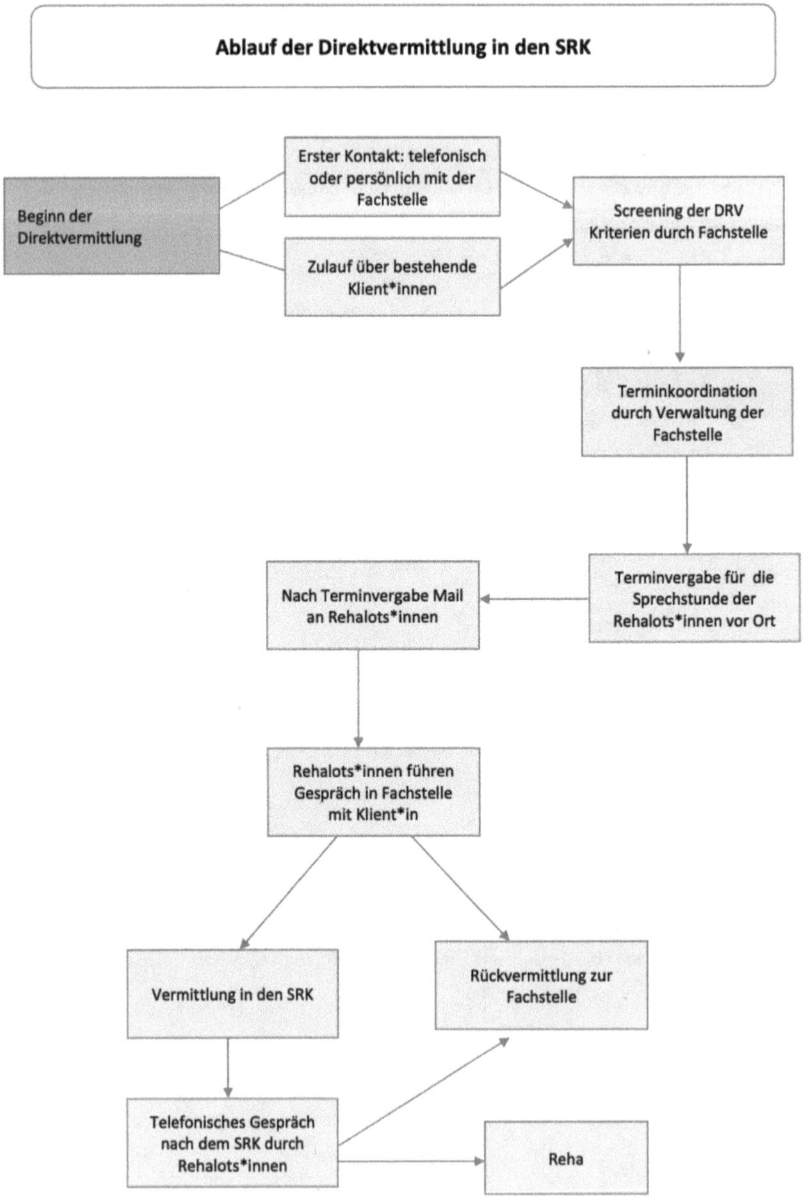


**Abb. 2.4** Ablauf der Direktvermittlung in den SRK

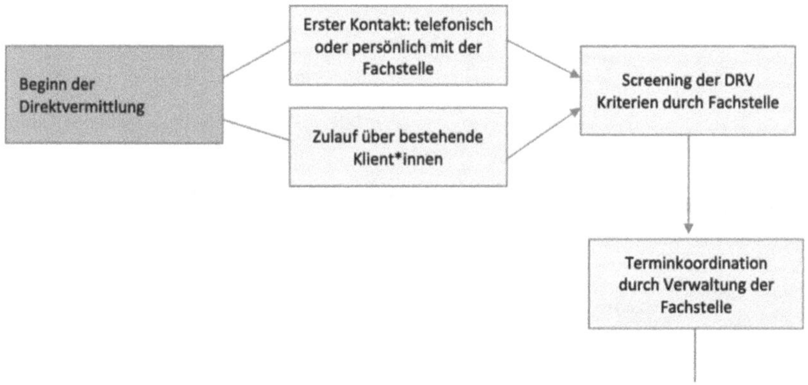


**Abb. 2.5** Ablauf der Direktvermittlung in den SRK – Teil 1. (Eigene Abbildung)

Zu Beginn traten die Klient*innen regulär mit den Fachstellen in Verbindung. Dies konnte beispielsweise telefonisch über das Sekretariat bzw. die Zentrale gelingen. Durch ein Screening wurde im ersten Telefonat erfasst, inwiefern die Person den Kriterien des SRK entsprach und eine Teilnahme an Letzterem für die Behandlung als sinnvoll erachtet wurde (Abb. 2.5).

War dies der Fall, so wurde die Person in eine Sprechstunde mit den Sucht-Rehalots*innen vermittelt. Diese fanden zu geregelten Zeiten (z. B. Bremen mittwochs 10:00–15:00 Uhr und Oldenburg donnerstags 10:00–16:00 Uhr) statt und wurden mit zwei Stunden inklusive Vor- und Nachbereitung pro Klient*in geplant. War ein Termin vereinbart, so wurde dieser anschließend von der Fachstelle per Mail an die Sucht-Rehalots*innen übermittelt. Dabei war zu beachten, dass in der Mail kein Klarname genannt werden darf, weil die Information über den Termin anonym erfolgen musste.

Es sollten zudem Klient*innen, die bereits an die Fachstelle angebunden waren im Rahmen der regulären Beratung in die Lots*innensprechstunde übermittelt werden, wenn die Teilnahme am Projekt als sinnvoll bewertet wurde und auf Seiten der Klient*innen Interesse oder eine entsprechende Motivation bestand (Abb. 2.6).

Die Sprechstunde fand in den Einrichtungen der Fachstellen statt, wofür geeignete Räume für die Sucht-Rehalots*innen zur Verfügung gestellt wurden. So konnten die projektbezogenen Beratungen ins Setting der Suchthilfe eingebettet stattfinden. Bei der Fachstelle der Stadt Oldenburg gab es außerdem die Möglichkeit, den zur Verfügung stehenden Raum für Beratungen mit Teilnehmenden zu nutzen, die sich direkt bei der DRV gemeldet haben. Dies hatte den Vorteil, dass Klient*innen für die Beratung in die Einrichtungen der Suchthilfe statt der DRV

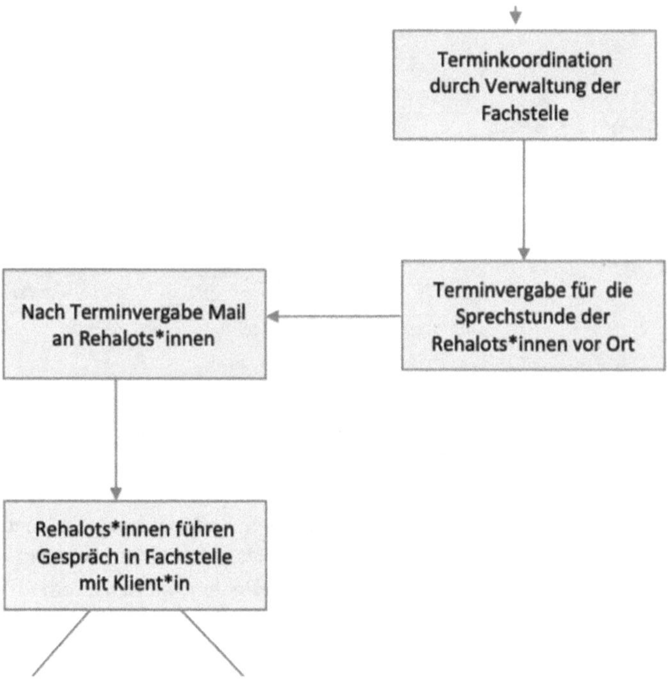


**Abb. 2.6** Ablauf der Direktvermittlung in den SRK – Teil 2. (Eigene Abbildung)

gehen und somit erste Eindrücke von der Fachstelle erhielten. In diesem Falle erfolgte die Terminvergabe durch die DRV-Verwaltungsmitarbeiter*innen, die im Anschluss eine E-Mail an die Fachstelle schickten. Auch diese Terminübermittlung musste anonym erfolgen. Dies ermöglichte einen nahtlosen Übergang in die Beratung, sollten die Klient*innen kein Interesse an der Teilnahme am SRK haben. Aufgrund der spezifischen Kapazitäten gab es diese Möglichkeit in Bremen nicht. Interessierte, die sich bei der DRV meldeten und in Bremen beraten werden wollten, wurden in der DRV-Geschäftsstelle Bremen beraten.

Nach der Beratung durch die Sucht-Rehalots*innen gab es zwei Möglichkeiten der Weitervermittlung (Abb. 2.7).

Gab es von Seiten der Klient*innen kein Interesse an der Teilnahme des Angebotes, so fand eine Rückvermittlung in die Beratung der jeweiligen Fachstelle statt. Zeigten die Klient*innen Interesse an der Teilnahme, so folgte der „reguläre Ablauf" des SRK.

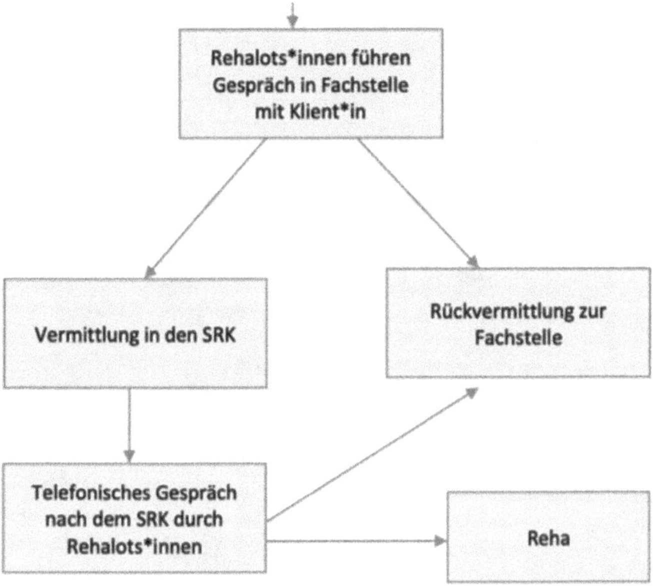


**Abb. 2.7** Ablauf der Direktvermittlung in den SRK – Teil 3. (Eigene Abbildung)

Durch die beschriebene Öffnung der Direktvermittlung wurde ein verstärkter Zulauf in das Projekt angestrebt. Nach der Teilnahme am SRK fand ein standardmäßiges Telefonat zur Rücksprache statt, bei dem die weiteren Bedarfe der Klient*innen besprochen wurden. Es bestand des weiteren die Möglichkeit, Abschlussgespräche in den Räumlichkeiten der Fachstelle in Oldenburg durchzuführen. Sollte eine stationäre Reha für den*die Klient*in nicht in Frage kommen, konnte auch hier die Kooperation als Rückvermittlung genutzt werden. So konnten die Fachstellen mit den beratenden und ambulanten Angeboten für eine nahtlose Betreuung sorgen. Die Kooperation der Fachstellen und der DRV zeigte Vorteile für alle Beteiligten: Die Fachstellen wurden bei hoher Auslastung unterstützt, das Projekt gewann an Teilnehmenden und die Klient*innen profitierten von einer optimierten Beratung, welche zu einem reibungslosen Übergang ins Hilfesystem führte.

Die Öffnung der Direktvermittlung war somit eine konzeptionelle Überarbeitung des Projekts und ein Ansatz, mehr Personen mit drohender oder bestehender Abhängigkeitserkrankung in das Projekt zu lotsen. Die Formulierung „Hand in Hand“ sollte dabei als Leitbild zur Umsetzung der Direktvermittlung verstanden werden. Die Direktvermittlung begann zum 01. November 2022.

# 3 Methodik

## 3.1 Evaluationsdesign

Für das SEMRES Projekt wurde ein Forschungsdesign mit unterschiedlich ausgerichteten Studienteilen geplant (siehe Abb. 3.1). Hierdurch sollte den verschiedenen Aufgaben und Fragestellungen im Projekt methodisch umfassend begegnet werden. Die Studienteile unterscheiden sich nicht nur in Hinblick auf die Forschungsmethoden, sondern auch hinsichtlich der Zielgruppe. Das Studiendesign des Projekts SEMRES kombiniert experimentelle und partizipative Ansätze, um sowohl die unmittelbaren Effekte der Interventionen als auch deren längerfristige Auswirkungen auf die soziale und berufliche Teilhabe zu erfassen. Durch die enge Verzahnung quantitativer und qualitativer Methoden wird eine umfassende Evaluierung der Innovationsmaßnahmen ermöglicht, die zur Weiterentwicklung der Rehabilitation beitragen soll. Wie Abb. 3.1 zu entnehmen ist, wurden insgesamt vier Studienteile geplant, die im Folgenden beschrieben werden.

**Studienteil 1** beinhaltet eine **quasi-experimentelle Prä-Post-Erhebung** mit einer *Kontrollgruppe* (KG). Bei experimentellen Evaluationen werden die Teilnehmer*innen der *Interventionsgruppe* (IG) und KG zufällig zugeordnet (Randomisierung). Erfolgt die Zuteilung nicht zufällig, handelt es sich um eine quasi-experimentelle Evaluation (Döring & Bortz, 2016). Im Projekt SEMRES wurde keine Randomisierung durchgeführt, da durch den Einsatz einer KG der Zugang und der Erfolg von Menschen mit Suchtproblematiken im etablierten Suchthilfesystem abgebildet werden sollte.

Ziel ist es zu untersuchen, ob durch die gezielte Ansprache der IG in verschiedenen Settings (u. a. Jobcenter, Betriebe, Krankenhäuser, medizinische Versorgung) Personen früher erreicht, früher eine Präventions- oder Gesundheits-



K. Tielking et al., *Wege in die Suchthilfe*,
https://doi.org/10.1007/978-3-658-49485-8_3

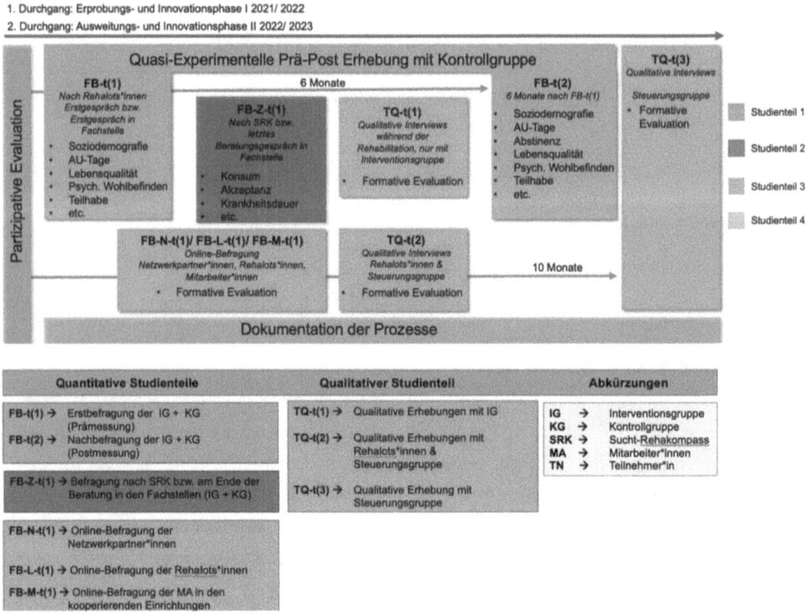


**Abb. 3.1** Darstellung der einzelnen Studienteile und des Studienablaufs. (Eigene Abbildung)

förderungsmaßnahme genutzt oder ein Reha-Antrag gestellt wurde und inwieweit sich diese Personengruppe bzgl. der Chronifizierung von der KG unterscheidet.

Die Durchführung einer Prämessung vor der Intervention diente der Erhebung einer Vergleichsbasis, um sechs Monate später mit einer Postmessung den Erfolg der Intervention zu messen. Wenn durch eine Prä- und Postmessung eine Veränderung festgestellt wird, muss geklärt werden, worauf die Veränderung zurückzuführen ist. Bei niedriger interner Validität kann die Ursache für die Veränderung nicht eindeutig dargestellt werden. Um die interne Validität zu erhöhen ist der Einsatz einer KG notwendig. Anhand des Vergleichs mit einer KG, die durch das etablierte Suchthilfesystem rekrutiert wurde, lassen sich beispielsweise Veränderungen und Unterschiede ausschließen, die allein auf äußere Ereignisse (z. B. Covid-19 Pandemie) zurückzuführen sind (Döring & Bortz, 2016).

**Studienteil 2** umfasst eine **Zwischenerhebung**, die dazu dient, zeitnahe Einblicke in die unmittelbaren Wirkungen der SRK-Maßnahme zu gewinnen und Unterschiede zwischen IG und KG zu erfassen. Hierzu wurden die Teilnehmer*innen der IG direkt im Anschluss an die zweitägige SRK-Maßnahme mittels eines standardisierten Fragebogens befragt. Die Teilnehmer*innen der KG erhielten den Fragebogen zur Zwischenerhebung nach ihrem letzten Beratungsgespräch in den Fachstellen Sucht. Die Inhalte und der Aufbau der Fragebögen werden in Abschn. 3.2.1 näher erläutert.

**Studienteil 3** setzt sich sowohl aus qualitativen als auch aus quantitativen Befragungen zusammen. Ein Ziel der **quantitativen Befragungen** war es, die Netzwerkpartner*innen im Projekt mit Hilfe eines standardisierten Fragebogens zu befragen. In dieser Netzwerkbefragung sollten verschiedene spezifische Aspekte, wie bspw. die Kommunikation oder die Koordination, über das etablierte Netzwerk bewertet werden. Auch sollten durch eine weitere Befragung, welche ein Jahr nach der ersten Befragung stattfindet, mögliche Veränderungen im bestehenden Netzwerk erfasst werden. Diese erste Erhebung wurde im August 2023 und die zweite Erhebung im August 2024 durchgeführt.

Im Rahmen der **qualitativen Erhebungen** im Projekt SEMRES wurden verschiedene Interview- und Fokusgruppenformate durchgeführt, um ein umfassendes Bild der Erfahrungen und Perspektiven der beteiligten Akteur*innen zu gewinnen. Ein zentraler Bestandteil der qualitativen Erhebungen waren die Expert*innen-Interviews mit den Sucht-Rehalots*innen, die im Juni 2021 durchgeführt wurden. Die gewonnenen Erkenntnisse lieferten Einblicke in die Arbeitsweise und Herausforderungen der Sucht-Rehalots*innen und werden in Abschn. 5.1 ausführlich dargestellt.

Darüber hinaus wurde im Juli 2022 eine Fokusgruppe mit den Sucht-Rehalots*innen geführt, um einen Einblick in die Herausforderungen ihrer Arbeit zu bekommen. Die Ergebnisse werden in Abschn. 5.2.2 vorgestellt. Neben der Befragung der Lots*innen wurden im Dezember 2021 Fokusgruppen mit Vertreter*innen der kooperierenden Jobcenter organisiert. Ziel dieser Gruppendiskussionen war es, die Perspektiven der Jobcenter-Mitarbeitenden hinsichtlich der Zusammenarbeit mit den Sucht-Rehalots*innen sowie der Umsetzung des Projekts zu erfassen.

Um auch die Sichtweise der Einrichtungen der Kontrollgruppe in die Analyse einzubeziehen, wurde im September 2022 eine Fokusgruppe mit Vertreter*innen dieser Einrichtungen durchgeführt. Da nicht alle vorgesehenen Vertreter*innen an der Diskussion teilnehmen konnten, wurden zusätzlich zwei Expert*innen-Interviews geführt, um die fehlenden Perspektiven zu ergänzen.

Im Juli 2023 wurden problemzentrierte Interviews mit Teilnehmenden des SRK durchgeführt, um tiefgehende Einblicke in deren individuelle Wahrnehmungen, Erfahrungen und Empfindungen zu gewinnen. Durch die qualitative Befragung konnten vielfältige Perspektiven auf Herausforderungen, Bedürfnisse und die wahrgenommene Wirkung der Maßnahme erfasst werden. Die daraus gewonnenen

Erkenntnisse leisten einen Beitrag zum Verständnis der erlebten Wirkmechanismen und der individuellen Bedeutungszuschreibungen innerhalb des Projekts und sind in Abschn. 5.3 beschrieben.

Ein weiteres Element der qualitativen Erhebung stellte die teilnehmende Beobachtung eines Workshops der Sucht-Rehalots*innen im November 2023 dar. Diese Methodik wurde angewendet, um eine Evaluation der konzipierten Workshopformate vorzunehmen. Durch die systematische Beobachtung konnten sowohl strukturelle als auch inhaltliche Merkmale der Workshops erfasst und hinsichtlich ihrer Wirksamkeit reflektiert werden. Zudem diente die Analyse der Identifikation potenzieller Optimierungsbedarfe, um die inhaltliche Gestaltung und methodische Umsetzung der Workshops weiterzuentwickeln. Die Ergebnisse der genannten qualitativen Erhebungen werden in Kap. 5 detailliert dargestellt und liefern weitere Erkenntnisse für die Bewertung des Projekts SEMRES.

**Studienteil 4** beinhaltet die kontinuierliche Dokumentation der Prozesse. Hierzu zählten vor allem Quartalstreffen, Steuerungsgruppentreffen (1–2 mal im Jahr), regelmäßige Meetings zwischen der DRV und der wissenschaftlichen Begleitung (alle 14 Tage) sowie die monatlichen Treffen mit den Vertreter*innen der Kontrollgruppeneinrichtungen sowie die kontinuierliche Erfassung der Netzwerkarbeit. Auch die halbjährlichen Berichte der DRV Oldenburg-Bremen sind Teil dieser Dokumentation, die im Anschluss ausgewertet werden.

## 3.2 Quantitative Erhebung & Auswertung

### 3.2.1 Quasi-experimentelle Prä-Post-Erhebung mit Kontrollgruppendesign

In diesem quantitativen Studienteil wurden standardisierte Fragebögen eingesetzt. Dabei stellt die Form der Befragung sowie der Strukturierungs- und Standardisierungsgrad ein wichtiges Kriterium dar (Reinecke, 2019). Unter Berücksichtigung der quantitativen Methodologie, Forschungslogik und der Gütekriterien wird ein möglichst hoher Standardisierungsgrad in Bezug auf den Fragetext, die Antwortkategorien und die Reihenfolge der Fragen, angestrebt. Durch den hohen Standardisierungsgrad einer Befragung sollen möglichst gleiche Bedingungen im Befragungsprozess geschaffen werden, damit eine Vergleichbarkeit der Daten gewährleistet werden kann. Hierfür stellt ein standardisierter Fragebogen eine verbreitete und bewährte Form der Datenerhebung dar (ebd.). Sowohl die KG als auch die IG erhalten zu jedem der zuvor beschriebenen Erhebungszeitpunkte gleich aufgebaute Fragebögen. Diese unterscheiden sich lediglich in Bezug auf spezifische Fragen hinsichtlich des SRK bzw. der Beratung in den Fachstellen für Sucht. Von März 2021 bis April 2025 wurden quantitative Fragebogenbefragungen bei Teilnehmer*innen des SRK (IG) durchgeführt. Bei Teilnehmer*innen der KG wurde die Erhebung von März 2021 bis Dezember 2022 durchgeführt. Sowohl die Teilnehmenden der IG als auch der KG erhielten insgesamt drei Fragebögen. Hierbei hatten die Teilnehmenden selbst die Wahl, ob sie die Fragebögen online oder handschriftlich ausfüllen. Wenn die Beantwortung des Fragebogens online erfolgte, wurde dies über das Online-Tool „LimeSurvey“ erfasst.

Den **ersten Fragebogen FB-t(1)** erhielten die Teilnehmer*innen der IG nach dem ersten Sucht-Rehalots*innen-Gespräch. Die Teilnehmer*innen der KG erhielten den ersten Fragebogen nach dem ersten bzw. zweiten Beratungsgespräch in den kooperierenden Fachstellen für Sucht. Im ersten Fragebogen wurden den Teilnehmer*innen zuerst Fragen zu ihren demografischen Daten gestellt. Danach folgten Fragen zum allgemeinen Gesundheitszustand, der gesundheitsbezogenen Lebensqualität, der allgemeinen Lebenszufriedenheit und der sozialen Teilhabe. Am Ende wurden die Teilnehmer*innen unter anderem zum Zugangsweg, möglichen Bedenken, Zielen und Erwartungen bzgl. der Teilnahme am SRK (IG) bzw. der Beratung in den Fachstellen für Sucht (KG) befragt.

Um die zuvor beschriebenen Konstrukte zu messen, wurde auf bereits bestehende Messinstrumente zurückgegriffen. Teilweise wurden Fragebatterien auf Basis der Fragestellung und der Anforderungen der Zielgruppe des Projektes bearbeitet. Dadurch sollte den Teilnehmenden ein Fragebogen zur Verfügung gestellt werden, der hinsichtlich Länge und Komplexität angemessen gestaltet ist, um die Teilnahmebereitschaft zu fördern und eine hohe Rücklaufquote zu gewährleisten. Die gesundheitsbezogene Lebensqualität wurde mit Hilfe des *HEALTH-49 Bogen* erhoben (Hamburger Module zur Erfassung allgemeiner Aspekte psychosozialer Gesundheit für die therapeutische Praxis), einem Selbstbeurteilungsinstrument zur multidimensionalen Erfassung psychosozialer Gesundheit (Rabung et al., 2009). Da der *HEALTH-49 Bogen* aus mehreren Fragebatterien besteht, mussten aufgrund der Befragungspopulation Kürzungen vorgenommen werden. Außerdem wurden aus dem selbem Grund einige Fragen ummodelliert. Zur Messung der allgemeinen Lebenszufriedenheit wurde die *Kurzskala L-1* eingesetzt (Beierlein et al., 2015). Um die soziale Teilhabe zu erfassen, wird mit dem *IMET-Bogen* (Index for the Assessment of Health Impairments) gearbeitet. Dieser Bogen kann bei unterschiedlichen chronischen Erkrankungen eingesetzt werden, um die Partizipation und Teilhabe, unter Berücksichtigung der *ICF* (International Classification of Functioning, Disability and Health) zu beurteilen (Deck et al., 2011). Dieser Fragebogen wurde, anders als der HEALTH-49 Bogen, aufgrund der kleineren Anzahl an Fragen (neun Fragen) komplett übernommen und es wurden keine Kürzungen oder Änderungen vorgenommen. Die zu Anfang des Fragebogens gestellten Fragen zu Demografie und Krankheitsdauer sind in Anlehnung an den *European Addiction Severity Index* (EuropASI) Fragebogen und in Anlehnung an den *Deutschen Kerndatensatz zur Dokumentation der Suchtkrankenhilfe* entstanden und beziehen sich auf einzelne Aspekte aus beiden Bögen (Kokkevi et al., 1994; DHS, 2020).

Am Ende des zweitägigen SRK erhalten die Teilnehmer*innen der IG den **Fragebogen zur Zwischenerhebung FB-Z-t(1).** Teilnehmer*innen der KG erhalten den Fragebogen zur Zwischenerhebung FB-Z-t(1) nach dem letzten Beratungsgespräch in der Fachstelle. Hier werden zu Beginn Fragen zur Bewertung der Teilnahme am SRK bzw. zur Beratung in den Fachstellen Sucht gestellt. Danach folgt eine Fragenbatterie zur Motivation der Teilnehmer*innen in Bezug auf die Inanspruchnahme einer weiteren Präventions- oder Rehabilitationsmaßnahme. Diese orientiert sich an dem *Patientenfragebogen zur Erfassung der Reha-Motivation* (PAREMO-20) (Nübling et al., 2005; Kriz et al., 2006). Ähnlich wie bei dem HEALTH-49 Fragebogen wurden aufgrund der Größe der Fragebatterie und der Stichprobenpopulation einige Kürzungen und Änderungen vorgenommen.

Anschließend werden die Teilnehmer*innen zu ihrem Substanz-Konsum befragt, dabei wird sich erneut auf den *EuropASI* bezogen (Kokkevi et al., 1994). Um auch auf mögliche substanzungebundene Süchte einzugehen, werden in dem Fragebogen zur Zwischenerhebung FB-Z-t(1) Fragen zur Internetnutzung bzw. zur Internetsucht gestellt. Diese Fragen beziehen sich auf den Fragebogen zur Internetsucht *ISS-10* (Hahn et al., 2014). Ähnlich wie bei den vorherigen Konstrukten wurde hier aufgrund der Befragungsteilnehmer*innen auf die kompakte Gestaltung des Fragebogens geachtet, weshalb die Kurzversion von ISS-20, die ISS-10, verwendet und durch das Auslassen von zwei redundanten Fragen nochmals verkürzt wurde.

Die weiteren Fragen orientieren sich am *Kurzfragebogen zum Glücksspielverhalten* (KFG) von Petry et al. (2013). Auch hier wurden aufgrund der sensiblen Befragungspopulation Fragen ausgelassen, um den Fragebogen so effizient und leicht wie möglich zu gestalten. Am Ende des Fragebogens wurden die Teilnehmer*innen beider Gruppen gefragt, welche nächsten Schritte sie im Hinblick auf ihre Gesundheit planen (z. B. Entgiftung, ambulante Rehabilitation, etc.).

Sechs Monate nach der Ausgabe des ersten Fragebogens erhalten die Teilnehmer*innen der IG und KG den dritten Fragebogen für die Postmessung FB-t(2). Hierbei werden die Teilnehmer*innen erneut zu ihrer Lebenssituation, ihrem Gesundheitszustand, der psychosozialen Gesundheit, sozialen Teilhabe und allgemeinen Lebenszufriedenheit befragt. Zudem werden die Teilnehmer*innen zu ihrer Abstinenz befragt. Hierbei werden die im ersten Fragebogen verwendeten

Fragebatterien, wie bspw. der HEALTH-49 Bogen, der IMET-Bogen, die L-1 Skala, der EuropASI, etc. als Orientierungshilfen für die Erstellung des Fragebogens für die Postmessung (FB-t(2)) verwendet. Abschließend werden evaluierende Fragen zum SRK gestellt.

Bei der Auswertung werden zunächst die wesentlichen soziodemografischen Merkmale deskriptiv dargestellt. Dies erfolgt für alle drei Messzeiträume und jeweils separat für die IG und KG. Anschließend wird überprüft, ob diesbezüglich signifikante Unterschiede zwischen den beiden Gruppen existieren. Dies erfolgt, wenn alle Voraussetzungen gegeben sind, bei metrischen Variablen über den t-Test, bei ordinalen Variablen über den Mann-Whitney-U-Test und bei kategorialen Variablen mit dem Chi-Quadrat Test. Auf diese Weise sollen u. a. Unterschiede bezüglich des Alters, Geschlechts, Krankheitsdauer, Erwerbssituation sowie AU–Meldungen ermittelt werden. Auch die psychosoziale Gesundheit (HEALTH-49), die soziale Teilhabe (IMET-Skala) und die allgemeine Lebenszufriedenheit (L1-Skala) werden auf mögliche Gruppenunterschiede getestet.

Um zu überprüfen welche Wirkung der SRK hat, wird wie bereits weiter oben beschrieben, der PAREMO-Bogen in den Fragenkatalog aufgenommen. Mit einem t-Test wird kontrolliert, ob es Unterschiede zwischen den beiden Gruppen nach dem SRK bezüglich der einzelnen PAREMO-Skalen gibt. Zudem wird überprüft, ob es Unterschiede in den anschließend gewählten Behandlungen gibt. Auch hier werden Chi-Quadrat Tests mit Kontrollgruppenvergleich durchgeführt.

Sechs Monate nach der Ausgabe des ersten Fragebogens erhalten die Teilnehmer*innen der IG und KG den **dritten Fragebogen FB-t(2)** für die Postmessung. Damit lässt sich nun mit Hilfe der gemischten ANOVA überprüfen, ob es Interaktionseffekte zwischen der Gruppenzugehörigkeit und der Zeit gibt. Die gemischte ANOVA wird u. a. für die psychosoziale Gesundheit die soziale Teilhabe und die allgemeine Lebenszufriedenheit eingesetzt. Zudem wird getestet, ob sich weitere Gruppenmerkmale über die Zeit verändert haben, wie bspw. die AU–Meldungen und Erwerbssituation.

### 3.2.2 Netzwerkbefragung

Die Netzwerkanalyse wurde als Trendstudie mit zwei Messzeitpunkten durchgeführt, um zum einen Einblicke in das bestehende SEMRES-Netzwerk zu ermöglichen und zum anderen mögliche Veränderungen bzgl. der Bewertung einzelner Netzwerkaspekte zu erhalten. Die Erhebung erfolgte bei beiden Befragungszeitpunkten mit standardisierten Fragebögen und ausschließlich über das Online-Tool *LimeSurvey*. Den Link zur Befragung bekamen die Netzwerkpartner*innen per E-

Mail von der DRV Oldenburg-Bremen zugesandt. Die Verwendung von *LimeSurvey* ermöglicht nicht nur einen leichten Zugang für die Teilnehmenden, sondern auch eine Direktübertragung der erhobenen Daten zu *IBM® SPSS® Statistics*, welches als Analyse-Software verwendet wurde. Dieses Vorgehen ist nicht nur zeiteffizient, sondern auch weniger fehleranfällig als eine manuelle Eingabe der Daten.

Die Erstbefragung war vom 02. August 2023 bis zum 31. August 2023 online abrufbar. Eine Erinnerungsmail wurde an alle Kooperationspartner*innen am 14. August 2023 versendet. Ein Jahr später am 01.August 2024 startete die Zweitbefragung, welche bis zum 31.August 2024 online abrufbar war. Auch bei der Zweitbefragung bekamen die Netzwerkpartner*innen eine Erinnerungsmail in der Mitte des Befragungszeitraums.

Ein standardisierter Einführungstext in *LimeSurvey* sollte einen reibungslosen Ablauf sicherstellen. Der daran anschließende Online-Fragebogen wurde von dem wissenschaftlichen Team der Hochschule Emden/Leer in Anlehnung an Neugebauer und Beywl (2006) gestaltet und umfasst sowohl offene Textfelder sowie Likert-Skalen zur Beantwortung der Fragen. Da davon ausgegangen wurde, dass die meisten Netzwerkpartner*innen über ein geringes Zeitbudget verfügen, wurde der Fragebogen so kurz wie möglich gehalten. Die netzwerkspezifischen Aspekte Netzwerkkoordination, Interaktionsdichte, Nutzen und Nachhaltigkeit wurden, wie bei Neugebauer und Beywl über mehrere Items erfasst und anschließend zusammengefasst.

Um zu erfassen, wer den Fragebogen ausgefüllt hat, wurden die Teilnehmenden anfangs nach ihrer Zugehörigkeit mit der Frage „Zu welcher Institution/Zu welchem Betrieb gehören Sie?“ befragt. Außerdem schloss die Frage „Welche Position/Funktion haben Sie in ihrer Institution bzw. in ihrem Betrieb?“ an, um eine zielgenaue Bestimmung der Person bzw. deren Institution und Position zu erhalten. Datenschutztechnisch wurde in dem standardisierten Einführungstext auf diese Fragen hingewiesen. Daraufhin wurden die Netzwerkpartner*innen nach den eben genannten Netzwerkparametern wie bspw. Interaktionsdichte und Nutzen befragt.

Abschließend hatten die Teilnehmenden die Möglichkeit in einem offenen Textfeld zu schreiben, was Sie an der bestehenden Kooperation mit den Sucht-Rehalots*innen verbessern würden und wo aus ihrer Sicht die Grenzen/Stärken der Kooperation mit den Sucht-Rehalots*innen liegen. Ein Augenmerk liegt darauf, das Netzwerk als solches zu evaluieren, um so bspw. Unterschiede hinsichtlich einzelner Netzwerkparameter zwischen verschiedenen Akteur*innen zu identifizieren. Dies ist von besonderem Interesse, da sich das etablierte Netzwerk dadurch kennzeichnete, dass es sehr heterogen war. So gab es unter den Partner*innen zu beiden Befragungszeitpunkten feste Kooperationen, die vertraglich festgehalten waren und Kooperationen, die sich lose, also ohne vertragliche Grundlage, gestalteten. Zudem sind unter den 150 in der Erstbefragung bzw. 167 in der Zweitbefragung angeschriebenen Institutionen auch solche, die lediglich Flyer o. Ä. zugesendet bekommen haben.

Mit der Analyse soll ein umfassendes Verständnis über den aktuellen Zustand des Netzwerkes und Veränderungen innerhalb des Netzwerkes gewonnen werden. Dadurch sollen sowohl die Stärken als auch die Schwächen abgebildet und die Netzwerkarbeit als Ganzes evaluiert werden.

Die Analyse beginnt mit einer deskriptiven Vorstellung der allgemeinen Aspekte, wie z. B. die Darstellung der Teilnehmenden, die Beurteilung des Kenntnisstandes oder die Vermittlungsrate. Innerhalb der einzelnen netzwerkspezifischen Aspekte, wie bspw. Interaktionsdichte und Nutzen, werden der allgemeine Mittelwert und der Median angegeben. Mit Hilfe des Mann-Whitney U-Tests wird untersucht, ob es Unterschiede zwischen den festen und losen Netzwerkpartner*innen gibt. Auch gibt es eine kurze Darstellung von qualitativen Aussagen der Netzwerkpartner*innen. Abschließend wird eine Zusammenfassung für die Erstbefragung aufgestellt, in der alle Ergebnisse der ersten Erhebung komprimiert in einen Zusammenhang gesetzt werden.

Nach der Ergebnispräsentation und Zusammenfassung der ersten Netzwerkbefragung schließt die Ergebnisberichterstattung der zweiten Netzwerkbefragung an. Diese erfolgt in einem ähnlichen Muster. Zunächst werden die einzelnen Netzwerkaspekte umrissen, so wird auch hier der Mittelwert sowie der Median angegeben. Statt Gruppenvergleichen werden in der zweiten Analyse Vergleiche zwischen den beiden Messzeitpunkten zu den unterschiedlichen Netzwerkvariablen gezogen. Auch am Ende der zweiten Ergebnisdarstellung werden ausgewählte qualitative Ergebnisse vorgestellt und ein kurzes Fazit für diese Erhebung gezogen.

### 3.2.3 Quantitative Prozessevaluation

Die quantitative Prozessevaluation beruht auf den von der DRV Oldenburg-Bremen erstellten Halbjahresberichten. Diese wurden der Hochschule Emden/Leer halbjährlich für die Evaluation zur Verfügung gestellt. Der Dokumentationszeitraum erstreckte sich vom 28.03.21 bis zum 04.04.25.

Die Halbjahresberichte wurden in Form einer Excel-Tabelle, in der unterschiedliche, anonymisierte Aspekte bzgl. der Teilnehmenden der IG festgehalten wurden, weitergeleitet. Dieser Bericht stellte, da die Teilnahme an der Fragebogenerhebung freiwillig war, auch eine Ergänzung zur regulären Erhebung dar. In der Excel Datei wurden alle Personen erfasst, die sich bei der DRV Oldenburg-Bremen seit Projektbeginn gemeldet hatten, auch wenn diese aufgrund unterschiedlicher Faktoren nicht am SRK teilgenommen hatten. Zudem wurden deren unterschiedliche Vermittlungswege erfasst und personenbezogene Daten wie Alter und Geschlecht erhoben. Das Kernstück des Halbjahresberichtes ist die Dokumentation des Beratungsverlaufs. So wurde zu jedem Abschnitt (z. B. erste Kontaktaufnahme, Rehakompass-Beratung, Teilnahme SRK, Reha-Antrag, Reha-Antritt) das jeweilige Datum dokumentiert und falls eine Person ausscheidet, wurde (wenn möglich) der dazugehörige Drop-out-Grund genannt.

Bei der Analyse der Prozessdokumentationsdaten werden zunächst die Kontaktaufnahmen und im Anschluss die jeweiligen Vermittlungswege deskriptiv dargestellt. Es soll nachvollzogen werden wie viele Personen pro Halbjahr erreicht und von wem diese vermittelt wurden. Dies ist insbesondere im Hinblick auf die Etablierung der Direktvermittlung von besonderem Interesse. Abschließend werden alle Vermittlungswege geclustert aufgezeigt und die jeweiligen Vermittlungsquoten in eine Rehabilitationsmaßnahme analysiert.

Im weiteren Verlauf werden Alter und Geschlecht für jedes Halbjahr einzeln deskriptiv dargestellt. Zudem wird mit Hilfe von einem Boxplotdiagramm die generelle Altersverteilung aufgezeigt. Abschließend für diesen Teil der Analyse werden Alters- und Geschlechterverteilung für die einzelnen Zeiträume (Beratung, SRK, Reha-Beginn) berechnet und mit weiteren Daten verglichen. Nachdem die Alters- und Geschlechterverteilung analysiert wurde, wird der Beratungsverlauf und die jeweiligen Drop-Out Gründe einzeln für die jeweiligen Stationen aufgeführt. Wie bereits beschrieben wird zu jedem Abschnitt (z. B. erste Kontaktaufnahme, Rehakompass-Beratung, Teilnahme SRK, Reha-Antrag, Reha-Antritt) das jeweilige Datum dokumentiert, womit in der Analyse Durchschnittszeiten zwischen den einzelnen Abschnitten berechnet und mit Boxplotdiagrammen visualisiert werden, um die Verteilung besser einschätzen zu können und Ausreißer sichtbar zu machen. Auch werden Standardabweichung und Varianz angegeben.

## 3.3 Qualitative Erhebung & Auswertung

### 3.3.1 Expert*innen-Interviews

Das Instrument der Expert*innen-Interviews findet vor allem dann Anwendung, wenn es sich bei dem Erkenntnisinteresse um den besonderen Wissensbestand von Expert*innen handelt. Der Fokus dieser Erhebungsmethode liegt vornehmlich auf der Rekonstruktion von explizitem Sonderwissen von Expert*innen, also jenem Wissen, das ihnen bewusst als erlerntes Wissen bekannt ist (Meuser & Nagel, 2009). Das Experten*innen-Interview kann sowohl selbst der Fokus einer Hauptuntersuchung sein als auch explorativ-felderschließend eingesetzt werden. In beiden Fällen ermöglicht die Methode exklusive Einblicke in strukturelle Zusammenhänge, Wandlungsprozesse oder Problemlösungen. Somit bietet das Expert*innen-Interview die Gelegenheit an das Insider-Wissen spezifischer Interessengruppen zu gelangen (Döring & Bortz, 2016). Durch die Einbindung der Expert*innen in einen Funktionskontext eröffnet die Methode den Zugriff auf implizit geltende Regeln der Interessengruppe (Meuser & Nagel, 2009). Der Fokus liegt demnach nicht auf dem individuellen Sonderwissen einer Person, sondern vielmehr auf den gemeinsamen Wissensbeständen, über das Personen der jeweiligen Interessengruppe verfügen (Meuser & Nagel, 2009). Gewissermaßen repräsentiert das Sonderwissen von Expert*innen eine kollektive Orientierung, was wiederum Auskunft über funktionsbereichsspezifisches Wissen liefert (Liebold & Trinczek, 2009).

Im Juli 2021 wurden vier Sucht-Rehalots*innen als Expert*innen interviewt. Auf Grund der Covid-19 Pandemie wurden die Expert*innen-Interviews online durchgeführt. Die Sucht-Rehalots*innen wurden zu zehn Themenfeldern befragt, unter anderem zur Wahrnehmung der eigenen Rolle, zu Kenntnissen und Erfahrungen im Projekt, zur Vernetzungsarbeit, aber auch zur Prozessoptimierung.

Zusätzlich wurden im September 2022 zwei Vertreter*innen der Kontrollgruppeneinrichtungen als Expert*innen befragt, um ergänzende Einblicke zu gewinnen. Thematische Schwerpunkte der Interviews waren unter anderem die bisherigen Erfahrungen mit der Kontrollgruppenum-setzung, Herausforderungen bei der Rekrutierung von Teilnehmer*innen, die Bewertung des SRK-Angebots sowie Einschätzungen zur potenziellen Öffnung einer Direktvermittlung. Ziel war es, Perspektiven und Veränderungsvorschläge aus dem Praxisfeld zu erfassen, die zur Weiterentwicklung des Projekts beitragen sollten.

Zur Auswertung des erhobenen Materials wurde die qualitative Inhaltsanalyse nach Mayring (2010) herangezogen, welche sich durch ein methodisch kontrolliertes und theoriegeleitetes Vorgehen auszeichnet. Dieser unterteilt die Methode in drei Grundformen: die zusammenfassende, die explikative und die strukturierende Inhaltsanalyse. Hierbei wird die strukturierende Analyseform von ihm besonders hervorgehoben und nochmals unterteilt in die formale, die inhaltliche, die skalierende und die typisierende Analyse (ebd.). Die skalierende Analyse wird herangezogen, wenn etwas anhand von Variablen, wie leicht, schwer oder mittel, abgebildet werden soll. Für diese Auswertung ist diese Art der Inhaltsabbildung jedoch nicht relevant. Ebenso hat die typisierende Inhaltsanalyse, die versucht, Prototypen zu bilden und zu analysieren, keine Relevanz für diese Untersuchung (Schnell et al., 2023). Bei der formalen Inhaltsanalyse wird eine Struktur aus dem Text herausgearbeitet, in die das Material gegliedert bzw. schematisch zerlegt werden kann (Mayring, 2010). Die inhaltlich-strukturierende Analyse verfolgt das

Ziel, inhaltliche Aspekte des Untersuchungsmaterials zu identifizieren und im Hinblick auf diese Aspekte (zum Beispiel was während eines Interviews zu bestimmten Themen gesagt wurde) systematisch zu beschreiben. Hierbei leiten sich die Themen, Inhalte und Aspekte aus der Fragestellung ab. Diese verschiedenen Themen wurden als Kategorien eines Kategoriensystems bestimmt, das den Fokus dieser Analyse darstellt (Mayring, 2010). Das Vorgehen bei dieser Methode kann in folgende Hauptschritte unterteilt werden:

1. Sichtung des Materials
2. Oberkategorien aus der Fragestellung oder dem Leitfaden ableiten
3. Bestimmen von Kodiereinheiten
4. Entwickeln von Unterkategorien (evtl.)
5. Definition der Kategorien
6. Erprobung des Kategoriensystems
7. Anpassung des Kategoriensystems
8. Kodieren des gesamten Materials
9. Ergebnisdarstellung, Interpretation und Beantwortung der Forschungsfrage (ebd.).

Die Auswertung des Datenmaterials erfolgte nach einem zuvor festgelegten Ablauf. Dies sollte zur Güte der Arbeitsergebnisse beitragen, eine Nachvollziehbarkeit und Überprüfbarkeit herstellen und somit den Zugang und die Übersicht für andere wahren (Steinke, 2017). Das transkribierte Material wurde anhand eines Kategoriensystems in mehreren Schritten methodisch und regelgeleitet analysiert. Dieses System besteht aus Oberkategorien und Unterkategorien, eine Oberkategorie muss hierbei nicht zwangsläufig auch eine Unterkategorie aufweisen. Oberkategorien beinhalten einen für die Auswertung wesentlichen Kernaspekt. Unterkategorien dienen der weiteren Splittung (Döring & Bortz, 2016). Neben der Benennung der Kategorien musste auch klar definiert werden, was diese genau beinhalten. Zur Verdeutlichung der jeweiligen Kategorie wurden Ankerbeispiele angeführt; hierbei handelt es sich um typische Interviewzitate zur jeweiligen Kategorie. Um eine Trennschärfe zwischen den einzelnen Kategorien herzustellen und die Zuordnung zu erleichtern, wurden Zuordnungsregeln aufgestellt. Diese definieren, welche Anhaltspunkte in einer Textstelle enthalten sein mussten, um einer bestimmten Kategorie zugeordnet werden zu können (Meuser & Nagel, 2009). Die Kategorien wurden sowohl deduktiv als auch induktiv gebildet. Während induktive Kategorien aus dem Material selbst entwickelt werden, bedeutet ein deduktives Verfahren die Bildung von Kategorien aus der Theorie (ebd.).

### 3.3.2 Fokusgruppen

Tausch und Menold (2015) beschreiben die methodischen Aspekte der Durchführung von Fokusgruppen in der Gesundheitsforschung. Diese Methode sei ursprünglich für Marktforschungszwecke konzipiert, fand später aber auch für sozialwissenschaftliche und gesundheitsbezogene Forschungszwecke Verwendung. Laut Flick (2010) handle es sich bei diesem Forschungsverfahren um eine simulierte Unterhaltung zu alltagsbezogenen Themen (ebd.). Nach Lamnek sollen Fokusgruppen ein „Gespräch einer Gruppe von Untersuchungspersonen zu einem bestimmten Thema unter Laborbedingungen" darstellen (Lamnek, 2010, zitiert nach Tausch & Menold, 2015: 5). Der Fokus liegt auf der Formulierung von Annahmen zu komplexen Sachverhalten und Fragestellungen, die anhand von subjektiven und alltäglichen Erfahrungen der Teilnehmer*innen generiert werden sollen (ebd.). Die Interaktion soll zur Aufdeckung von Meinungen, Meinungsverschiebungen und Verhaltensweisen der Untersuchungsgruppe beitragen (Schnell et al., 2023). Das Setting der Diskussion soll die Teilnehmer*innen zu einem offenen und ungezwungenen Gespräch anregen und somit emotionale Ebenen von Aussagen und latente Annahmen hervorbringen. Die Auswahl der Stichprobe erfolgt, anders als bei quantitativen Methoden, nicht zufällig, sondern gezielt. Hierfür werden vor allem Personen gewählt, deren Beitrag zur Forschungsfrage einen besonderen Informationsgehalt bietet. Die jeweilige Haltung der Teilnehmer*innen zum Forschungskontext kann, je nach Relevanz, von besonders kritisch bis zu extrem oder typisch variieren (Tausch & Menold, 2015). Homogene Zusammensetzungen erleichtern den Teilnehmer*innen die offene Interaktion, da ähnliche Erfahrungen oder gleiche Milieuzugehörigkeiten Hemmnisse im Kommunikationsablauf abbauen können (Lamnek, 2010). Eine Komposition unterschiedlicher Hierarchiestufen, wie zum Beispiel Ärzt*innen und Patient*innen, kann durch unterschiedliche Sprachniveaus und Redebeteiligungen zu einem Ungleichgewicht im Gesprächsfluss führen, was aufgrund der Vollständigkeit- und Authentizitätsbestrebungen zu vermeiden ist (Döring & Bortz, 2016). Zur Durchführung der Diskussion wird ein Leitfaden, der zur Moderation als unterstützendes Instrument dienen soll, erarbeitet (Kühn & Koschel, 2018). Der unterstützende Charakter steht hierbei im Mittelpunkt. Dem Gespräch soll so genügend Entfaltungsspielraum geboten werden, weshalb die Fragen nicht ausformuliert zusammengetragen werden sollten (ebd.).

Im Dezember 2021 wurde eine Fokusgruppe entlang der erläuterten theoretischen Rahmenbedingungen durchgeführt. Aufgrund der zu dem Zeitpunkt bestehenden Vorgaben und Auflagen zur Pandemiebekämpfung erfolgte dies online.

An der Fokusgruppe haben fünf Vertreter*innen der kooperierenden Jobcenter (JC) teilgenommen. Drei der Teilnehmer*innen waren in leitender Position und haben eine koordinierende Aufgabe im Projekt. Zwei Teilnehmer*innen sind Integrationsfachkräfte, die potenzielle Teilnehmende ansprechen. Die Kombination aus Teilnehmer*innen, die einen übergeordneten Blick auf das Projekt haben und Vertreter*innen, die einen praktischen Einblick haben, wurde gewählt, um einen möglichst umfangreichen Überblick zu den einzelnen Themenpunkten zu bekommen. Inhaltlich lag der Fokus der Diskussion auf der Rollenwahrnehmung der beteiligten Akteur*innen, der praktischen Erfahrung mit dem Projekt sowie der Bewertung des SRK als Angebot.

Im Juli 2022 wurde eine weitere Fokusgruppe mit den Sucht-Rehalots*innen durchgeführt. Ziel dieser Erhebung war es, die Erfahrungen und Einschätzungen der Lots*innen hinsichtlich ihrer Arbeit im Rahmen des SRK zu erfassen. Neben der Bewertung der Erreichung der Zielgruppe und des SRK-Angebots wurden insbesondere die Qualität der Beratungsgespräche, der Kontakt zu den Teilnehmenden sowie die Zusammenarbeit mit Kliniken und Fachstellen thematisiert.

Im September 2022 folgte eine Fokusgruppe mit Vertreter*innen der Einrichtungen der Kontrollgruppe. Da nicht alle vorgesehenen Vertreter*innen teilnehmen konnten, wurden ergänzend – wie oben beschrieben – zwei Expert*innen-Interviews durchgeführt. Im Mittelpunkt standen auch hier die Erfahrungen mit der Umsetzung der Kontrollgruppenbefragung, Herausforderungen bei der Rekrutierung sowie die Bewertung des SRK aus Perspektive der KG-Einrichtungen. Zusätzlich wurden Einschätzungen zur Öffnung der Direktvermittlung und mögliche Umsetzungsvoraussetzungen diskutiert. Das erhobene Material wurde wie in Abschn. 3.3.1 mit der qualitativen Inhaltsanalyse nach Mayring analysiert.

### 3.3.3 Problemzentriertes Interview

Um einen vertieften Einblick in individuelle Erfahrungen und Deutungsmuster der Teilnehmenden des SRK zu erhalten, wurde eine qualitative Datenerhebung mittels problemzentrierter Leitfadeninterviews nach dem Ansatz von Witzel (1985) durchgeführt. Diese Methode eignet sich besonders zur Erforschung individueller Perspektiven und subjektiver Sinnzusammenhänge der Befragten zu einem zuvor definierten Thema (Misoch, 2019). Charakteristisch für dieses Verfahren ist seine Offenheit und Anpassungsfähigkeit, wodurch den Interviewten Raum gegeben wird, eigene Akzente zu setzen und gedankliche Exkurse einzubringen. Zur Orientierung diente ein thematischer Leitfaden, der sicherstellen sollte, dass alle für die Forschungsfrage relevanten Aspekte angesprochen wurden und die Vergleichbarkeit der Antworten gewährleistet ist (Witzel, 1985). Ein besonderes Augenmerk lag auf der Formulierung der Fragen. Es wurden gezielt offene Fragen gewählt, um den Befragten größtmögliche Freiheit in ihren Antworten zu ermöglichen (Mayring, 2002).

Der Leitfaden gliederte sich in mehrere thematische Schwerpunkte: Die Interviews begannen mit Fragen zur Motivation der Teilnahme und wie sie auf das Projekt aufmerksam wurden. Anschließend wurde die individuelle Krankheits- und Konsumgeschichte erfasst, insbesondere unter dem Aspekt der Veränderungsmotivation. Ein weiterer Themenblock widmete sich dem SRK selbst, wobei die Erwartungen, Erfahrungen und wahrgenommenen Wirkungen im Fokus standen. Auch die Rolle der Sucht-Rehalots*innen und deren Einfluss auf die Entscheidung für eine Rehabilitation wurde thematisiert. Abschließend wurden Einschätzungen zur wissenschaftlichen Begleitung und zum Umgang mit den begleitenden Fragebögen erhoben. Eine offene Abschlussfrage ermöglichte es den Befragten, weitere für sie relevante Aspekte einzubringen.

Die Interviews wurden in den Räumlichkeiten der Kliniken durchgeführt und mit einem Tonbandgerät aufgezeichnet. Im Anschluss an die Durchführung wurden die Aufnahmen transkribiert und systematisch mit der Software MAXQDA ausgewertet. Ziel war es, die inhaltlichen Aussagen der Befragten in strukturierter Form aufzubereiten und im Hinblick auf die Forschungsfragen zu analysieren. Auch hier wurde wie im Abschn. 3.3.1 beschrieben nach Mayring (2010) ausgewertet.

### 3.3.4 Teilnehmende Beobachtung

Die teilnehmende Beobachtung ist eine Methode der ethnografischen Feldforschung, die vor allem dann eingesetzt wird, wenn direkte Befragungen keinen Aufschluss über das Erkenntnisinteresse liefern können, zum Beispiel weil das tatsächliche Verhalten von möglichen Antworten abweichen könnte oder die Beteiligten selbst (noch) kein Bewusstsein über bestimmte Einstellungen oder Verhaltensweisen haben (Feuerstein, 2005). Ursprünglich konzipiert, um ein Verständnis für fremde Kulturen entwickeln zu können, wird die Methode mittlerweile in zahlreichen Bereichen eingesetzt (Bachmann, 2009). Mithilfe einer teilnehmenden Beobachtung können Verhaltensweisen und Interaktionen innerhalb eines natürlichen Settings in ihrer Vielschichtigkeit analysiert und soziale Phänomene aus der Perspektive der Beteiligten erfasst werden (Spradley, 1980). Die Methode zeichnet sich durch die aktive Einbindung der Forschenden in das soziale Feld aus (Angrosino, 2007). Dabei lassen sich verschiedene Grade der Teilnahme unterscheiden: von der vollständigen Partizipation bis zur distanzierten Beobachtung. Ziel ist es, eine tiefer gehende Einsicht in die Praktiken und Interaktionen der Beteiligten zu gewinnen, wobei die eigene Rolle stets reflektiert werden muss (Flick, 2018).

Für eine umfangreiche Evaluation des SEMRES Projekts sollten auch die Workshops untersucht werden, die von der DRV Oldenburg-Bremen speziell für Netzwerkpartner*innen und andere soziale Akteur*innen im Umfeld der Zielgruppe konzipiert wurden. Dazu nahmen Mitglieder aus dem wissenschaftlichen Team der Hochschule Emden/Leer am 23.11.2023 an einem dieser Aufklärungsworkshops aktiv teil. Mithilfe einer teilnehmenden Beobachtung war es nicht nur möglich sich ein Bild über den Ablauf eines solchen Workshops zu machen, sondern auch systematische Beobachtungen, bezogen auf die Inhalte, didaktischen Methoden sowie die Reaktionen und Interaktionen der Teilnehmenden zu erfassen und wissenschaftlich auszuwerten. Hierbei lag der Fokus insbesondere auf der Verständlichkeit der vermittelten Informationen, der Passung der Methoden an die Zielgruppe sowie auf der Dynamik zwischen den Teilnehmenden.

Sowohl die durchführenden Sucht-Rehalots*innen als auch die Teilnehmenden wurden zuvor transparent über die Teilnahme des Evaluationsteams informiert. Zur systematischen Erhebung wurden während des Workshops ausführliche Feldnotizen angefertigt, in denen sowohl verbale als auch nonverbale Beobachtungen dokumentiert wurden. Die Rolle der Beobachtenden war dabei teilnehmend-moderat: Sie beteiligten sich am Geschehen, ohne den Verlauf des Workshops aktiv zu beeinflussen, um eine authentische Erfassung der Abläufe und Inhalte zu gewährleisten (Flick, 2018; Spradley, 1980). Die erhobenen Beobachtungsdaten wurden im Anschluss transkribiert, in die qualitative Datenanalysesoftware MAXQDA überführt und nach thematischen Gesichtspunkten codiert. Auf diese Weise konnten zentrale Muster und Handlungslogiken innerhalb des Workshops identifiziert und systematisch mit der Inhaltsanalyse nach Mayring (2010) ausgewertet werden (Abschn. 3.3.1). Ziel der Auswertung war es, Rückschlüsse auf die Qualität und Wirksamkeit des Workshopkonzepts zu ziehen und gegebenenfalls Verbesserungspotenziale abzuleiten.

# Quantitative Ergebnisse 4

## 4.1 Quasi-experimentelle Prä-Post-Erhebung mit Kontrollgruppendesign

### 4.1.1 Soziodemografische Merkmale

**Soziodemografisch e Merkmale der IG**

In den Tab. 4.1, 4.2 und 4.3 sind die zentralen soziodemografischen Merkmale der IG tabellarisch für alle drei Messzeitpunkte t1, t2, t3 aus der Fragebogenerhebung dargestellt. Die Variablen umfassen hauptsächlich kategoriale und ordinale Merkmale wie Geschlecht, Migrationsbezug, Familienstand, Schulabschluss, Erwerbssituation und Arbeitsunfähigkeitszeiten, aber auch das metrisch skalierte Merkmal Alter. Dabei werden Prozentwerte für kategoriale und ordinale Variablen und Mittelwerte, sowie Standardabweichung für metrische Variablen angegeben. Im Folgenden werden die Merkmale zunächst für den Ausgangszeitpunkt der Erstbefragung t1 beschrieben und anschließend im zeitlichen Verlauf vorgestellt.

Zu t1 zeigte sich hinsichtlich des Geschlechts eine ungleichmäßige Verteilung. 71 Personen (70,3 %) identifizierten sich als männlich, während 30 Personen (29,7 %) sich als weiblich identifizierten. Diese Verteilung legt eine klare Überrepräsentation männlicher Teilnehmender nahe. In Bezug auf das Alter der Teilnehmenden lag der Mittelwert bei 43,6 Jahren bei einer Standardabweichung von 11,7 Jahren. Die Altersrange reichte von 22 bis 64 Jahren, was auf eine relativ heterogene Altersverteilung innerhalb der Stichprobe hindeutet. Der Migrationsbezug wurde binär erfasst, wobei 0 für keinen und 1 für das Vorliegen eines


K. Tielking et al., *Wege in die Suchthilfe*,
https://doi.org/10.1007/978-3-658-49485-8_4

**Tab. 4.1** Soziodemografische Merkmale IG zu t1

| | N | Prozente | M | SD | Min. | Max. |
|---|---|---|---|---|---|---|
| **Geschlecht** | | | | | 0 | 1 |
| Männlich | 71 | 70,3 | | | | |
| Weiblich | 30 | 29,7 | | | | |
| **Alter** | 100 | | 43,6 | 11,6 | 22 | 64 |
| **Migrationsbezug** | | | | | 0 | 1 |
| Ja | 10 | 90 | | | | |
| Nein | 90 | 10 | | | | |
| **Familienstand** | | | | | 0 | 5 |
| Verheiratet | 17 | 16,8 | | | | |
| Ledig | 48 | 47,5 | | | | |
| Partnerschaft | 21 | 20,8 | | | | |
| Getrennt lebend | 4 | 4,0 | | | | |
| Geschieden | 10 | 9,9 | | | | |
| Verwitwet | 1 | 1,0 | | | | |
| **Schulabschluss** | | | | | 0 | 5 |
| Kein Abschluss | 5 | 5,0 | | | | |
| Sonderschulabschluss | 2 | 2,0 | | | | |
| Hauptschulabschluss | 14 | 13,9 | | | | |
| Realschulabschluss | 37 | 36,6 | | | | |
| (Fach-)Abitur | 39 | 38,5 | | | | |
| Sonstige | 4 | 4,0 | | | | |
| **Erwerbssituation** | | | | | 0 | 6 |
| Vollzeit | 49 | 49,0 | | | | |
| Teilzeit | 8 | 8,0 | | | | |
| Teilzeit (max. 15 Std.) | 2 | 2,0 | | | | |
| Rente | 1 | 1,0 | | | | |
| Erwerbslos | 38 | 38,0 | | | | |
| Hausfrau/-mann | 1 | 1,0 | | | | |
| Sonstige | 1 | 1,0 | | | | |
| **AU-Zeiten** | | | | | 0 | 4 |
| Keine | 25 | 25,0 | | | | |
| Unter 3 Monate | 43 | 43,0 | | | | |
| 3–6 Monate | 11 | 11,0 | | | | |
| Über 6 Monate | 10 | 10,0 | | | | |
| Nicht erwerbstätig | 11 | 11,0 | | | | |

Prozentwerte für kategoriale Variablen, Mittelwerte für metrische Variablen

**Tab. 4.2** Soziodemografische Merkmale IG zu t2

| | N | Prozente | M | SD | Min. | Max. |
|---|---|---|---|---|---|---|
| **Geschlecht** | | | | | 0 | 1 |
| Männlich | 45 | 66,2 | | | | |
| Weiblich | 23 | 33,8 | | | | |
| **Alter** | 119 | | 41,6 | 11,5 | 21 | 64 |
| **Migrationsbezug** | | | | | 0 | 1 |
| Ja | 5 | 7,5 | | | | |
| Nein | 62 | 92,5 | | | | |
| **Familienstand** | | | | | 0 | 5 |
| Verheiratet | 13 | 19,1 | | | | |
| Ledig | 30 | 44,1 | | | | |
| Partnerschaft | 16 | 23,6 | | | | |
| Getrennt lebend | 2 | 2,9 | | | | |
| Geschieden | 6 | 8,8 | | | | |
| Verwitwet | 1 | 1,5 | | | | |
| **Schulabschluss** | | | | | 0 | 5 |
| Kein Abschluss | 2 | 2,9 | | | | |
| Sonderschulabschluss | 1 | 1,5 | | | | |
| Hauptschulabschluss | 10 | 14,7 | | | | |
| Realschulabschluss | 19 | 27,9 | | | | |
| (Fach-)Abitur | 32 | 47,1 | | | | |
| Sonstige | 4 | 5,9 | | | | |
| **Erwerbssituation** | | | | | 0 | 6 |
| Vollzeit | 36 | 53,7 | | | | |
| Teilzeit | 6 | 9,0 | | | | |
| Teilzeit (max. 15 Std.) | 1 | 1,5 | | | | |
| Rente | 0 | 0,0 | | | | |
| Erwerbslos | 22 | 32,8 | | | | |
| Hausfrau/-mann | 1 | 1,5 | | | | |
| Sonstige | 1 | 1,5 | | | | |
| **AU-Zeiten** | | | | | 0 | 4 |
| Keine | 16 | 23,9 | | | | |
| Unter 3 Monate | 31 | 46,3 | | | | |
| 3 - 6 Monate | 7 | 10,4 | | | | |
| Über 6 Monate | 7 | 10,4 | | | | |
| Nicht erwerbstätig | 6 | 9,0 | | | | |

Prozentwerte für kategoriale Variablen, Mittelwerte für metrische Variablen

**Tab. 4.3** Soziodemografische Merkmale IG zu t3

| | N | Prozente | M | SD | Min. | Max. |
|---|---|---|---|---|---|---|
| **Geschlecht** | | | | | 0 | 1 |
| Männlich | 24 | 64,9 | | | | |
| Weiblich | 13 | 35,1 | | | | |
| **Alter** | 46 | | 45,7 | 11,9 | 25 | 64 |
| **Migrationsbezug** | | | | | 0 | 1 |
| Ja | 2 | 5,6 | | | | |
| Nein | 34 | 94,4 | | | | |
| **Familienstand** | | | | | 0 | 5 |
| Verheiratet | 8 | 21,6 | | | | |
| Ledig | 16 | 43,2 | | | | |
| Partnerschaft | 8 | 21,6 | | | | |
| Getrennt lebend | 1 | 2,7 | | | | |
| Geschieden | 4 | 10,9 | | | | |
| Verwitwet | 0 | 0,0 | | | | |
| **Schulabschluss** | | | | | 0 | 5 |
| Kein Abschluss | 1 | 2,7 | | | | |
| Sonderschulabschluss | 0 | 0,0 | | | | |
| Hauptschulabschluss | 5 | 13,5 | | | | |
| Realschulabschluss | 10 | 27,0 | | | | |
| (Fach-)Abitur | 19 | 51,4 | | | | |
| Sonstige | 2 | 5,4 | | | | |
| **Erwerbssituation** | | | | | 0 | 6 |
| Vollzeit | 23 | 62,2 | | | | |
| Teilzeit | 4 | 10,8 | | | | |
| Teilzeit (max. 15 Std.) | 1 | 2,7 | | | | |
| Rente | 0 | 0,0 | | | | |
| Erwerbslos | 8 | 21,6 | | | | |
| Hausfrau/-mann | 0 | 0,0 | | | | |
| Sonstige | 1 | 2,7 | | | | |
| **AU-Zeiten** | | | | | 0 | 4 |
| Keine | 7 | 18,9 | | | | |
| Unter 3 Monate | 19 | 51,4 | | | | |
| 3–6 Monate | 6 | 16,2 | | | | |
| Über 6 Monate | 3 | 8,1 | | | | |
| Nicht erwerbstätig | 2 | 5,4 | | | | |

Prozentwerte für kategoriale Variablen, Mittelwerte für metrische Variablen

Migrationsbezugs stand. Hier gab es eine deutliche Überrepräsentation von 90 % der Personen, die keinen Migrationsbezug aufwiesen.

Der Familienstand wurde differenziert erfasst. Hierzu zählten die Kategorien „verheiratet“, „ledig“, „geschieden“, „verwitwet“, „in Partnerschaft lebend“ sowie „getrennt lebend“. Die Verteilung innerhalb dieser Kategorien weist auf eine soziale Heterogenität innerhalb der IG hin. Knapp die Hälfte der IG war zum Zeitpunkt t1 ledig. Ein Viertel lebte in Partnerschaft und knapp 17 % waren verheiratet. Zudem gab es Personen, die bereits geschieden (9,9 %) oder verwitwet (1,0 %) waren.

Ähnlich differenziert wurden Angaben zum höchsten Schulabschluss erhoben. Die Teilnehmenden verfügten über diverse Bildungsabschlüsse, wobei die häufigsten Kategorien der Haupt- (13,9 %) und Realschulabschluss (36,6 %) sowie das (Fach-)Abitur (38,5 %) waren. Vereinzelt wurden auch „kein Abschluss“, „Sonderschulabschluss“ oder „sonstige Abschlüsse“ genannt. Diese breite Streuung legt nahe, dass die IG aus unterschiedlichen Bildungsniveaus zusammengesetzt war.

Bezüglich der Erwerbssituation gab es die Kategorien „vollzeitbeschäftigt“, „teilzeitbeschäftigt“, „Teilzeit bis max. 15 Std.“, „erwerbslos“, „Rente“ sowie „Hausfrau/-mann“. Die Verteilung der Personen auf die einzelnen Kategorien deutet erneut auf eine Heterogenität der Stichprobe hin, da knapp die Hälfte (49,0 %) voll erwerbstätig war, aber zugleich auch über ein Drittel (38,0 %) erwerbslos waren. Weitere 10 % waren in Teilzeit beschäftigt. Zudem gab es Fälle die bereits berentet (1,0 %) waren oder die Rolle der/des Hausfrau/-manns (1,0 %) annahmen. Insgesamt lässt sich sagen, dass der Großteil (59 %) dieser heterogenen Gruppe, egal ob voll- oder teilzeitbeschäftigt, erwerbstätigt war.

Die zuvor schon öfter erwähnte Heterogenität zeigt sich auch bei den *AU-Zeiten* (Zeiträume der Arbeitsunfähigkeit). Hier wurden Zeitspannen wie „keine“, „unter 3 Monate“, „3–6 Monate“, „über 6 Monate“ sowie „nicht erwerbstätig“ unterschieden. Auch hier ist die gesamte Spannbreite der Kategorien vertreten, was auf die Vielfalt der gesundheitlichen oder arbeitsbezogenen Ausgangslagen schließen lässt. Ein Viertel (25,0 %) hatte in den letzten 12 Monaten keine AU-Tage. Der größte Teil hingegen, mit 43,0 % hatte AU-Tage unter 3 Monaten zu verbuchen. Alle weiteren Ausprägungen waren ähnlich zwischen 10 % und 11 % vertreten.

Im Verlauf der Erhebung zeigt sich eine deutliche, aber erwartbare Abnahme der Fallzahlen. Diese Reduktion lässt sich als natürlicher Dropout-Effekt innerhalb längsschnittlicher Studien interpretieren, könnte aber auch auf strukturelle oder kontextuelle Faktoren wie mangelnde Erreichbarkeit, Krankheit oder Desinteresse an Folgeerhebungen zurückzuführen sein. Die Reduktion betrifft folglich alle Subgruppen. Während zu t1 noch 71 Männer und 30 Frauen befragt wurden, lagen zu t3 nur noch Daten von 24 männlichen und 13 weiblichen Teilnehmenden vor. Interessanterweise steigt der relative Anteil weiblicher Teilnehmerinnen dadurch leicht an – von 29,7 % auf 35,1 %. Dieser Zuwachs ist jedoch rein proportional zu verstehen und reflektiert nicht eine tatsächliche Zunahme weiblicher Teilnahme, sondern vielmehr eine stärkere Abnahme der männlichen Beteiligung.

Hinsichtlich des Alters lassen sich leichte Schwankungen feststellen: Der Mittelwert sinkt zunächst von 43,6 Jahren (t1) über 41,6 Jahre (t2) und steigt dann wieder auf 45,7 Jahre (t3). Das relativ konstante Streuungsmaß weist aber auch auf eine relativ gleichbleibende Altersdiversität, trotz abnehmender Teilnehmer*innenzahl, hin.

Die Anzahl von Personen mit Migrationsbezug wurde über die Zeit hinweg etwas kleiner und kommt von einer 90/10 Verteilung zu t1, zu einer 94,4 %/5,6 % Verteilung zu t3. Auch für die weiteren kategorialen Variablen wie Familienstand, Schulbildung, Erwerbsstatus und AU-Zeiten zeigten sich leichte Veränderungen über die Zeit. So zeigt sich vor allem bei der Variable Schulabschluss, dass der prozentuale Anteil der Personen, die ein (Fach-)Abitur haben, steigt. Dieser Anstieg liegt bei 12,9 Prozentpunkten, während alle weiteren Bildungsabschlüsse über die Zeit eher abnehmen. In Bezug auf die Erwerbssituations-Verteilung zeigt sich, dass die Personen, die angaben, in Vollzeit beschäftigt zu sein, im Verlauf prozentual mehr werden. Zu t1 waren es noch 49 % zu t2 53,7 % und zu t3 62,2 %. Bei den erwerbslosen Personen gab es hingegen zwischen t1 und t3 einen Abfall von mehr als 15 Prozentpunkten.

Bei den AU-Zeiten ist zu erkennen, dass die Kategorie „keine" über den Verlauf abnimmt, was zum einen für einen Dropout-Effekt sprechen könnte, zum anderen aber auch dafür, dass die Personen zu diesem Zeitpunkt bereits eine Rehabilitationsmaßnahme in Anspruch genommen haben. Zudem nehmen die beiden Kategorien „unter 3 Monate" und „3–6 Monate" im Verlauf zu.

Insgesamt zeigt sich, dass die Zusammensetzung der Gruppe über die Zeit hinweg weitgehend stabil blieb, auch wenn es zu einer substanziellen Reduktion der Stichprobengröße kam. Die beobachteten Veränderungen betreffen primär den Umfang der erhobenen Fälle und nicht deren strukturelle Merkmalsverteilung. Es lassen sich Verschiebungen im Geschlechterverhältnis, der Erwerbssituation, Schulabschlüssen und AU-Zeiten beschreiben, dennoch bleiben die Verteilungen recht stabil. Diese Ergebnisse sprechen für eine gewisse demografische Homogenität innerhalb der IG im Untersuchungsverlauf.

**Soziodemografische Merkmale der KG**

Die KG umfasste zum Erhebungszeitpunkt t1 insgesamt 87 Personen. Diese Zahl verringerte sich, ähnlich wie bei der IG, im Verlauf der Erhebung kontinuierlich. Die Entwicklung ist aber substanzieller als bei der IG. Auch hier gibt es eine erwartbare Reduktion der Stichprobengröße.

Bezüglich der Geschlechterverteilung zeigt sich, dass ebenso wie in der IG, die zu t1 einen höheren Männeranteil (70,3 %) aufwies, die Geschlechterverteilung in der KG recht ähnlich war. So gibt es 67,8 % Männer und 29,9 % Frauen in der KG. Interessant ist aber, dass 2,3 % diversgeschlechtlich waren. Diese Ausprägung gab es in der IG nicht.

Das durchschnittliche Alter der Teilnehmenden der KG betrug zu t1 42,7 Jahre bei einer Standardabweichung von 13,1 Jahren. Diese Werte änderten sich im Verlauf der Erhebung nur geringfügig. Zu t2 lag das Durchschnittsalter bei 44,5 Jahren, zu t3 schließlich bei 44,9 Jahren. Diese Entwicklung ist weitgehend identisch zur IG, bei der das mittlere Alter ebenfalls zwischen 44 und 45,7 Jahren schwankte. Der leichte Altersanstieg könnte eventuell auch durch den Zeitverlauf der Studie erklärt werden, während sich die Standardabweichungen (SD = ca. 11–13 Jahre) kaum veränderten. Es bleibt somit eine breite Altersspanne in der KG erhalten, die mit der der IG vergleichbar ist.

Bezüglich des Migrationsbezugs zeigt die KG zu t1 eine auffällige Verteilung: 14,9 % der Teilnehmenden wiesen einen Migrationshintergrund auf (n = 13), während 85,1 % keinen angaben (n = 74). Diese Quote sank über die Zeitpunkte t2 und t3 auf 4,8 % ab. Im Vergleich zur IG (t1: 10 %; t3: 5,6 %) fällt auf, dass die KG zu t1 einen größeren Anteil an Personen mit Migrationsbezug aufwies, dieser Unterschied über die Zeit kaum noch bestehen blieb.

Der Familienstand der Teilnehmenden in der KG war, genauso wie bei der IG, recht heterogen, wobei die meisten Personen (t1: 46,0 %) auch in der KG ledig waren. Im Verlauf der Erhebung zeigte sich auch hier ein Rückgang der absoluten Nennungen in allen Kategorien, wobei das relative Verhältnis stabil blieb. Es gab keine auffälligen Verschiebungen hinsichtlich einzelner Familienstandsformen, sodass von einer strukturellen Stabilität dieses Merkmals innerhalb der KG ausgegangen werden kann.

Bezüglich des Schulabschlusses wies die Kontrollgruppe zu t1 ein differenziertes Bild auf. Besonders häufig vertreten waren der Realschulabschluss (36,8 %), Hauptschulabschluss (21,8 %) sowie das (Fach-)Abitur (28,7 %). In geringerem Umfang traten Sonderschulabschlüsse sowie Personen ohne Abschluss auf. Diese Verteilung blieb mit leichten Veränderungen auch zu t2 und t3 erhalten. Auch hier ist ein vergleichbares Muster zur IG zu beobachten, was auf eine insgesamt ähnliche Bildungsstruktur in beiden Gruppen schließen lässt.

Die meisten Personen in der KG zu t1 waren vollzeitbeschäftigt (59,8 %). 23 % waren erwerbslos und damit die zweitstärkste Kategorie. Auch in der IG waren die meisten Personen Vollzeit erwerbstätig, dennoch war der Anteil mit 49,0 % prozentual kleiner. Dafür war die Gruppe der Erwerbslosen in der IG deutlich größer (38,0 %).

Diese Verteilung legt nahe, dass auch die Kontrollgruppe aus mehr Personen bestand, die vollzeiterwerbstätig waren. Dies ein wichtiger Befund im Hinblick auf potenzielle Maßnahmenwirkungen im späteren Gruppenvergleich.

Die AU-Zeiten waren erneut über die gesamte Spannbreite der Kategorien vertreten, was wieder die Verschiedenartigkeit der gesundheitlichen und arbeitsbezogenen Ausgangssituationen zeigt. Über ein Viertel (28,7 %) hatte in den letzten 12 Monaten keine AU-Tage. Der größte Teil (44,8 %), wie bei der IG, hatte AU-Tage unter 3 Monaten. Die weiteren Ausprägungen waren gestreut zwischen 5,8 % und 11,5 %. Ein direkter Vergleich beider Gruppen offenbart zunächst ähnliche strukturelle Ausgangslagen zu t1: Beide Gruppen umfassen etwa eine gleichgroße Stichprobe, weisen ein breites Altersspektrum auf, zeigen ein relativ vergleichbares Bildungsprofil und in etwa gleiche AU-Zeiten (siehe Tab. 4.4, 4.5, 4.6). Unterschiede bestehen vorrangig in der Erwerbssituation. Auch der Anteil an Personen mit Migrationshintergrund war in der KG zu t1 etwas größer als in der IG.

Im Zeitverlauf zeigen sich in beiden Gruppen parallele Dropout-Muster. Der Rückgang betrifft sämtliche Merkmale, wobei die relativen Verteilungen meist stabil bleiben. Die mittleren Alterswerte steigen moderat an, was u. a. dem längsschnittlichen Design geschuldet sein könnte. Und auch die Geschlechterverteilung bleibt in beiden Gruppen männlich dominiert. Insgesamt lässt sich feststellen, dass beide Gruppen hinsichtlich ihrer soziodemografischen Merkmale und deren Entwicklung über die Zeit vergleichbar stabil sind. Das legt eine gute Vergleichbarkeit der Gruppen im Hinblick auf weiterführende Wirkungsanalysen nahe. Veränderungen über die Zeit lassen sich primär auf natürliche Entwicklungen und die Stichprobenreduktion zurückführen, weniger auf strukturelle Verschiebungen innerhalb der Gruppen.

### 4.1.2 Überprüfung des Projektziels: Früheres Erreichen

Eines der wesentlichen Ziele des Modellprojektes ist die frühzeitige Ermittlung von Personen, die einen problematischen Konsum aufweisen oder bereits am Anfang einer Suchterkrankung stehen. Damit sollen vor allem die Erfolgschancen einer Rehabilitation gesteigert und so die Grundsätze *Prävention vor Rehabilitation* und *Rehabilitation vor Rente* gestärkt werden.

**Tab. 4.4** Soziodemografische Merkmale KG zu t1

| | N | Prozente | M | SD | Min. | Max. |
|---|---|---|---|---|---|---|
| **Geschlecht** | | | | | 0 | 2 |
| Männlich | 59 | 67,8 | | | | |
| Weiblich | 26 | 29,9 | | | | |
| Divers | 2 | 2,3 | | | | |
| **Alter** | 87 | | 42,7 | 13,1 | 22 | 61 |
| **Migrationsbezug** | | | | | 0 | 1 |
| Ja | 13 | 14,9 | | | | |
| Nein | 74 | 85,1 | | | | |
| **Familienstand** | | | | | 0 | 5 |
| Verheiratet | 23 | 26,4 | | | | |
| Ledig | 40 | 46,0 | | | | |
| Partnerschaft | 11 | 12,6 | | | | |
| Getrennt lebend | 2 | 2,3 | | | | |
| Geschieden | 8 | 9,2 | | | | |
| Verwitwet | 3 | 3,4 | | | | |
| **Schulabschluss** | | | | | 0 | 6 |
| Kein Abschluss | 6 | 6,9 | | | | |
| Sonderschulabschluss | 1 | 1,1 | | | | |
| Hauptschulabschluss | 19 | 21,8 | | | | |
| Realschulabschluss | 32 | 36,8 | | | | |
| Polytechnische Oberschule | 2 | 2,3 | | | | |
| (Fach-)Abitur | 25 | 28,7 | | | | |
| Sonstige | 2 | 2,3 | | | | |
| **Erwerbssituation** | | | | | 0 | 6 |
| Vollzeit | 52 | 59,8 | | | | |
| Teilzeit | 7 | 8,0 | | | | |
| Teilzeit (max. 15 Std.) | 3 | 3,4 | | | | |
| Rente | 1 | 1,1 | | | | |
| Erwerbslos | 20 | 23,0 | | | | |
| Hausfrau/-mann | 1 | 1,1 | | | | |
| Sonstige | 3 | 3,4 | | | | |
| **AU-Zeiten** | | | | | 0 | 4 |
| Keine | 25 | 28,7 | | | | |
| Unter 3 Monate | 39 | 44,8 | | | | |
| 3 - 6 Monate | 10 | 11,5 | | | | |
| Über 6 Monate | 8 | 9,2 | | | | |
| Nicht erwerbstätig | 5 | 5,8 | | | | |

Prozentwerte für kategoriale Variablen, Mittelwerte für metrische Variablen

**Tab. 4.5** Soziodemografische Merkmale KG zu t2

| | N | Prozente | M | SD | Min. | Max. |
|---|---|---|---|---|---|---|
| **Geschlecht** | | | | | 0 | 2 |
| Männlich | 29 | 67,4 | | | | |
| Weiblich | 13 | 30,2 | | | | |
| Divers | 1 | 2,3 | | | | |
| **Alter** | 61 | | 44,5 | 12,8 | 24 | 64 |
| **Migrationsbezug** | | | | | 0 | 1 |
| Ja | 3 | 7,0 | | | | |
| Nein | 40 | 93,0 | | | | |
| **Familienstand** | | | | | 0 | 5 |
| Verheiratet | 13 | 30,2 | | | | |
| Ledig | 18 | 41,9 | | | | |
| Partnerschaft | 5 | 11,6 | | | | |
| Getrennt lebend | 1 | 2,3 | | | | |
| Geschieden | 4 | 9,3 | | | | |
| Verwitwet | 2 | 4,7 | | | | |
| **Schulabschluss** | | | | | 0 | 6 |
| Kein Abschluss | 1 | 2,3 | | | | |
| Sonderschulabschluss | 0 | 0,0 | | | | |
| Hauptschulabschluss | 7 | 16,3 | | | | |
| Realschulabschluss | 17 | 39,5 | | | | |
| Polytechnische Oberschule | 2 | 4,7 | | | | |
| (Fach-)Abitur | 16 | 37,2 | | | | |
| Sonstige | 0 | 0,0 | | | | |
| **Erwerbssituation** | | | | | 0 | 6 |
| Vollzeit | 27 | 62,8 | | | | |
| Teilzeit | 5 | 11,6 | | | | |
| Teilzeit (max. 15 Std.) | 1 | 2,3 | | | | |
| Rente | 1 | 2,3 | | | | |
| Erwerbslos | 6 | 14,0 | | | | |
| Hausfrau/-mann | 1 | 2,3 | | | | |
| Sonstige | 2 | 4,7 | | | | |
| **AU-Zeiten** | | | | | 0 | 4 |
| Keine | 13 | 30,2 | | | | |
| Unter 3 Monate | 18 | 41,9 | | | | |
| 3 - 6 Monate | 7 | 16,3 | | | | |
| Über 6 Monate | 4 | 9,3 | | | | |
| Nicht erwerbstätig | 1 | 2,3 | | | | |

Prozentwerte für kategoriale Variablen, Mittelwerte für metrische Variablen

**Tab. 4.6** Soziodemografische Merkmale KG zu t3

| | N | Prozente | M | SD | Min. | Max. |
|---|---|---|---|---|---|---|
| **Geschlecht** | | | | | 0 | 2 |
| Männlich | 17 | 81,0 | | | | |
| Weiblich | 3 | 14,3 | | | | |
| Divers | 1 | 4,7 | | | | |
| **Alter** | 26 | | 44,9 | 12,9 | 26 | 64 |
| **Migrationsbezug** | | | | | 0 | 1 |
| Ja | 1 | 4,8 | | | | |
| Nein | 20 | 95,2 | | | | |
| **Familienstand** | | | | | 0 | 5 |
| Verheiratet | 7 | 33,3 | | | | |
| Ledig | 8 | 38,1 | | | | |
| Partnerschaft | 2 | 9,5 | | | | |
| Getrennt lebend | 0 | 0,0 | | | | |
| Geschieden | 3 | 14,3 | | | | |
| Verwitwet | 1 | 4,8 | | | | |
| **Schulabschluss** | | | | | 0 | 6 |
| Kein Abschluss | 1 | 4,8 | | | | |
| Sonderschulabschluss | 0 | 0,0 | | | | |
| Hauptschulabschluss | 1 | 23,8 | | | | |
| Realschulabschluss | 7 | 33,3 | | | | |
| Polytechnische Oberschule | 2 | 9,5 | | | | |
| (Fach-)Abitur | 6 | 28,6 | | | | |
| Sonstige | 0 | 0,0 | | | | |
| **Erwerbssituation** | | | | | 0 | 6 |
| Vollzeit | 15 | 71,4 | | | | |
| Teilzeit | 2 | 9,5 | | | | |
| Teilzeit (max. 15 Std.) | 1 | 4,8 | | | | |
| Rente | 0 | 0,0 | | | | |
| Erwerbslos | 3 | 14,3 | | | | |
| Hausfrau/-mann | 0 | 0,0 | | | | |
| Sonstige | 0 | 0,0 | | | | |
| **AU-Zeiten** | | | | | 0 | 4 |
| Keine | 7 | 33,3 | | | | |
| Unter 3 Monate | 9 | 42,9 | | | | |
| 3 - 6 Monate | 2 | 9,5 | | | | |
| Über 6 Monate | 2 | 9,5 | | | | |
| Nicht erwerbstätig | 1 | 4,8 | | | | |

Prozentwerte für kategoriale Variablen, Mittelwerte für metrische Variablen

Um das Ziel der frühzeitigen Ermittlung zu überprüfen, können unterschiedliche Aspekte aus der Erstbefragung t1 analysiert werden. Zum einen das generelle Durchschnittsalter der IG und KG zu t1, zum anderen die Dauer der Suchterkrankung. Zudem sollen weitere Faktoren untersucht werden, die abseits dieser implizierten Parameter stehen, um das Ziel auch mehrfaktoriell zu erfassen und damit ganzheitlich evaluieren zu können.

Daher fließen weitere Aspekte wie die Erwerbsituation, die AU-Zeiten, sowie die aktuelle AU-Meldung in die Analyse mit ein. Des Weiteren wird die Anzahl der Arztbesuche in den letzten sechs Monaten, die psychosoziale Gesundheit (HEALTH-49) und die soziale Teilhabe (IMET) in der Analyse mitgedacht.

**Durchschnittsalter und Krankheitsdauer**

Zunächst wird aber, wie zuvor beschrieben, ein Mittelwertvergleich bezüglich des Durchschnittsalters zwischen IG und KG mit Hilfe eines t-Testes gerechnet, der in der nachfolgenden Tab. 4.7 dargestellt ist.

Zu t1 gibt es eine Differenz von 0,92 Jahren zwischen dem Durchschnittsalter der IG (M = 43,6; SD = 11,7) und dem Durchschnittsalter der KG (M = 42,7; SD = 13,2). Dieser Mittelwertunterschied von 0,92 Jahren ist aber statistisch nicht signifikant (t (184) = 0,31, p = 0,31). Somit besteht kein statistisch bedeutsamer Altersunterschied zwischen Interventions- und Kontrollgruppe.

Da ein potenziell jüngeres Alter aber nicht zwangsläufig auf eine frühere Ermittlung hindeutet, sondern lediglich bedeuten würde, dass die Personen früher in ihrem Leben erreicht wurden, wird zusätzlich kontrolliert, ob sich die IG und KG hinsichtlich ihrer individuellen Krankheitsdauer unterscheiden. Da die Variable nicht metrisch, sondern geclustert erhoben wurde, wird ein Mann-Whitney-U-Test mit Kontrollgruppenvergleich gerechnet. Die prozentualen Gruppenanteile sind in der Abb. 4.1 dargestellt.

Grafisch lassen sich gewisse Unterschiede zwischen den Gruppen erkennen. So sind bspw. in der IG 5,4 % Personen, die angaben, dass sie keine Suchterkrankung haben, während die KG nicht in dieser Kategorie vertreten ist. Auch in der darauffolgenden Kategorie „weniger als ein Jahr" waren mit 8,0 % deutlich mehr Personen der IG vertreten. In den drei nächsten Kategorien hingegen haben die KG-Teilnehmenden prozentual häufiger Angaben gemacht.

**Tab. 4.7** Altersvergleich zwischen IG und KG zu t1

| | IG | | KG | | | | 95 % KI | |
|---|---|---|---|---|---|---|---|---|
| | M | SD | M | SD | t-Wert | p | UG | OG |
| **Durchschnittsalter** | 43,60 | 11,67 | 42,68 | 13,16 | – 0,49 | 0,31 | – 4,48 | 2,68 |

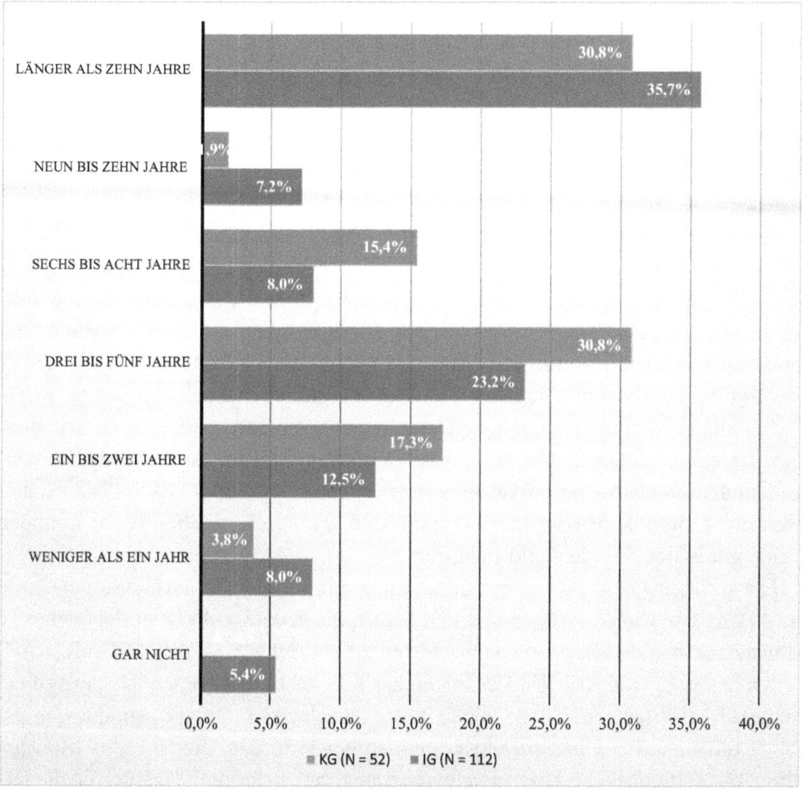


**Abb. 4.1** Vergleich der Krankheitsdauer zwischen IG und KG zu t1. (Eigene Abbildung)

Somit gibt es zwischen den unterschiedlichen Krankheitsspannen gewisse Schwankungen. Dennoch zeigt der Mann-Whitney-U-Test keinen statistisch signifikanten Unterschied zwischen der IG ($M_{Rang} = 82,54$) und KG ($M_{Rang} = 82,40$) bzgl. der Krankheitsdauer in Jahren, $U = 2907,00$, $Z = -0,18$, $p = 0,49$.

**Integration in den Arbeitsmarkt und psychosoziale Faktoren**

Da die IG weder statistisch signifikant jünger war, noch kürzere Krankheitsdauern aufzeigte, kann geschlussfolgert werden, dass die IG diesbezüglich nicht frühzeitiger erreicht wurde. Dennoch sollte im Anschluss geprüft werden, wie stark sich eine Suchterkrankung auf die unterschiedlichen Lebensumstände der Betroffen ausgewirkt hat. Eine frühzeitige Ermittlung könnte sich bspw. auch dahingehend zeigen, dass die IG trotz gleich langer Suchterkrankung integrierter in den Arbeitsmarkt ist und weniger AU-Zeiten aufweist.

Daher wird im nächsten Schritt überprüft, ob es Unterschiede zwischen der IG und KG bezüglich ihrer Erwerbssituation gibt. Dazu wird zunächst analysiert, in welcher Beschäftigungssituation sich die beiden Gruppen zu t1 befanden. Da in einigen Ausprägungen die Fallzahlen unter fünf liegen, wird ein exakter Test nach Fisher durchgeführt.

Ähnlich wie bei der bereits analysierten Krankheitsdauer sind auch hier Unterschiede zu erkennen, die zuvor schon bei der deskriptiven Beschreibung der Stichproben aufgefallen waren. In beiden Gruppen sind zwar die meisten Personen Vollzeit beschäftigt, doch die KG ist in diesem Beschäftigungsverhältnis deutlich häufiger vertreten. Die zweitgrößte Gruppe, sowohl der IG als auch KG, ist die der Erwerblosen. Hierbei hat die IG, mit 15 Prozentpunkten mehr, den größeren Anteil.

Bei allen weiteren Ausprägungen ähneln sich die beiden Gruppen. Die zuvor in Tab. 4.8 dargestellten Unterschiede, die sich primär auf die Ausprägungen „Vollzeit“ und „Erwerblos“ beschränken, sind nach dem exakten Test nach Fisher statistisch nicht signifikant (p = 0,56). Damit sind statistisch gesehen beide Gruppen gleich gut in den Arbeitsmarkt integriert.

Ein weiterer Faktor, wenn es um die Integration in den Arbeitsmarkt geht, sind die AU-Zeiten. Daher wird im nächsten Schritt die jeweilige AU-Zeit der letzten 12 Monate von beiden Gruppen analysiert, um zu überprüfen, ob die IG weniger AU-Zeiten besitzt als die KG. Wie der folgenden Tab. 4.9 zu entnehmen ist, gab es diesbezüglich erneut leichte Unterschiede in den einzelnen Merkmalsausprägungen. So haben prozentual gesehen mehr KG-Teilnehmende in den letzten sechs Monaten keine AU-Zeiten gehabt. Und auch in der Kategorie „unter drei Monate“ ist die KG prozentual etwas häufiger vertreten. Insgesamt kann aber für beide Gruppen gesagt werden, dass der größte Teil unter drei Monaten arbeitsunfähig gemeldet war.

**Tab. 4.8** Vergleich der Erwerbssituation zwischen IG und KG zu t1

| | IG | | KG | | |
|---|---|---|---|---|---|
| Erwerbssituation | n | % | n | % | p |
| Vollzeit | 49 | 49,00 | 52 | 59,77 | |
| Teilzeit | 8 | 8,00 | 7 | 8,05 | |
| Teilzeit (max. 15Std.) | 2 | 2,00 | 3 | 3,44 | |
| Rente | 1 | 1,00 | 1 | 1,14 | |
| Erwerbslos | 38 | 38,00 | 20 | 22,98 | |
| Hausfrau/-mann | 1 | 1,00 | 1 | 1,14 | |
| Sonstige | 1 | 1,00 | 3 | 3,44 | |
| **Exakter Test nach Fisher** | | | | | 0,56 |

**Tab. 4.9** Vergleich der AU-Zeiten zwischen IG und KG zu t1

| | IG | | KG | | |
|---|---|---|---|---|---|
| AU-Zeiten | n | % | n | % | p |
| Keine | 25 | 28,08 | 25 | 30,49 | |
| Unter 3 Monate | 43 | 48,32 | 39 | 47,56 | |
| 3 - 6 Monate | 11 | 12,36 | 10 | 12,20 | |
| Über 6 Monate | 10 | 11,24 | 8 | 9,75 | |
| **Mann-Whitney-U** | | | | | 0,16 |

**Tab. 4.10** Vergleich der AU-Meldungen zwischen IG und KG zu t1

| | IG | | KG | | |
|---|---|---|---|---|---|
| AU | n | % | n | % | p |
| ja | 41 | 41,00 | 32 | 36,78 | |
| nein | 59 | 59,00 | 55 | 63,22 | |
| **$\chi^2$-Test** | | | | | 0,55 |

Um zu überprüfen, ob sich die eben beschrieben Differenzen statistisch unterscheiden, wurde ein Mann-Whitney-U-Test berechnet. Dort zeigte sich, dass es keine statistisch signifikanten Unterschiede zwischen den AU-Zeiten der IG ($M_{Rang}$ = 97,45) und KG ($M_{Rang}$ = 90,04), U = 4005,500, Z = – 0,98, p = 0,16 gab.

Auch darin, ob die Teilnehmenden aktuell arbeitsunfähig gemeldet sind, gab es laut $\chi^2$-Test zu t1 keinen signifikanten Unterschied zwischen den beiden Gruppen ($\chi^2$ (1) = 0,35, p = 0,55), wie Tab. 4.10 zu entnehmen ist.

Um ein besseres Bild der IG hinsichtlich der Berufssituation zu bekommen, wurden neben der Befragung nach objektiven Faktoren wie der Erwerbssituation und AU-Zeiten, auch multidimensionale Selbstbeurteilungsinstrumente wie der IMET-Bogen eingesetzt. Dieser erfasst, wie im Methodenteil bereits beschrieben, die soziale und berufliche Teilhabe. In Tab. 4.11 ist der Vergleich zur KG gezogen worden. Zu erkennen ist, dass die IG (M = 39,63; SD = 28,88) einen signifikant höheren Wert (t (168) = – 2,30, p = 0,01) als die KG (M = 32,88; SD = 19,36) aufweist. Ein höherer Wert bedeutet aber in diesem Fall, dass die IG eine höhere Beeinträchtigung bei der sozialen und beruflichen Teilhabe angibt. Dieses Ergebnis ist besonders im Licht der bisherigen Erkenntnisse interessant, da es objektiv keine signifikanten Unterschiede zwischen der IG und KG hinsichtlich der beruflichen Teilhabe (Erwerbssituation, AU-Zeiten) gab.

Dieses Ergebnis kann auf die sehr heterogene Skalenzusammensetzung zurückzuführen sein, da sie nicht nur die berufliche, sondern auch die soziale Teilhabe misst.

**Tab. 4.11** Vergleich des IMET-Scores zwischen IG und KG zu t1

| | IG | | KG | | | | 95 % KI | | |
|---|---|---|---|---|---|---|---|---|---|
| | M | SD | M | SD | t-Wert | p | UG | OG | d |
| **IMET-Score** | 39,63 | 18,88 | 32,88 | 19,36 | – 2,30 | 0,01 | – 12,54 | – 0,96 | 1,91 |

**Tab. 4.12** Vergleich zwischen IG und KG in Bezug auf die Anzahl der Arztbesuche zu t1

| | IG | | KG | | |
|---|---|---|---|---|---|
| Anzahl Arztbesuche | n | % | n | % | p |
| Keinen | 12 | 12,0 | 6 | 6,97 | |
| 1 bis 5 | 51 | 51,0 | 53 | 61,62 | |
| 6 bis 12 | 28 | 28,0 | 24 | 27,90 | |
| 15 bis 30 | 8 | 8,0 | 3 | 3,48 | |
| Über 31 | 1 | 1,0 | 0 | 0,0 | |
| **Mann-Whitney-U** | | | | | 0,33 |

Wie einleitend beschrieben, ist das Ziel der frühzeitigen Ermittlung mehrfaktoriell zu analysieren, daher werden neben Dauer der Suchterkrankung, Erwerbsituation, AU-Zeiten und Teilhabe auch weitere Aspekte wie die Anzahl der Arztbesuche in den letzten sechs Monaten in der Analyse berücksichtigt. In Tab. 4.12 ist die Verteilung der beiden Gruppen dargestellt. Es lässt sich feststellen, dass über 10 % der IG Teilnehmenden in den letzten sechs Monaten keinen Arztbesuch hatten. Darüber hinaus war über die Hälfte in der darauffolgenden Kategorie „ein bis fünf Arztbesuche" vertreten. Die KG hatte im Vergleich eine recht ähnliche Verteilung auf die Merkmalsausprägungen.

Um zu überprüfen, ob es statistisch signifikante Unterschiede zwischen den Gruppen gab, wurde auch hier, da die Variable geclustert erhoben wurde, ein Mann-Whitney-U-Test berechnet. Wie sich aus der Tabelle ablesen lässt, gab es keinen signifikanten Unterschied hinsichtlich der Anzahl der Arztbesuche zwischen der IG ($M_{Rang} = 94{,}94$) und KG ($M_{Rang} = 91{,}83$), $U = 4156{,}500$, $Z = -0{,}43$, $p = 0{,}33$.

Neben den Arztbesuchen, die aufgrund jedweder Krankheit stattgefunden haben können, wurde auch erfasst, ob die Personen der IG bereits ambulant oder stationär explizit wegen ihrer Suchterkrankung behandelt wurden. Sowohl bei der IG als auch bei der KG gaben, wie der Abb. 4.2 zu entnehmen ist, mehr als die Hälfte an, noch nicht ambulant oder stationär behandelt worden zu sein. Die Verteilung ist auch hier recht ähnlich. Dies bestätigt auch der $\chi^2$-Test, der keinen signifikanten Unterschied zwischen den beiden Gruppen ($\chi^2$ (1) = 0,19, p = 0,38) finden konnte.

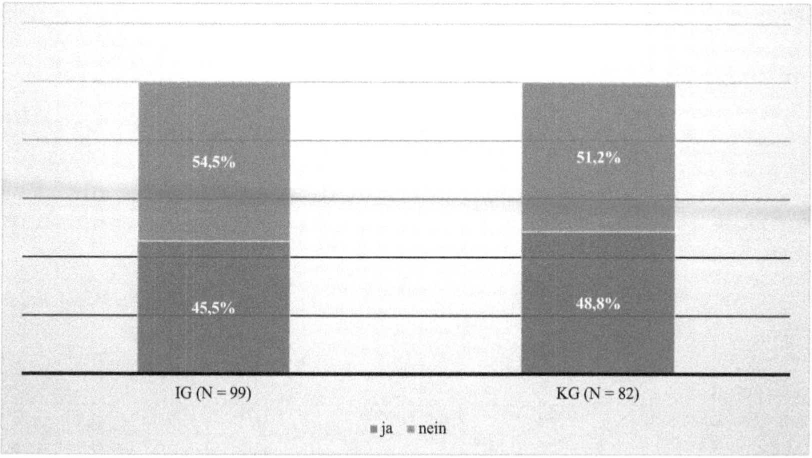


**Abb. 4.2** Vergleich der bereits stattgefundenen Behandlungen zwischen IG und KG zu t1. (Eigene Abbildung)

Um die Verfassung der Gesundheit noch besser bestimmen zu können als nur über Arztbesuche und bereits stattgefundene Behandlungen, wird ein weiteres Messinstrument, der HEALTH-49 aus der Fragebogenerhebung, ausgewertet. Dies ist, wie im Methodenteil bereits beschrieben, ähnlich wie der IMET-Bogen, ein Selbstbeurteilungsinstrument zur multidimensionalen Erfassung der psychosozialen Gesundheit. Der Wertebereich dieser einzelnen Skalen liegt immer zwischen 0 und 4 Skalenpunkten.

Die einzelnen Ergebnisse sind in der nachfolgenden Tab. 4.13 detailliert aufgezeigt. Bereits bei der ersten Kategorie „somatoforme Beschwerden" gibt es einen signifikanten Unterschied. Die IG (M = 1,49; SD = 1,02) weist demnach zu t1 signifikant (t (186) = – 3,60, p < 0,001) mehr somatoforme Beschwerden auf als die KG (M = 1,01; SD = 0,81). Auch hinsichtlich der nächsten Skala des HEALTH-49 Fragebogens, der „Depressivität", hat die IG (M = 2,08; SD = 1,14) einen signifikanten höheren Wert (t (186) = – 3,45, p < 0,001) als die KG (M = 1,52; SD = 1,06). Da die IG bei diesen beiden Skalen signifikant höhere Werte aufzeigt, ist es erwartbar, dass IG (M = 1,48; SD = 0,79) auch bei dem Gesamtscore der „psychischen und somatoformen Beschwerden", der sich u. a. aus den beiden vorigen Skalen zusammensetzt, einen signifikant höheren Wert (t (186) = – 3,89, p < 0,001) als die KG (M = 1,04; SD = 0,74) aufzeigt. Zudem ist es nach diesen Ergebnissen nicht verwunderlich, dass die IG (M = 1,33; SD = 0,73) gegenüber der

**Tab. 4.13** Vergleich der HEALTH-49 Skalen zwischen IG und KG zu t1

| | IG | | KG | | | | 95 % KI | | |
|---|---|---|---|---|---|---|---|---|---|
| HEALTH-49 Skalen | M | SD | M | SD | t-Wert | p | UG | OG | d |
| Somatoforme Beschwerden | 1,49 | 1,02 | 1,01 | 0,81 | – 3,60 | < 0,001 | – 0,75 | – 0,22 | 0,92 |
| Depressivität | 2,08 | 1,14 | 1,52 | 1,06 | – 3,45 | < 0,001 | – 0,87 | – 0,23 | 1,11 |
| Phobische Ängste | 0,73 | 0,83 | 0,51 | 1,08 | – 1,57 | 0,11 | – 0,51 | 0,05 | |
| Psychische & somatoforme Beschwerden | 1,48 | 0,79 | 1,04 | 0,74 | – 3,89 | < 0,001 | – 0,66 | – 0,21 | 0,77 |
| Psychisches Wohlbefinden | 1,33 | 0,73 | 1,80 | 0,87 | 3,94 | < 0,001 | 0,23 | 0,70 | 0,80 |
| Interaktionelle Schwierigkeiten | 1,69 | 0,94 | 1,51 | 1,05 | – 1,24 | 0,21 | – 0,46 | 0,11 | |
| Selbstwirksamkeit | 1,77 | 0,97 | 2,03 | 0,97 | 1,78 | 0,07 | – 0,02 | 0,53 | 0,97 |
| Aktivität & Partizipation | 2,06 | 0,89 | 1,77 | 1,07 | – 2,05 | 0,04 | – 0,57 | – 0,01 | 0,98 |
| Soziale Belastung | 1,68 | 0,82 | 1,58 | 0,84 | – 0,78 | 0,43 | – 0,33 | 0,14 | |
| Soziale Unterstützung | 2,19 | 1,11 | 2,45 | 0,94 | 1,74 | 0,08 | – 0,03 | 0,56 | 0,83 |

KG (M = 1,80; SD = 0,87) einen signifikant geringeren Wert (t (186) = – 3,94, p < 0,001) bei dem „psychischen Wohlbefinden“ angibt.

Weitere signifikante Unterschiede gibt es in den Kategorien „Selbstwirksamkeit“ sowie „soziale Unterstützung“. Auch bei diesen Skalen gaben die IG-Teilnehmenden niedrigere Werte an, was sich darin äußert, dass sie sich signifikant weniger selbstwirksam empfanden, und weniger soziale Unterstützung erfuhren als die Teilnehmenden der KG. Das Cohen’s d weist bei diesen Unterschieden sogar auf große Effekte hin.

Bei der Kategorie „Aktivität & Partizipation“ weist die IG (M = 2,06; SD = 0,89) hingegen im Vergleich zur KG (M = 1,77; SD = 1,07) einen statistisch signifikanten höheren Mittelwert (t (186) = −2,05, p = 0,04) auf. Dies bedeutet aber in diesen Zusammenhang, dass sich die IG beeinträchtigter als die KG bei Aktivitäten fühlt. Das Cohen’s d mit 0,98 weist zudem auf einen starken Effekt hin.

Lediglich auf den Skalen „phobische Ängste“, „interaktionelle Schwierigkeiten“ und „soziale Belastung“ gibt es keine signifikanten Unterschiede zwischen den beiden Gruppen. Daraus lässt sich schließen, dass die IG, laut Selbstbeurteilung, in vielen Punkten eine schlechtere psychosoziale Gesundheit aufwies als die KG.

Im Zusammenhang mit diesen Ergebnissen kann auch die zuvor beschriebene Analyse der IMET-Skala besser eingestuft werden, da auch hier der Punkt „Aktivität & Partizipation“ abgefragt wurde und die IG einen schlechteren Wert aufweist. So kann es durchaus sein, dass die IG bzgl. der beruflichen Teilhabe keine signifikanten Unterschiede zur KG aufweist, aber die anderen Punkte der IMET-Skala, die sich primär auf die soziale Teilhabe beziehen, den signifikanten Unterschied produzieren.

Zusammenfassend kann festgehalten werden, dass das Ziel der frühzeitigen Ermittlung nicht erreicht wurde. Die IG Teilnehmenden sind weder statistisch signifikant jünger noch haben sie eine statistisch signifikant kürzere Krankheitsdauer im Vergleich zur KG.

Auch bei der weitergefassten Analyse, lassen sich zunächst keine signifikanten Unterschiede hinsichtlich der AU-Zeiten, Erwerbssituation, bereits in Anspruch genommenen Behandlungen und Anzahl der Arztbesuche feststellen. Signifikante Unterschiede gab es aber bzgl. der IMET-Skala und dem HEALTH-49 Bogen. Dort gab die IG sowohl eine höhere Beeinträchtigung bei der sozialen und beruflichen Teilhabe als auch bei den meisten Skalen eine schlechtere psychosoziale Gesundheit an. Interessant an der Analyse ist, dass objektiv gesehen beide Gruppen gleich gut in den Arbeitsmarkt integriert und gesundheitlich aufgestellt waren. Subjektiv gesehen gibt die IG aber deutlich schlechtere Werte an.

Somit hat SEMRES eine zwar objektiv gesehen ähnliche Gruppe erreicht, doch subjektiv gesehen hat die IG ein deutlich anderes Profil als die KG.

### 4.1.3 Überprüfung des Sucht-Rehakompasses

Ein weiterer wesentlicher Aspekt der Evaluation bestand darin, zu bestimmen welchen Einfluss der SRK auf die Teilnehmenden in Bezug auf Reha hatte. Die zweitägige Schnupper-Reha hatte explizit das Ziel, durch Abbau von Ängsten und Stigmata sowie der Vermittlung wichtiger Informationen zum Thema Sucht und der Auseinandersetzung mit der eigenen Situation, die Reha-Motivation zu verstärken. Außerdem sollte durch die gezielte Unterstützung während des SRK der Übergang in eine Reha-Maßnahme erleichtert werden.

**Reha-Motivation**

Um das erste Ziel, die gesteigerte Reha-Motivation, zu erfassen wurde der *Patientenfragebogen zur Erfassung der Reha-Motivation* (PAREMO-Bogen) in den Fragebogen zu t2 integriert. Damit werden unterschiedliche Aspekte der Reha-Motivation abgefragt, wie der „seelische Leidensdruck“ mit minimal 3 und maximal 12 Skalenpunkten, die „körperliche Einschränkung“ mit minimal 4 und maximal 16 Skalenpunkten, die „soziale Unterstützung“ mit minimal 4 und maximal

**Tab. 4.14** Vergleich der PAREMO-Skalen zwischen IG und KG zu t2

| | IG | | KG | | | | 95 % KI | | |
|---|---|---|---|---|---|---|---|---|---|
| PAREMO Skalen | M | SD | M | SD | t-Werte | p | UG | OG | d |
| Seelischer Leidendruck | 8,71 | 2,43 | 7,82 | 2,41 | − 2,33 | 0,01 | − 1,63 | − 0,13 | 0,47 |
| Körperbedingte Einschränkungen | 8,68 | 3,91 | 7,95 | 3,72 | − 1,24 | 0,11 | − 1,91 | 0,43 | |
| Soziale Unterstützung | 6,84 | 2,11 | 7,19 | 2,28 | 1,01 | 0,15 | − 0,33 | 1,04 | |
| Änderungsbereitschaft | 7,21 | 3,04 | 7,32 | 1,02 | 0,39 | 0,34 | − 0,48 | 0,72 | |
| Informationsstand | 9,33 | 1,93 | 9,41 | 1,79 | 0,32 | 0,38 | − 0,49 | 0,66 | |
| Skepsis | 4,19 | 1,61 | 4,04 | 1,71 | − 0,55 | 0,29 | − 0,66 | 0,37 | |

16, die „Änderungsbereitschaft" mit minimal 3 und maximal 12 Skalenpunkten, der „Informationsstand" mit minimal 4 und maximal 16 und die „Skepsis" mit minimal 3 und maximal 12 Skalenpunkten.

Mit Hilfe mehrerer t-Testes wurde überprüft, ob es Mittelwertunterschiede zwischen der IG und KG bzgl. der einzelnen Skalen des PAREMO-Bogens gibt. Die Ergebnisse sind in Tab. 4.14 dargestellt. Lediglich auf einer Skala, dem „seelischen Leidensdruck", unterschieden sich die IG und KG signifikant voneinander ($t(179) = -2{,}33$, $p = 0{,}01$). Diesbezüglich weist die IG ($M = 8{,}71$; $SD = 2{,}43$) einen signifikant höheren seelischen Leidensdruck auf als die KG ($M = 7{,}82$; $SD = 2{,}41$). Auf allen weiteren Skalen des PAREMO-Bogens gibt es keine signifikanten Unterschiede zwischen der IG und KG.

Da weder signifikante Unterschiede bzgl. des Informationsstandes, der Änderungsbereitschaft und der Skepsis vorhanden waren, lässt sich schlussfolgern, dass sowohl die regulären Fachstellen als auch der SRK gleich gut auf eine Reha vorbereitet haben.

Zudem steht das signifikante Ergebnis bzgl. des seelischen Leidensdruck im Trend der zuvor angestellten Analyse in der festgestellt wurde, dass die IG in Bezug auf die psychosoziale Gesundheit (HEALTH-49) signifikant schlechtere Werte hatte.

### Übergang in Reha

Ein weiteres Ziel des SRK war es, im Vergleich zur herkömmlichen Suchthilfe, den Zugang in eine Reha zu erleichtern und damit die Zugangszahlen zu erhöhen. Dieses Ziel wurde mit Hilfe von Chi-Quadrat Tests überprüft. Dabei lag der Fokus darauf zu analysieren, ob sich die IG und KG hinsichtlich der weiterführenden Behandlungen nach dem SRK bzw. dem letzten Besuch in einer Fachstelle Sucht, zu t3 unterschieden. Die einzelnen Variablen wurden dichotom erhoben, d. h. „statio-

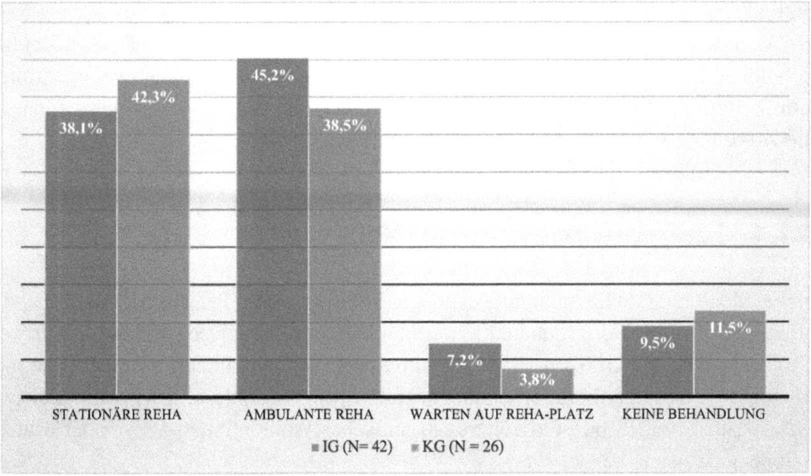


**Abb. 4.3** Vergleich der weiterführenden Behandlungen zwischen IG und KG zu t3. (Eigene Abbildung)

näre Reha" ja/nein, „ambulante Reha" ja/nein, „warten auf Reha-Platz" ja/nein und „keine Behandlung" ja/nein.

In Abb. 4.3 sind die Übergänge für beide Gruppen grafisch dargestellt. Es bestanden, wie zu sehen ist, lediglich kleine Unterschiede zwischen den jeweiligen Gruppen.

So sind mit 42,3 % anteilig mehr Personen der KG in eine stationäre Reha gegangen. Auch wenn der Anteil der IG im Vergleich mit 38,1 % kleiner war, ist dieser Unterschied statistisch nicht signifikant ($\chi^2$ (1) = 0,11, p = 0,81). In der nächsten Kategorie, der ambulanten Reha, sind mit 45,2 % im Vergleich zur KG mit 38,5 % anteilig mehr Teilnehmende der IG vertreten. Aber auch diese Differenz ist laut Chi-Quadrat Test nicht signifikant ($\chi^2$ (1) = 0,30, p = 0,62). Auch bei den beiden nächsten Kategorien „warten auf Reha" und „keine Behandlung", waren die Gruppenunterschiede nicht signifikant ($\chi^2$ (1) = 0,31, p = 0,50; $\chi^2$ (1) = 0,07, p = 0,54).

Insgesamt lässt sich anhand dieser Ergebnisse erkennen, dass die IG im Vergleich zur KG weder eine höhere Reha-Motivation aufwies, noch dass sie eine höhere Zugangsquote in eine anschließende ambulante oder stationäre Reha hatte.

Wenn man diese Übergänge aber mit der von der NLS veröffentlichten Suchthilfestatistik vergleicht, in der rund ein Drittel aller Fälle in die stationäre Rehabilitation vermittelt werden (Bund: 38,8 %) und rund 18 % in die ambulante Rehabilitation (Bund: 11,2 %) (Niedersächsische Landesstelle für Suchtfragen e.V., 2024), liegt der Anteil sowohl der KG als auch der IG im ambulanten Bereich deutlich höher. Ein möglicher Grund für diese Abweichung kann die positive Selektion zum Zeitpunkt t3 sein. Dementsprechend konnte nicht nachgewiesen werden, dass die zuvor beschriebenen Ziele des SRK erfüllt wurden.

### 4.1.4 Langzeitwirkung von SEMRES

Neben den bereits untersuchten Zielen des SRK, hatte das Projekt SEMRES ganz allgemein zum Ziel, die suchtbedingten AU-Zeiten zu reduzieren und die Erwerbstätigkeitsquote zu erhöhen. Zudem sollten die Teilnehmenden weniger Beeinträchtigungen bei der beruflichen und sozialen Teilhabe spüren, sowie eine höhere Lebenszufriedenheit und ein höheres psychisches Wohlbefinden als vor der Maßnahme aufweisen.

Diese langfristige Wirkung wird im Folgenden zunächst isoliert für die IG untersucht. Anschließend wird im direkten Vergleich mit der KG geprüft, ob die IG zum letzten Befragungszeitpunkt eine höhere Abnahme in der Teilhabebeeinträchtigung, einen höheren Anstieg im psychischen Wohlbefinden sowie eine gesteigerte Lebenszufriedenheit aufweist und ob sie prozentual häufiger abstinent ist.

**Langzeitwirkung bei der IG**

**Erwerbstätigkeit und AU-Zeiten**

Im ersten Schritt der isolierten Betrachtung der IG wird kontrolliert, ob es eine Veränderung der AU-Meldungen zwischen t1 und t3 gab, d. h. ob in der IG zum späteren Messzeitpunkt weniger Personen arbeitsunfähig gemeldet waren. Dafür wird ein McNemar-Test durchgeführt. Wie in Abb. 4.4 zu sehen ist, sind zu t3 weniger Personen der IG arbeitsunfähig gemeldet als zum ersten Messzeitpunkt t1. Der McNemar-Test zeigt aber, dass diese Veränderung, von über 10 Prozentpunkten nicht signifikant ist ($p = 0{,}45$).

Nachdem dargestellt wurde, dass sich die Arbeitsunfähigkeitsmeldungen statistisch nicht verändert haben, wird überprüft, ob sich die Erwerbssituation der IG verbessert hat. Dazu wird ein Bowker-Test angewendet, der Veränderung eines mehrkategoriellen Merkmals über die Zeit überprüft. Wie in der Tab. 4.15 zu sehen ist, gibt es leichte Veränderungen in den jeweiligen Merkmalsausprägungen, so sind zu t3 weniger Personen der IG Vollzeit beschäftigt, dafür mehr in Teilzeit. Zudem ist eine Person über den Zeitraum erwerbslos geworden. Diese Veränderungen sind aber nach dem Bowker-Test nicht signifikant ($p = 0{,}34$).

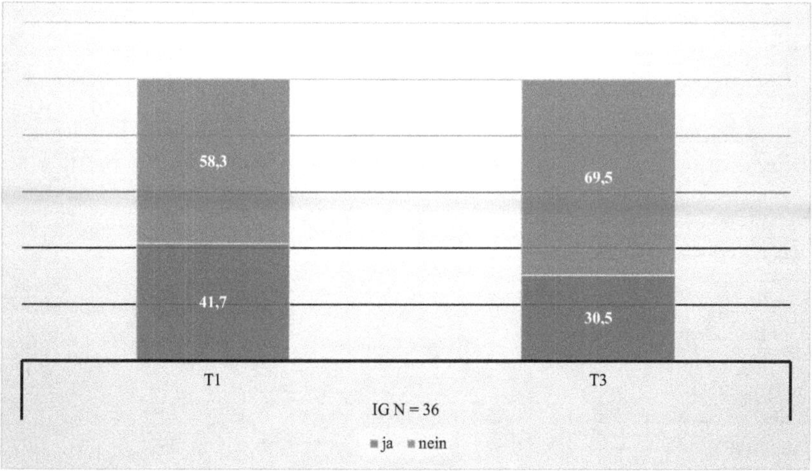


**Abb. 4.4** Vergleich der AU-Meldungen der IG zwischen t1 und t3. (Eigene Abbildung)

**Tab. 4.15** Vergleich der Erwerbssituation der IG zwischen t1 und t3

| | t1 | | t3 | | |
|---|---|---|---|---|---|
| Erwerbssituation | n | % | n | % | p |
| Vollzeit | 21 | 61,76 | 18 | 52,94 | |
| Teilzeit | 4 | 11,76 | 5 | 14,71 | |
| Teilzeit (max. 15Std.) | 1 | 2,94 | 1 | 2,94 | |
| Erwerbslos | 7 | 20,58 | 8 | 23,52 | |
| Sonstige | 1 | 2,94 | 2 | 5,88 | |
| **Bowker-Test** | | | | | 0,34 |

## Psychosoziale Gesundheit

Nach den objektiven Faktoren, den AU-Meldungen und der Beschäftigungssituation wurde im nächsten Schritt die subjektive Bewertung der psychosozialen Gesundheit analysiert. Um die subjektive Verbesserung der psychosozialen Gesundheit zu erfassen, wurden die Skalen des HEALTH-49 Fragebogen zu t1 und t3 ausgewertet. Wie in Tab. 4.16 abgebildet, gibt es bei 9 von 10 Skalen signifikante Verbesserungen zwischen dem ersten Erhebungszeitpunkt t1 und dem letzten Befragungszeitpunkt t3. Zudem zeigte das Cohen's d, dass es sich bei den meisten dieser Verbesserungen auch um starke Effekte handelt. Lediglich bei der Skala „soziale Unterstützung" gab es keine signifikante Veränderung ($t(35) = 0,23$, $p = 0,51$) über die Zeit. Insgesamt weist die IG zu t3 also eine signifikant bessere psychosoziale Gesundheit auf.

**Tab. 4.16** Vergleich der HEALTH-49 Skalen der IG zwischen t1 und t3

| | t1 | | t3 | | | | 95 % KI | | |
|---|---|---|---|---|---|---|---|---|---|
| HEALTH-49 Skalen | M | SD | M | SD | t-Wert | p | UG | OG | d |
| Somatoforme Beschwerden | 1,45 | 0,98 | 0,76 | 0,65 | 4,95 | < 0,001 | 0,41 | 0,97 | 0,82 |
| Depressivität | 2,16 | 1,25 | 1,01 | 0,98 | 6,38 | < 0,001 | 0,77 | 1,51 | 1,06 |
| Phobische Ängste | 0,70 | 0,83 | 0,31 | 0,57 | 3,34 | 0,002 | 0,15 | 0,62 | 0,55 |
| Psychische & somatoforme Beschwerden | 1,48 | 0,76 | 0,71 | 0,61 | 6,60 | < 0,001 | 0,53 | 1,01 | 1,07 |
| Psychisches Wohlbefinden | 1,32 | 0,57 | 2,17 | 0,89 | – 5,96 | < 0,001 | – 1,13 | – 0,55 | 0,99 |
| Interaktionelle Schwierigkeiten | 1,61 | 0,93 | 0,88 | 0,69 | 4,24 | < 0,001 | 0,37 | 1,07 | 0,71 |
| Selbstwirksamkeit | 1,83 | 0,95 | 2,92 | 1,65 | – 3,43 | 0,002 | – 1,72 | – 0,44 | 0,57 |
| Aktivität & Partizipation | 2,02 | 0,82 | 1,02 | 0,71 | 6,51 | < 0,001 | 0,68 | 1,31 | 1,07 |
| Soziale Belastung | 1,69 | 0,83 | 1,09 | 0,83 | 4,98 | < 0,001 | 0,35 | 0,84 | 0,83 |
| Soziale Unterstützung | 2,33 | 1,06 | 2,44 | 1,11 | 0,23 | 0,51 | – 0,46 | 0,23 | |

**Berufliche und soziale Teilhabe**

Um die subjektive Bewertung der beruflichen und sozialen Teilhabe der IG zwischen t1 und t3 zu untersuchen wurde die IMET-Skala verwendet, die, wie bereits beschrieben im Fragebogen zu t1, auch im Fragebogen zu t3 angewandt wurde. Dadurch können mögliche Veränderungen erfasst werden. In Abb. 4.5 ist zu erkennen, dass der Mittelwert deutlich kleiner wird, was auf eine geringere Beeinträchtigung bei der sozialen und beruflichen Teilhabe hindeutet. Bei einem t-Test zeigte sich, dass der Mittelwert der IG zu t1 (M = 37,78; SD = 17,69) signifikant (t (27) = 5,95, p < 0,001) größer als zu t3 (M = 17,03; SD = 13,51) war. Damit nimmt der IMET-Score ab, was bedeutet, dass die IG zu t3 bei der sozialen und beruflichen Teilhabe signifikant weniger beeinträchtig war als noch zu t1. Das Cohen's d liegt bei 1,12, was zusätzlich auf einen großen Effekt hinweist.

**Allgemeine Lebenszufriedenheit**

Abseits der konkret zu benennenden Aspekte, wie der psychosozialen Gesundheit oder der Erwerbssituation, lag das Interesse auch darauf, ob die Teilnehmenden zum Messzeitpunkt t3 eine insgesamt bessere Lebenszufriedenheit angaben. Dazu wurde, wie im Methodenteil bereits beschrieben, auf die Single-Item-Skala zur Erfassung der allgemeinen Lebenszufriedenheit, der Kurzskala L-1, zurückgegriffen.

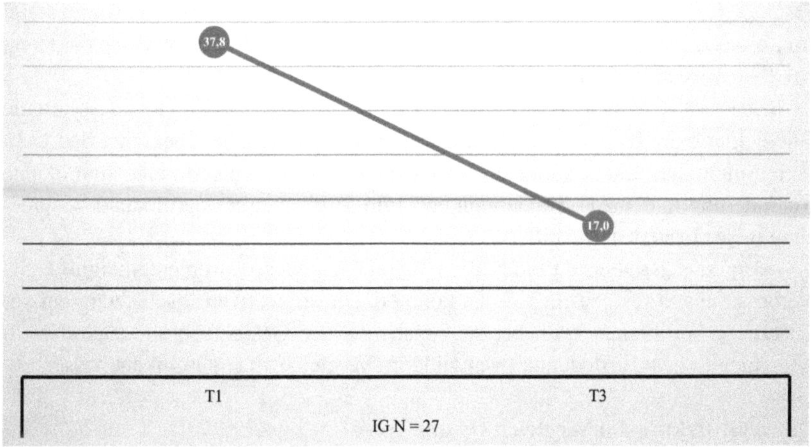


**Abb. 4.5** Verlauf des IMET-Scores der IG zwischen t1 und t3. (Eigene Abbildung)

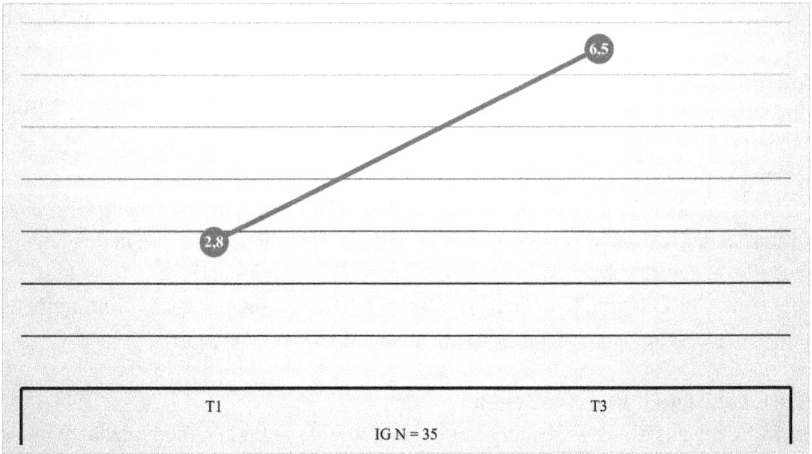


**Abb. 4.6** Verlauf der Lebenszufriedenheit der IG zwischen t1 und t3. (Eigene Abbildung)

Diese umfasst eine 11-stufige Ratingskala mit den Endpolen „überhaupt nicht zufrieden" (0) bis „völlig zufrieden" (10). Wie in Abb. 4.6 dargestellt, steigt die Lebenszufriedenheit der IG deutlich an. Bei einem anschließenden t-Test zeigte sich, dass der Mittelwert der IG zu t1 (M = 2,83; SD = 2,35) signifikant (t

(34) = – 6,59, $p < 0{,}001$) kleiner als zu t3 (M = 6,46; SD = 2,16) war. Damit steigt im Zeitverlauf die subjektive Lebenszufriedenheit signifikant, das Cohen's d liegt bei 1,11, was außerdem auf einen großen Effekt hinweist.

Insgesamt zeigt sich in diesem Unterkapitel, welches zum Ziel hatte, isoliert die Entwicklung der IG von t1 zu t3 zu analysieren, dass sich die objektiven Begebenheiten nicht signifikant verändert haben. So gab es zum einen keine signifikante Veränderung in den AU-Meldungen und zum anderen keine signifikante Veränderung in der Erwerbstätigkeit.

Interessant ist aber, dass bei allen subjektiven Messinstrumenten signifikante Verbesserungen festgestellt werden konnten. Die subjektive Einschätzung der sozialen und beruflichen Teilhabe, der psychosozialen Gesundheit und auch der allgemeinen Lebenszufriedenheit war zu t3 im Vergleich zu t1 signifikant besser.

**Langzeitwirkung im Vergleich IG und KG**

Für den Vergleich zwischen den Gruppen werden die Faktoren/Parameter Abstinenz, Erwerbstätigkeit und AU-Zeiten, sowie die verschiedenen Skalen zur Ermittlung der psychosozialen Gesundheit, der beruflichen und sozialen Teilhabe sowie die allgemeine Lebenszufriedenheit, die zu t1 und t3 erhoben wurden, herangezogen.

**Abstinenz**

Zunächst wird überprüft, ob die IG zu t3 prozentual häufiger in den letzten sechs Monaten durchgehend abstinent war als die KG, wofür ein Chi-Quadrat Test gerechnet wurde.

Wie in Abb. 4.7 zu sehen ist, gibt es Differenzen zwischen den beiden Gruppen, so sind in der KG im Vergleich zur IG prozentual mehr Personen, die in den letzten sechs Monaten durchgehend abstinent waren. Dieser beobachtete Unterschied ist aber nach Chi-Quadrat Test nicht signifikant ($\chi^2$ (1) = 2,46, p = 0,13). Somit gibt es statistisch gesehen keine Unterschiede hinsichtlich der Abstinenz.

**Erwerbstätigkeit und AU-Zeiten**

Da in Bezug auf die Erwerbstätigkeit in einigen Ausprägungen die Fallzahlen unter fünf liegen, wird ein exakter Test nach Fisher durchgeführt. In der Tab. 4.17 sind zwar wieder leichte Unterschiede zwischen den Gruppen zu erkennen, doch sind diese statistisch nicht signifikant (p = 0,69).

Auch bzgl. der Meldungen der Arbeitsunfähigkeit sind in einigen Ausprägungen die Fallzahlen unter fünf, daher wird erneut ein exakter Test nach Fisher berechnet. Ähnlich wie schon zuvor bei der Erwerbssituation oder der Abstinenz, gibt es keine statistisch signifikanten Unterschiede zwischen IG und KG (p = 0,14), siehe Tab. 4.18.

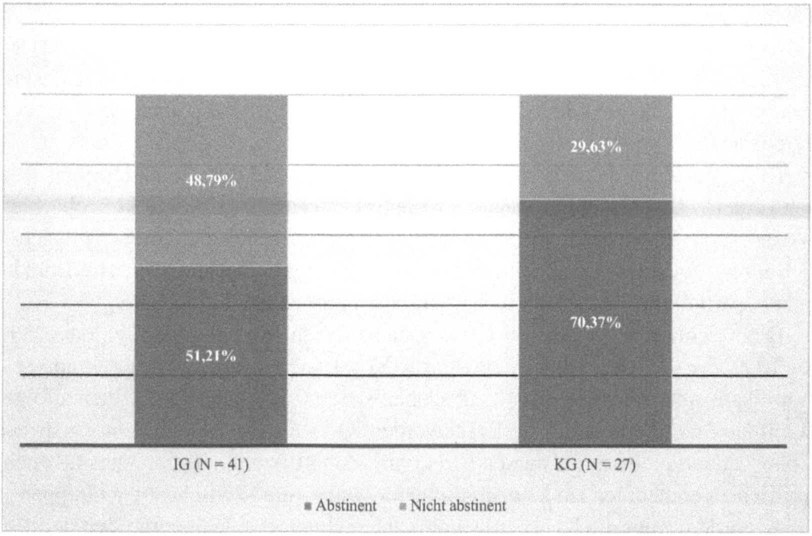


**Abb. 4.7** Vergleich der Abstinenz der IG und KG zu t3. (Eigene Abbildung)

**Tab. 4.17** Vergleich der Erwerbssituation der IG und KG zu t3

| | IG | | KG | | |
|---|---|---|---|---|---|
| Erwerbssituation | n | % | n | % | p |
| Vollzeit | 20 | 45,45 | 13 | 50,00 | |
| Teilzeit | 8 | 18,18 | 3 | 11,54 | |
| Teilzeit (max. 15Std.) | 2 | 4,55 | 1 | 3,85 | |
| Erwerbslos | 12 | 27,27 | 6 | 23,07 | |
| Sonstige | 2 | 4,55 | 3 | 11,54 | |
| **Exakter Test nach Fisher** | | | | | 0,69 |

**Tab. 4.18** Vergleich der AU-Meldungen der IG und KG zu t3

| | IG | | KG | | |
|---|---|---|---|---|---|
| AU | n | % | n | % | p |
| ja | 13 | 28,89 | 3 | 11,53 | |
| nein | 32 | 71,11 | 23 | 88,46 | |
| **Exakter Test nach Fisher** | | | | | 0,14 |

**Psychosoziale Gesundheit**

Um überprüfen zu können, ob sich die IG, im Gegensatz zur KG, über die Zeit stärker hinsichtlich der psychosozialen Gesundheit (HEALTH-49) verbessert hat, werden für die einzelnen Skalen des HEALTH-49 Bogens jeweils gemischte ANOVAs gerechnet.

Die erste Skala des HEALTH-49 Fragebogen ist die der „somatoformen Beschwerden". Diesbezüglich konnte ein signifikanter Interaktionseffekt beobachtet werden (F (1,55) = 6,22, p = 0,01). Demnach verändern sich die Gruppen hinsichtlich ihrer somatoformen Beschwerden unterschiedlich über die Zeit. Die Effektstärke, partielles $\eta^2$ beträgt 0,10, was auf einen großen Effekt hindeutet.

Die anschließenden paarweisen Vergleiche haben außerdem gezeigt, dass sich die KG (M = 0,89; SD = 0,53) von der IG (M = 1,45; SD = 0,98) zum Zeitpunkt t1 signifikant unterscheidet (p = 0,02, Cohen's d = 0,52). Die IG hat demzufolge signifikant mehr somatoforme Beschwerden zu t1 als die KG. Zudem weist das Cohen's d auf einen mittelstarken Effekt hin. Zu t3 besteht, wie der Abb. 4.8 auch grafisch zu entnehmen ist, kein signifikanter Unterschied zwischen den Gruppen.

Außerdem zeigt die KG keine signifikanten Unterschiede über die Zeit, jedoch die IG. Es sind signifikante Unterschiede der IG zwischen Zeitpunkt t1 (M = 1,45; SD = 0,98) und Zeitpunkt t3 (M = 0,76; SD = 0,65) beobachtbar (p < 0,001, Co-

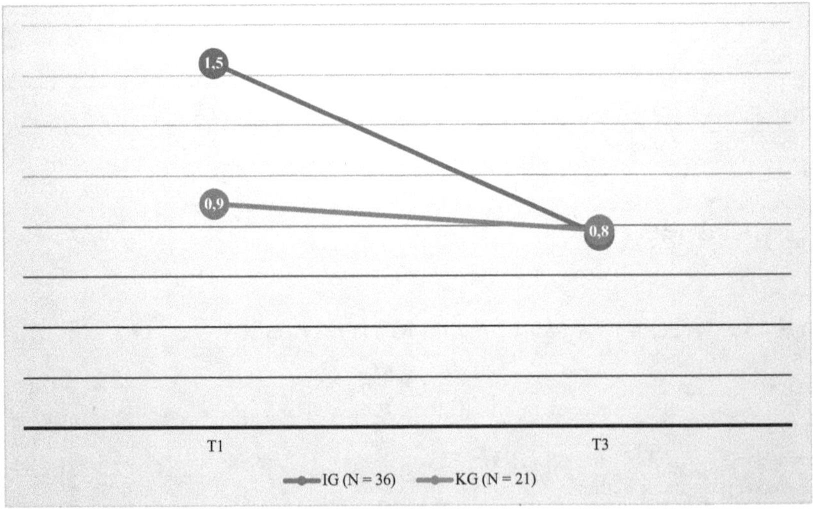


**Abb. 4.8** Verlauf der somatoformen Beschwerden der IG und KG zwischen t1 und t3. (Eigene Abbildung)

hen's d = 0,82). Somit nehmen die somatoformen Beschwerden für die IG über die Zeit signifikant ab. Das Cohen's d weist diesbezüglich auf einen starken Effekt hin.

Bei der gemischten ANOVA in Bezug auf die HEALTH-49-Skala „Depressivität" zeigt sich erneut ein signifikanter Interaktionseffekt (F (1,55) = 5,65, p = 0,02). Es besteht also ein Unterschied zwischen den Gruppen über die Zeit. Das partielle $\eta^2$ beträgt 0,41 und deutet damit auf einen starken Effekt hin.

Der paarweise Vergleich zeigt zudem, dass sich die KG (M = 1,19; SD = 0,94) von der IG (M = 2,16; SD = 1,25) zum Zeitpunkt t1 signifikant unterscheidet (p = 0,004, Cohen's d = 0,61). Die IG hat demzufolge eine signifikant höhere Depressivität zu t1 als die KG. Zu t3 besteht aber kein signifikanter Unterschied mehr zwischen den beiden Gruppen.

Des Weiteren sind signifikante Unterschiede der IG zwischen Zeitpunkt t1 (M = 2,16; SD = 1,25) und Zeitpunkt t3 (M = 1,01; SD = 0,98) beobachtbar (p < 0,001, Cohen's d = 0,79). Auch die KG zeigte zu t1 (M = 1,19; SD = 0,94), wie in Abb. 4.9 zu sehen ist, signifikant (p = 0,02, Cohen's d = 0,55) höhere Werte als zu t3 (M = 0,69; SD = 0,75). Während der Effekt bei der KG, nach Cohen eher mittelstark ist, ist der Effekt bei der IG mit 0,79 in einem starken Bereich.

Auch bei der darauffolgenden gemischten ANOVA, mit der Variable „phobische Ängste" zeigt sich ein weiterer signifikanter Interaktionseffekt (F (1,55) = 4,35, p = 0,04). Das partielle $\eta^2$ beträgt 0,07. Somit verändern sich die Gruppen zwischen t1 und t3, wie auch in Abb. 4.10 gut zu sehen ist, unterschiedlich stark. Das partielle $\eta^2$ weist auf einen mittelstarken Effekt hin.

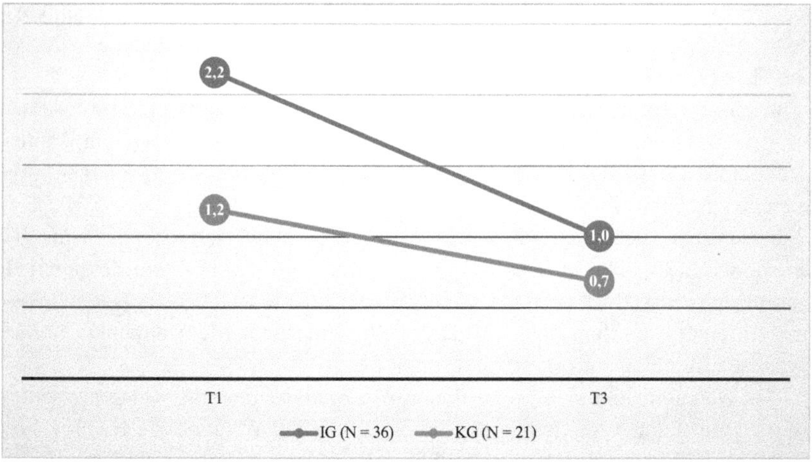


**Abb. 4.9** Verlauf der Depressivität der IG und KG zwischen t1 und t3. (Eigene Abbildung)

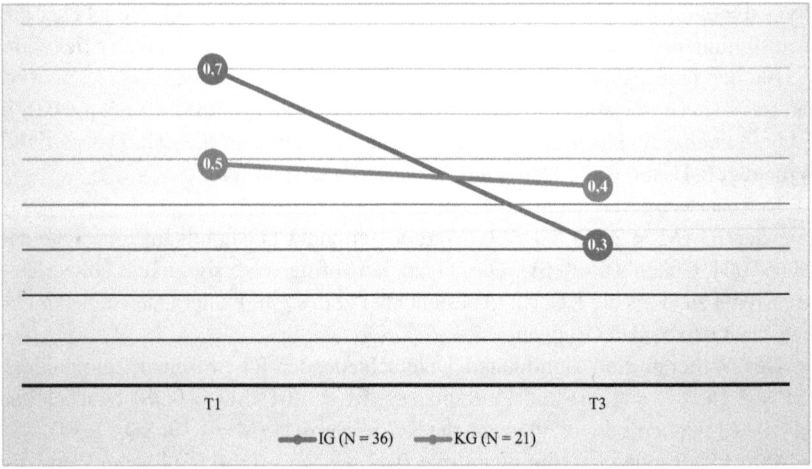


**Abb. 4.10** Verlauf der phobischen Ängste der IG und KG zwischen t1 und t3. (Eigene Abbildung)

Der anschließende paarweise Vergleich zeigt außerdem, dass sich die KG von der IG zu keinem Zeitpunkt signifikant unterscheidet (t1: p = 0,34; t2: p = 0,43). Damit haben IG und KG zu beiden Messzeitpunkten keine statistisch unterschiedlichen Scores bei der Skala „phobische Ängste". Die KG hat zudem keine signifikanten Unterschiede über die Zeit. Die IG jedoch zeigt signifikante Unterschiede (p < 0,001) zwischen Zeitpunkt t1 (M = 0,70; SD = 0,83) und Zeitpunkt t3 (M = 0,31; SD = 0,57). Dieser Effekt ist aber mit einem Cohen's d von 0,42 lediglich klein bis mittelstark.

In der gemischten ANOVA in welcher der „Gesamtwert für psychische & somatoforme Beschwerden" als Variable mit einfließt, gibt es einen signifikanten Interaktionseffekt (F (1,55) = 9,22, p = 0,04) mit einem partiellen $\eta^2$ von 0,14, was auf einen großen Effekt hindeutet.

In den anschließenden paarweisen Vergleichen zeigt sich, dass sich die IG (M = 1,48; SD = 0,76) und die KG (M = 0,88; SD = 0,58) nur zum Zeitpunkt t1 signifikant (p = 0,003, Cohen's d = 0,44) voneinander unterscheiden. Damit bestehen, wie auch grafisch in Abb. 4.11 dargestellt, zum letzten Messzeitpunkt t3 keine statistisch signifikanten Unterschiede mehr.

Des Weiteren zeigt sich in der Follow-Up-Analyse, dass die KG keine statistisch signifikanten Veränderungen über die Zeit hatte. Während die IG hingegen zwischen Zeitpunkt t1 (M = 1,48; SD = 0,76) und Zeitpunkt t3 (M = 0,71;

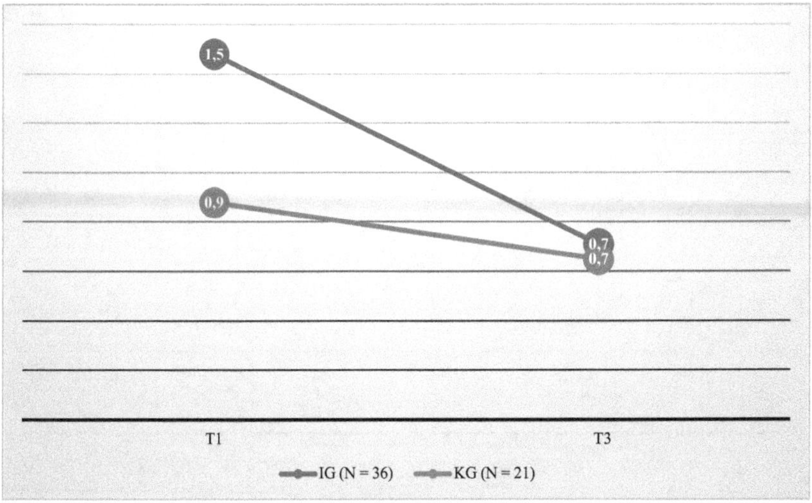


**Abb. 4.11** Verlauf vom Gesamtwert der psychischen & somatischen Beschwerden der IG und KG zwischen t1 und t3. (Eigene Abbildung)

SD = 0,60) signifikante Unterschiede (p < 0,001, Cohen's d = 0,53) zeigte. Damit sinken die psychischen und somatoformen Beschwerden für die IG zwischen der ersten und letzten Befragung. Außerdem zeigt das Cohen's d, dass es sich diesbezüglich um einen mittelstarken Effekt handelt.

Bei der darauffolgenden gemischten ANOVA in Bezug auf die HEALTH-49-Skala „psychisches Wohlbefinden" zeigt sich kein signifikanter Interaktionseffekt (F (1,55) = 3,41, p = 0,07). Es konnte auch kein signifikanter Zwischensubjekteffekt also ein Unterschied zwischen den Gruppen beobachtet werden (F (1,55) = 3,42, p = 0,07). Stattdessen gab es lediglich einen signifikanten Innersubjekteffekt, also ein Haupteffekt für die Zeit (F (1,55) = 22,34, p < 0,001) mit einem partiellen $\eta^2$ von 0,28, was auf einen großen Effekt hindeutet.

Paarweise Vergleiche zeigten signifikante Unterschiede (p < 0,001) für den Vergleich von Zeitpunkt t1 (M = 1,55; SD = 0,74) mit Zeitpunkt t3 (M = 2,22; SD = 0,99) mit einem Cohen's d von 0,70. Damit zeigt sich, wie in Abb. 4.12 dargestellt, dass das psychische Wohlbefinden gruppenunspezifisch über den Zeitraum besser eingeschätzt wird. Das Cohen's d weist zudem auf einen starken Effekt hin.

Die nächste Variable des HEALTH-49 Bogens ist die der „interaktionellen Schwierigkeiten". Auch hier wurde wieder eine gemischte ANOVA gerechnet, um

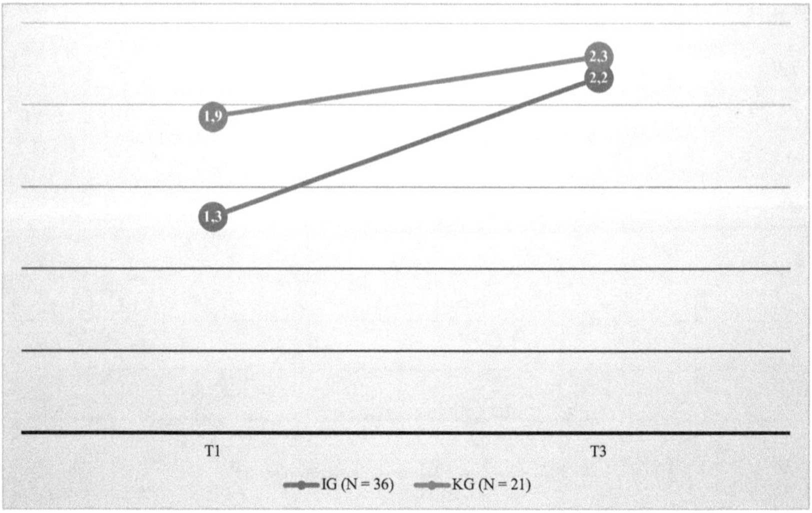


**Abb. 4.12** Verlauf des psychischen Wohlbefindens der IG und KG zwischen t1 und t3. (Eigene Abbildung)

zu überprüfen, ob sich die Werte der Gruppen unterschiedlich über die Zeit verändern. Diesbezüglich gab es aber keinen signifikanten Interaktionseffekt (F (1,55) = 0,58, p = 0,45). Das heißt die Gruppen veränderten sich nicht unterschiedlich (siehe Abb. 4.13). Auch gab es keinen signifikanten Zwischensubjekteffekt (F (1,55) = 0,71, p = 0,41). Es gab aber erneut einen Haupteffekt für die Zeit, einen signifikanten Innersubjekteffekt (F (1,55) = 22,13, p < 0,001) mit einem partiellen $\eta^2$ von 0,29. In der Follow-Up-Analyse gab es einen signifikanten Unterschied (p < 0,001) zwischen t1 (M = 1,51; SD = 0,91) und t3 (M = 0,86; SD = 0,71) mit einem Cohen's d von 0,67, was auf einen mittelstarken bis starken Effekt hindeutet. Somit lässt sich sagen, dass gruppenunspezifisch die interaktionellen Schwierigkeiten zum letzten Befragungszeitpunkt signifikant weniger werden.

Auch bei der „Selbstwirksamkeit", die im nächsten Schritt bei der gemischten ANOVA analysiert wurde, konnte kein Interaktionseffekt beobachtet werden (F (1,55) = 0,87, p = 0,35). Also gab es keine unterschiedlichen Veränderungen zwischen den Gruppen über die Zeit bzgl. der Selbstwirksamkeit. Wie in der Abb. 4.14 zu sehen ist, gab es zwischen den Gruppen kaum Unterschiede und auch statistisch gesehen gab es keinen signifikanten Zwischensubjekteffekt (F (1,55) = 0,02, p = 0,87). Dafür gab es aber einen signifikanten Innersubjekteffekt (F (1,55) = 12,44, p < 0,001) mit einem partiellen $\eta^2$ von 0,18, was auf einen starken Effekt hindeutet.

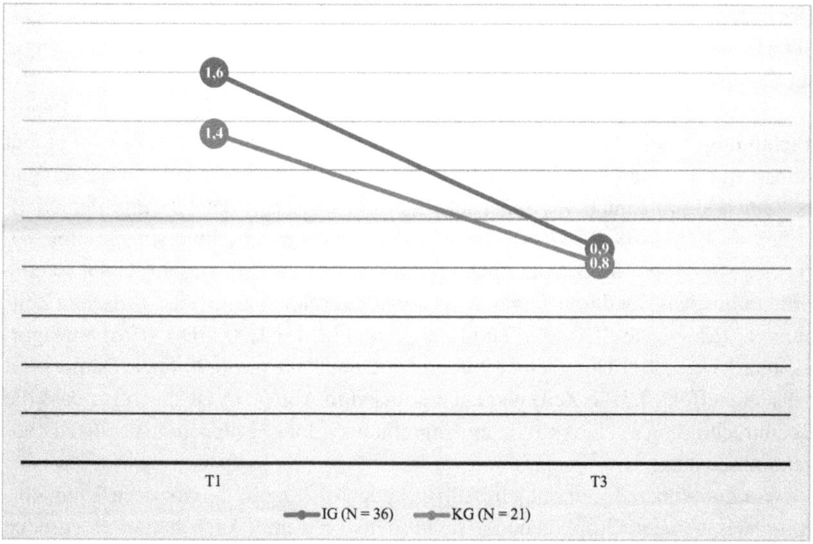


**Abb. 4.13** Verlauf der interaktionellen Schwierigkeiten der IG und KG zwischen t1 und t3. (Eigene Abbildung)

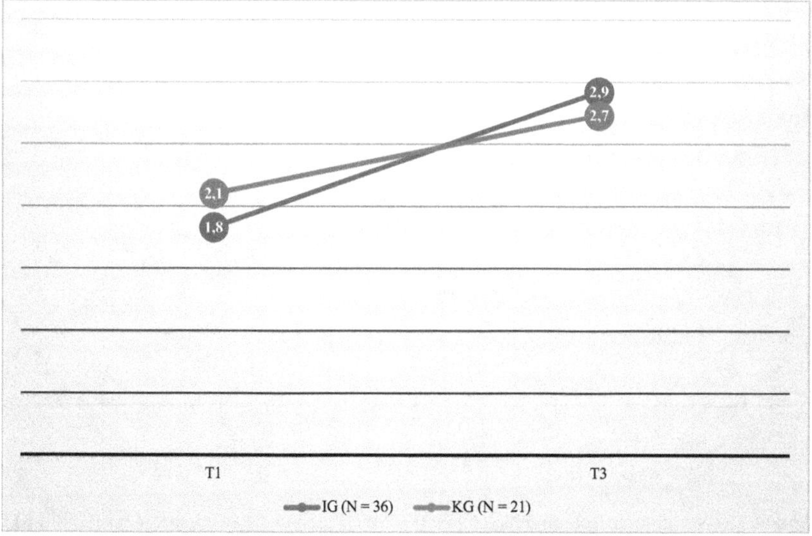


**Abb. 4.14** Verlauf der Selbstwirksamkeit der IG und KG zwischen t1 und t3. (Eigene Abbildung)

Die anschließenden paarweisen Vergleiche zeigen, dass zwischen t1 (M = 1,93; SD = 0,94) und t3 (M = 2,85; SD = 1,50) die Selbstwirksamkeit gruppenunabhängig signifikant stieg (p < 0,001; Cohen's d = 0,51).

Die nächste Skala im HEALTH-49 Fragebogen bezieht sich auf „Beeinträchtigungen bei Aktivität & Partizipation". Die gemischte ANOVA zeigt erneut keinen signifikanten Interaktionseffekt (F (1,55) = 1,74, p = 0,19). Zusätzlich gab es keinen signifikanten Zwischensubjekteffekt zwischen der KG und der IG (F (1,55) = 1,15, p = 0,28). Zu beobachten war aber ein Innersubjekteffekt (F (1,55) = 46,61, p < 0,001) mit einem partiellen $\eta^2$ von 0,46, was auf einen starken Effekt hinweist. Der darauffolgende paarweise Vergleich zeigt, dass zwischen Zeitpunkt t1 (M = 1,88; SD = 0,81) und Zeitpunkt t3 (M = 1,00; SD = 0,76) ein signifikanter (p < 0,001) Unterschied mit einem Cohen's d von 0,98 liegt. Damit zeigt der Haupteffekt für die Zeit, wie auch grafisch in Abb. 4.15 zu sheen ist, dass die Beeinträchtigung bei Aktivitäten signifikant, aber gruppenunspezifisch abgenommen hat.

Wie der Abb. 4.16 zu entnehmen ist, ändert sich bzgl. der sozialen Unterstützung zwischen den Gruppen und Messzeitpunkten wenig. Auch statistisch gesehen gibt es weder einen Interaktionseffekt (F (1,55) = 0,02, p = 0,87), einen Zwischensubjekteffekt (F (1,55) = 1,28, p = 0,26) noch einen Innersubjekteffekt (F (1,55) = 0,29, p = 0,58).

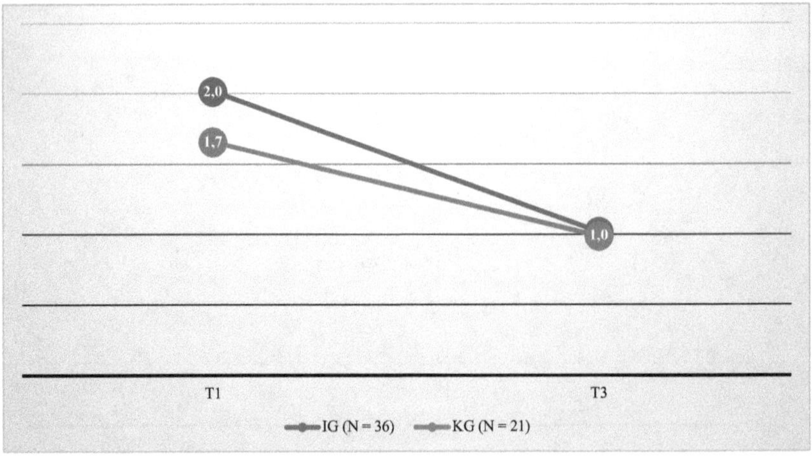


**Abb. 4.15** Verlauf der Beeinträchtigungen bei Aktivitäten und Partizipation der IG und KG zwischen t1 und t3. (Eigene Abbildung)

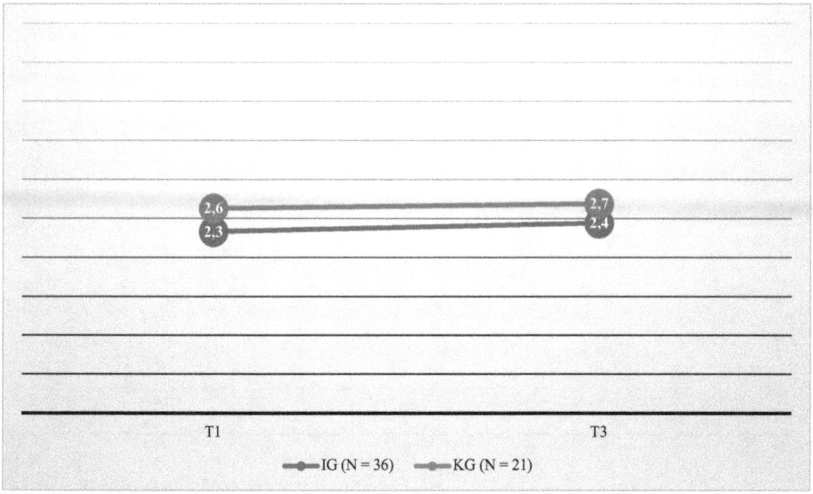


**Abb. 4.16** Verlauf der sozialen Unterstützung der IG und KG zwischen t1 und t3. (Eigene Abbildung)

Die letzte Skala des HEALTH-49 Fragebogens ist die „soziale Belastung". Bei der gemischten ANOVA ist kein Interaktionseffekt festzustellen (F (1,55) = 0,04, p = 0,82). Auch gab es keinen signifikanten Zwischensubjekteffekt (F (1,55) = 0,01, p = 0,94).

Stattdessen gab es einen signifikanten Innersubjekteffekt (F (1,55) = 22,17, p < 0,001) mit einem partiellen $\eta^2$ von 0,28. Der paarweise Vergleich in der Follow-Up-Analyse zeigt, dass zwischen Zeitpunkt t1 (M = 1,68; SD = 0,95) und Zeitpunkt t3 (M = 1,10; SD = 0,81) ein signifikanter (p < 0,001) Unterschied mit einem Cohen's d von 0,66 liegt, was auf einen starken Effekt hindeutet. Damit sinkt die soziale Belastung, wie in Abb. 4.17 grafisch dargestellt, bei beiden Gruppen signifikant zwischen t1 und t3.

**Berufliche und soziale Teilhabe**

Nachdem die unterschiedlichen Veränderungen bzgl. der psychosozialen Gesundheit (HEALTH-49) mit Hilfe der gemischten ANOVA berechnet wurden, folgt die berufliche und soziale Teilhabe (IMET).

Bei der Analyse der beruflichen und sozialen Teilhabe konnte kein Interaktionseffekt beobachtet werden (F (1, 47) = 3,55, p = 0,07). Es konnte auch kein signifikanter Zwischensubjekteffekt zwischen der KG und der IG beobachtet werden (F (1, 47) = 0,08, p = 0,77). Stattdessen gab es einen signifikanten Innersubjekteffekt

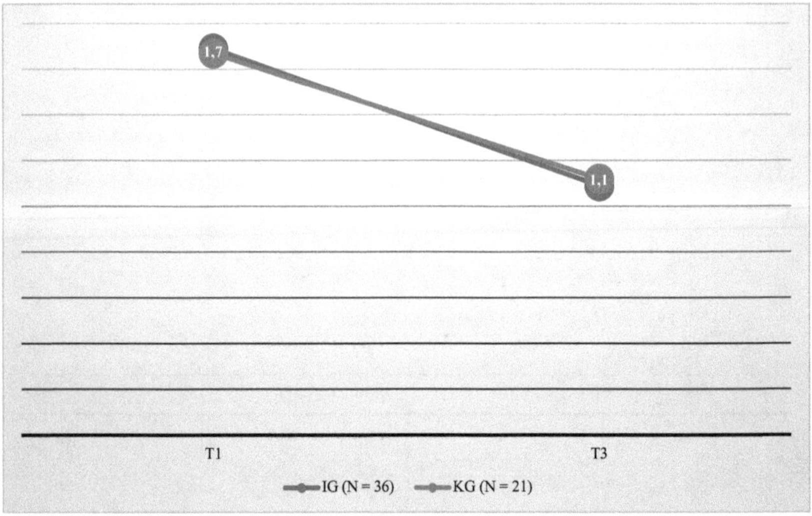


**Abb. 4.17** Verlauf der sozialen Belastung der IG und KG zwischen t1 und t3. (Eigene Abbildung)

F (1, 47) = 45,29 p < 0,001 mit einem partiellen $\eta^2$ = 0,49, was auf einen starken Effekt hindeutet. Der Vergleich zwischen Zeitpunkt t1 (M = 35,31; SD = 17,53) und Zeitpunkt t3 (M = 18,44; SD = 16,28) mit p < 0,001, weist mit Cohen's d = 0,98 auf einen großen Effekt hin. Damit sinkt die Beeinträchtigung bei der sozialen und beruflichen Teilhabe gruppenunspezifisch von t1 zu t3 (siehe Abb. 4.18).

**Allgemeine Lebenszufriedenheit**

Bei der gemischten ANOVA in Bezug auf die allgemeine Lebenszufriedenheit (L-1), konnte erneut kein Interaktionseffekt beobachtet werden (F (1, 53) = 1,19, p = 0,28). Es konnte allerdings ein Zwischensubjekteffekt zwischen der KG (M = 5,72; SD = 2,19) und IG (M = 4,64; SD = 1,56) beobachtet werden, mit F (1,53) = 4,51, p = 0,03, partielles $\eta^2$ = 0,08, sowie Cohen's d = 0,59. Zusätzlich gab es einen Innersubjekteffekt (F (1, 53) = 48,99, p < 0,001) mit einem partiellen $\eta^2$ von 0,48. Der Vergleich zwischen Zeitpunkt t1 (M = 3,72; SD = 2,65) mit Zeitpunkt t3 (M = 6,56; SD = 2,45) mit p < 0,001, weist mit Cohen's d = 1,40 auf einen großen Effekt hin. Somit steigt die subjektive Beurteilung, wie der Abb. 4.19 entnehmen ist, der allgemeinen Lebenszufriedenheit gruppenunspezifisch von t1 zu t3 deutlich an.

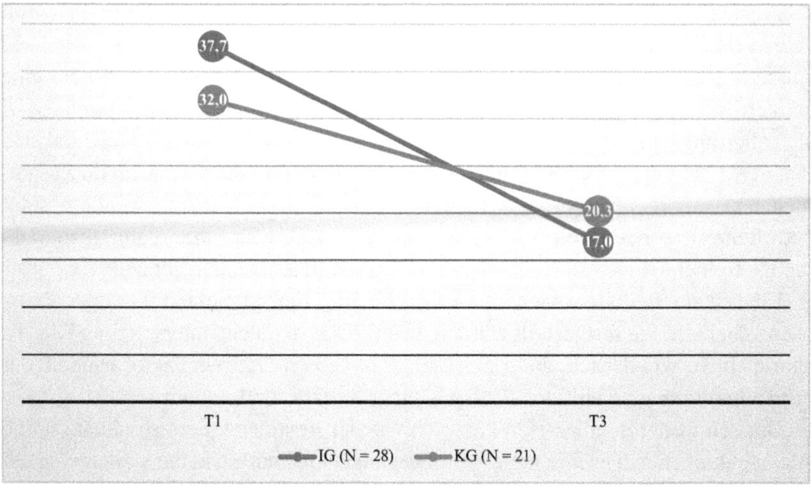


**Abb. 4.18** Verlauf des IMET Scores der IG und KG zwischen t1 und t3. (Eigene Abbildung)

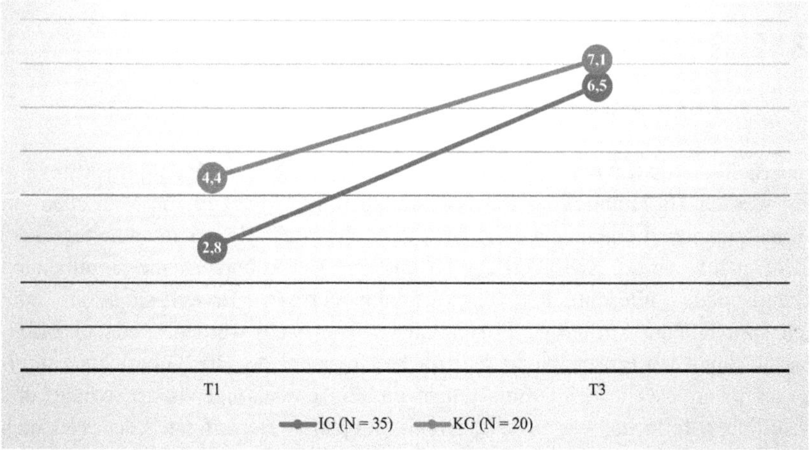


**Abb. 4.19** Verlauf der allgemeinen Lebenszufriedenheit der IG und KG zwischen t1 und t3. (Eigene Abbildung)

Zusammenfassend ist für dieses Kapitel zu sagen, dass es gerade bei den einzelnen Skalen des HEALTH-49 Fragebogen nicht nur Haupteffekte für die Zeit, sondern auch Interaktionseffekte gab, bei denen zu sehen war, dass die IG eine stärkere Verbesserung aufwies als die KG. Diese stärkere Verbesserung relativiert sich allerdings dadurch, dass die IG deutlich schlechtere Werte zu t1 hatte und sich die Werte zu t3 an die der KG angeglichen haben. Somit lässt sich, auch im Zusammenhang mit den vorherigen Kapiteln sagen, dass SEMRES vor allem stark betroffene Personen erreicht hat. Die anschließende Hilfe führte dann dazu, dass die IG Teilnehmenden sich den Werten der KG Teilnehmenden annäherten.

Eine Skala, bei der weder Interaktionseffekte, Innersubjekteffekte oder Zwischensubjekteffekte festgestellt wurden, war die der sozialen Unterstützung Dies ist aber nicht verwunderlich, da es sich hierbei um einen externen Faktor handelt, der nur kaum durch eine Hilfeleistung, wie einer Reha beeinflusst wird.

Bei den weiteren objektiven Faktoren wie der Abstinenz, Erwerbssituation und AU-Meldungen gab es wie in der vorangegangenen Analyse keine weiteren statistisch relevanten Differenzen. Somit gibt es für die IG im Verlauf von t1 zu t3 vor allem eine subjektive Besserung der Situation.

### 4.1.5 Zusammenfassung der Ergebnisse der quasi-experimentellen Prä-Post-Erhebung mit Kontrollgruppendesign

Innerhalb dieses Kapitels konnten wesentliche Aspekte des Modellprojekts evaluiert werden. Im Hinblick auf das angestrebte frühe Erreichen von Menschen mit Abhängigkeitserkrankungen zeigt sich, dass dieses Ziel in der intendierten Form nicht erfüllt wurde. Zwischen der IG und der KG konnten keine signifikanten Unterschiede hinsichtlich Alter, Krankheitsdauer, Erwerbssituation oder Inanspruchnahme vorheriger Behandlungen festgestellt werden. Dennoch offenbarten subjektive Einschätzungen deutliche Unterschiede. Die IG berichtete signifikant höhere psychosoziale Belastungen und Einschränkungen in der sozialen und beruflichen Teilhabe, was auf eine erhöhte subjektive Betroffenheit der erreichten Zielgruppe hindeutet.

Hinsichtlich der Wirkung des SRK konnte keine signifikant höhere Reha-Motivation oder -inanspruchnahme innerhalb der IG im Vergleich zur KG nachgewiesen werden. Allerdings lagen die Reha-Übergangsquoten beider Gruppen im bundesweiten Vergleich über den Durchschnittswerten, was auf eine mögliche positive Selektion der Teilnehmenden hindeuten könnte. Somit bleibt der spezifische Effekt des SRK auf die Vermittlung in Rehabilitationsmaßnahmen unklar.

Die isolierte Betrachtung der IG über den Zeitraum von t1 bis t3 zeigte, dass sich objektive Indikatoren wie Erwerbstätigkeit und Arbeitsunfähigkeitsmeldungen nicht signifikant veränderten. Subjektive Indikatoren hingegen verbesserten sich deutlich. Die Teilnehmenden berichteten signifikante Zugewinne in psychosozialer Gesundheit, Teilhabe und Lebenszufriedenheit. Diese Ergebnisse deuten auf eine relevante subjektive Verbesserung hin, wenngleich diese sich nicht in objektiv messbaren Verhaltens- oder Statusveränderungen niederschlägt. Um die Veränderungen in den objektiven Faktoren, wie bspw. der Erwerbsituation besser erfassen zu können, hätte der Erhebungszeitraum verlängert werden müssen.

Der Vergleich der Langzeitverläufe von IG und KG zeigte, dass sich die IG in mehreren psychosozialen Parametern signifikant stärker verbesserte. Diese Effekte sind jedoch vor dem Hintergrund schlechterer Ausgangswerte zu interpretieren. Die Angleichung an das Niveau der KG zu t3 spricht dafür, dass SEMRES insbesondere stark belastete Personen erreichte und deren subjektive Lebenssituation durch das Projekt und eine anschließende Reha gezielt verbessert werden konnte. In Bezug auf objektive Parameter wie Abstinenz, Erwerbstätigkeit oder Arbeitsunfähigkeit blieben Unterschiede zwischen IG und KG jedoch weiterhin aus. Besonders stabile externe Faktoren, wie das Ausmaß sozialer Unterstützung, zeigten erwartungsgemäß keine Veränderung über die Zeit.

Insgesamt deutet die Evaluation darauf hin, dass SEMRES insbesondere subjektive Verbesserungen bei einer belasteten Zielgruppe anstoßen konnte, während objektive Langzeiteffekte bislang ausblieben. Die Ergebnisse unterstreichen die Bedeutung einer differenzierten Betrachtung subjektiver und objektiver Indikatoren bei der Bewertung komplexer Interventionsprojekte im Suchthilfesystem.

## 4.2 Netzwerkbefragung

Die Netzwerkanalyse hatte, wie zuvor im Methodenteil bereits beschrieben, das Ziel die bestehenden Kooperationen zwischen den einzelnen Institutionen zu untersuchen. Ein zentrales Ziel der Analyse bestand darin, das Netzwerk in seiner Gesamtheit zu evaluieren. Dabei sollten unter anderem Unterschiede in spezifischen Netzwerkparametern, wie u. a. Kenntnisstand, Netzwerkkoordination oder Netzwerkkommunikation zwischen den beteiligten Akteur*innen identifiziert werden. Dieses Vorgehen ist insbesondere deshalb relevant, weil das etablierte Netzwerk durch eine hohe Heterogenität gekennzeichnet ist. So existierten zu beiden Befragungszeitpunkten sowohl fest etablierte Kooperationen mit vertraglicher Grundlage als auch lose, informelle Kooperationen ohne vertragliche Bindung.

Darüber hinaus umfasste die Gruppe der kontaktierten Institutionen – 150 in der Erstbefragung und 167 in der Zweitbefragung – auch Einrichtungen, mit denen lediglich ein geringer Kontakt bestand, etwa in Form des Erhalts von Informationsmaterialien wie Flyern.

Im ersten Teil der Analyse wird zunächst die erste Befragung isoliert betrachtet. Am Anfang werden die Teilnehmer*innen kurz umrissen sowie deren Kenntnisstand bzgl. SEMRES. Auch das Interesse am Netzwerk sowie die bereits getätigten Vermittlungen werden analysiert. Danach startet die Analyse mit den Netzwerkparametern von Neugebauer und Beywl (2006). Im ersten Teil der Analyse werden zudem Vergleiche zwischen den losen und festen Netzwerkpartner*innen gezogen. Zudem werden zum Ende qualitative Aussagen der Teilnehmenden geclustert und dargestellt. Abgeschlossen wird mit einem Zwischenfazit für die erste Befragung. Danach startet die Analyse der zweiten Befragung, die nach dem gleichen Schema abläuft. Nun werden aber statt Gruppenvergleichen Zeitvergleiche gerechnet und dargestellt.

### 4.2.1 Erstbefragung

Von den 150 angeschriebenen Institutionen in der Erstbefragung haben 45,3 % (n = 68) den LimeSurvey Link geöffnet. 34 % (n = 51) haben die erste Frage des Fragebogens beantwortet. Die Teilnehmenden umfassten alle Bereiche des in der Netzwerkkarte (Abb. 2.2 in Abschn. 2.2.3) aufgezeigten Netzwerkes. Es befanden sich 15,7 % Unternehmen, 13,7 % Kliniken, 9,8 % Fachstellen, 7,8 % Ärzt*innenpraxen und 5,9 % Jobcenter unter den Befragten. Des Weiteren waren im einstelligen Prozentbereich u. a. die Agentur für Arbeit sowie verschiedene Krankenkassen vertreten.

Bei der anschließenden Auswertung wird die Stichprobe in lose und feste Netzwerkpartner*innen geteilt. Unter den festen Netzwerkpartner*innen befinden sich die Jobcenter, die Kliniken sowie die Fachstellen in Oldenburg und Bremen. Alle weiteren Netzwerkpartner*innen werden zu der Kategorie lose Partner*innen gezählt.

Die erste Kategorie, die analysiert wird, ist der Kenntnisstand. Die Teilnehmenden konnten auf einer Likert-Skala im Wertebereich 1 „Gar nicht“ bis 5 „Sehr gut“ angeben, wie gut sie das DRV-Projekt SEMRES und den dazugehörigen SRK kennen. Über alle befragten Netzwerkpartner*innen (n = 50) hinweg liegt der Kenntnisstand bei 3,3 Punkten. Im Median bei 3 Punkten. 12 % (n = 6) kannten das Projekt gar nicht. Darunter waren u. a. zwei Praxen für Psychotherapie und eine Geschäftsführung einer Körperschaft des Öffentlichen Rechts. 33,3 % hatten im

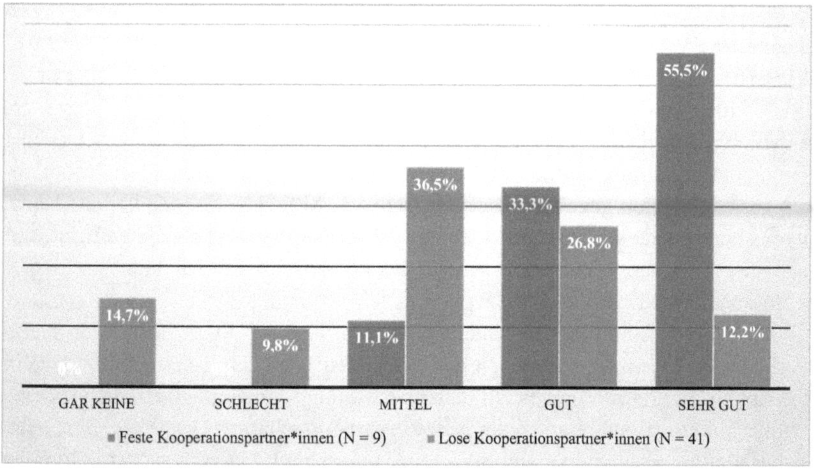


**Abb. 4.20** Prozentuale Anteile der Gruppen in den einzelnen Bewertungsgruppen bzgl. Kenntnisstand. (Eigene Abbildung)

Folgenden Interesse an weiteren Informationen bzgl. SEMRES und dem dazugehörigen SRK. Die Teilnehmenden, die SEMRES nicht kannten, wurden von der weiterführenden Befragung sowie Analyse ausgeschlossen. Wenn die Personen, die angaben, SEMRES nicht zu kennen aus der Analyse ausgeschlossen wurden, erhöhte sich der Kenntnisstand von 3,3 Punkten auf 3,6 Punkte. Der Median stieg von 3 auf 4 Punkte.

Wie in Abb. 4.20 zu sehen ist, gibt es zwischen den festen und losen Netzwerkpartner*innen prozentual deutliche Unterschiede in den Bewertungskategorien. Anschließend wurde, da keine Normalverteilung vorlag, ein Mann-Whitney-U-Test verwendet, um zu überprüfen, ob sich die Bewertung des Kenntnisstands zwischen den festen und losen Kooperationsorganisationen statistisch signifikant unterschied. Die festen Netzwerkpartner*innen ($M_{Rang} = 38{,}50$) bewerteten den Kenntnisstand signifikant besser als die losen Kooperationsmitglieder ($M_{Rang} = 22{,}65$), $U = 67{,}500$, $Z = -3{,}055$, $p = 0{,}01$. Die Effektstärke r beträgt 0,43 und deutet auf einen mittelstarken Effekt hin.

Nach der Frage bzgl. des Kenntnisstands wurden 6 Teilnehmende aus der Befragung ausgeschlossen, die angaben, keine Kenntnis von dem Projekt zu haben. Weitere 12 Personen haben an dieser Stelle die Befragung verlassen. Ob anschließend Interesse an der Netzwerkarbeit besteht, wurde dichotom mit „ja/nein“ abgefragt.

90,9 % (n = 30) derer, die an der Befragung weiterhin teilnahmen (n = 33) und angaben, SEMRES zu kennen, hatten Interesse an der Netzwerkarbeit. Die übrigen 9,1 % (n = 3) kannten das Projekt zwar, hatten aber kein Interesse an der Netzwerkarbeit. Unter den Teilnehmenden, die kein Interesse hatten, waren ein Energieversorger, ein Suchtbeauftragter einer Kirche sowie ein sozialtherapeutischer Dienst von einem Klinikum. Gründe für das Desinteresse wurden, obwohl die Möglichkeit im Fragebogen gegeben war, nicht genannt. Mögliche Gründe können bspw. bereits bestehende und gut laufende interne Strukturen in den einzelnen Institutionen sein. Auch diese Befragten wurden aus den anschließenden Analysen ausgeschlossen, da sie kein Teil des Netzwerkes sein wollten.

Ob es einen signifikanten Unterschied zwischen den losen und festen Netzwerkpartner*innen gab, wurde mit einem exakten Test nach Fisher geprüft. Wie in der Abb. 4.21 grafisch dargestellt, gaben erwartungsgemäß alle festen Netzwerkpartner*innen an, Interesse an der Netzwerkarbeit zu haben. Der exakte Test nach Fisher zeigte aber keine signifikanten Unterschiede zwischen den Gruppen (p = 0,71).

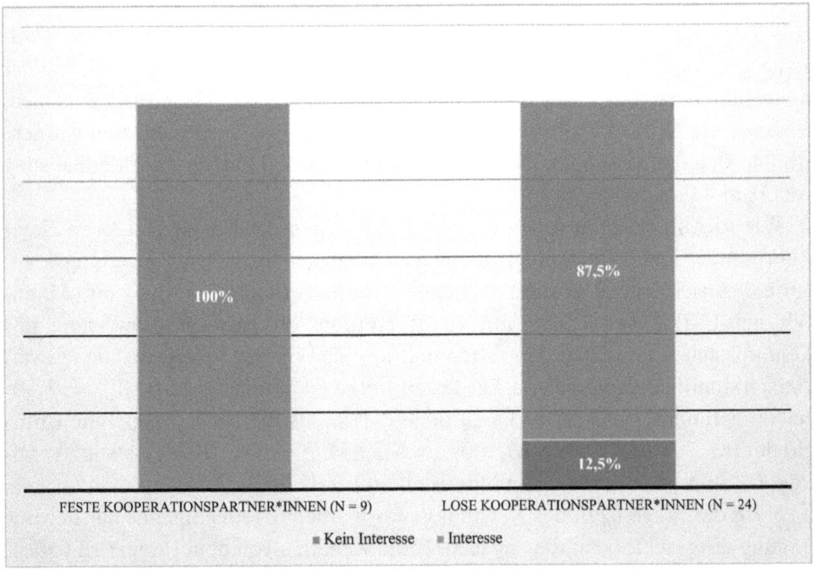


**Abb. 4.21** Prozentuale Anteile der Gruppen in den einzelnen Bewertungsgruppen bzgl. des Interesses an der Netzwerkarbeit. (Eigene Abbildung)

Nachdem der Kenntnisstand und das Interesse der Netzwerkarbeit abgeklärt wurden, befanden sich nur noch Personen in der Befragung, die tatsächlich Teil des Netzwerkes waren. Somit bezog sich die nächste Frage auf die bereits getätigten Vermittlungen.

Bezüglich der Vermittlung zeigt sich, dass 46,2 % (n = 12) der Netzwerkpartner*innen eine oder mehrere Personen in das SEMRES-Projekt vermittelt haben. Bei den Kooperationspartner*innen, die noch keine Vermittlung vorgenommen haben (n = 14), gaben 21,4 % an, noch keine Fälle in ihrer Institution gehabt zu haben, 14,3 % gaben an, dass die Fälle, die sie hatten, nicht in das Projekt passen würden, weitere 14,3 % gaben an, dass andere Arbeiten wichtiger gewesen seien.

Damit eine Vermittlung in der Zukunft geschehen könne, baten 28,6 % (n = 4) darum, mehr Information bzgl. des Projektes bspw. über Flyer oder einer Art „Newsletter" zu erhalten.

Bei einem anschließenden exakten Test nach Fischer wurden keine signifikanten Zusammenhänge (p = 0,37) zwischen Vermittlungen und Kooperationsgrad festgestellt. Damit scheint die Stärke des Kooperationsgrades keinen Einfluss auf die Vermittlung in das Projekt zu haben.

Im nächsten Schritt wurde die erste Variable von der Netzwerkanalyse von Neugebauer und Beywl (2006), die „Netzwerkkoordination" analysiert.

Das Netzwerkmerkmal „Netzwerkkoordination" ist indirekt erhoben worden. Vorrangig ist hiermit gemeint, ob die Abstimmungsprozesse als genügend empfunden werden und eine vertrauensvolle Atmosphäre zwischen den einzelnen Organisationen herrscht. Die Netzwerkkoordination, die durch zwei Items in einem Wertebereich von 1 „trifft gar nicht zu" bis 5 „trifft voll zu" erfasst wird, wurde zu einer Skala zusammengefasst. Über alle Netzwerkpartner*innen hinweg liegt die Bewertung der Netzwerkkoordination bei 3,2 Punkten, von möglichen fünf Punkten. Der Median liegt unter dem Durchschnitt bei 3 Punkten. Somit wurde die Netzwerkkoordination im Durchschnitt mit dem Mittel bewertet.

Wenn anschließend ein Gruppenvergleich mit Hilfe eines Mann-Whitney-U-Test durchgeführt wird, zeigt sich, dass die festen Kooperationsmitglieder ($M_{Rang}$ = 15,57) die Netzwerkkoordination signifikant besser als die losen Kooperationsmitglieder ($M_{Rang}$ = 7,77), $U = 10{,}000$, $Z = -2{,}848$, $p < 0{,}001$, $r = 0{,}63$ bewerteten. Dies zeigt sich auch bei der Verteilung der Gruppen in Abb. 4.22. Die Effektgröße weist zudem auf einen großen Effekt hin.

Das nächste Netzwerkmerkmal erfasst in einem gleichen Wertebereich wie zuvor wie häufig und intensiv die Kommunikation im Netzwerk empfunden wurde. Die „Interaktionsdichte" wurde von allen Netzwerkpartner*innen im Median mit 2,5 Punkten und im Durchschnitt mit 2,7 Punkten bewertet.

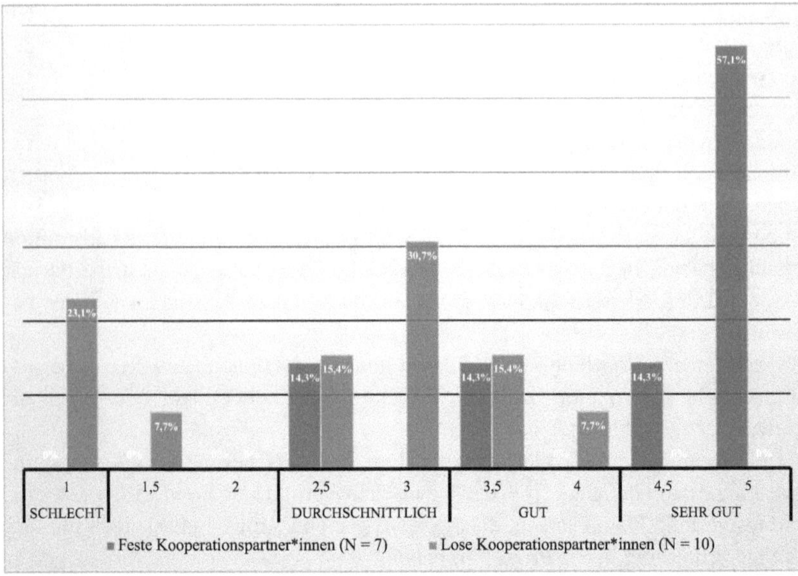


**Abb. 4.22** Prozentuale Anteile der Gruppen in den einzelnen Bewertungsgruppen bzgl. der Netzwerkkoordination. (Eigene Abbildung)

Ein Vergleich zwischen den beiden Gruppen zeigt, dass die festen Kooperationsmitglieder ($M_{Rang}$ = 12,57) die Interaktionsdichte signifikant besser als die losen Kooperationsmitglieder ($M_{Rang}$ = 6,50), U = 10,000, Z = – 2,452, p = 0,05, bewerteten. Das r liegt bei 0,6 und deutet zudem auf einen großen Effekt hin. In Abb. 4.23 ist diese ungleiche Verteilung grafisch zu entnehmen.

Die anschließende Variable „Nutzen", als ein zentrales Merkmal eines Netzwerkes, ist für die Zusammenarbeit von unterschiedlichen Institutionen von großer Bedeutung. Nur wenn die verschiedenen Partner*innen das Netzwerk als nützlich empfinden, wird darauf zurückgegriffen und bestehende Strukturen genutzt. Dieses zentrale Merkmal wurde auf einer fünfstufigen Likert-Skala in einem Wertebereich von 1 „trifft gar nicht zu" bis 5 „trifft voll zu" erfasst. Im Durchschnitt bewerteten die Netzwerkpartner*innen den Nutzen mit 3,4 Punkten, im Median mit 3,5 Punkten. Somit wurden die Items für die Skala Nutzen, wie bspw., dass die geschaffenen Strukturen gut genutzt werden können, als zutreffend empfunden. In der grafischen Darstellung der Verteilung in Abb. 4.24 sind nur leichte Unterschiede zwischen den Gruppen zu erkennen.

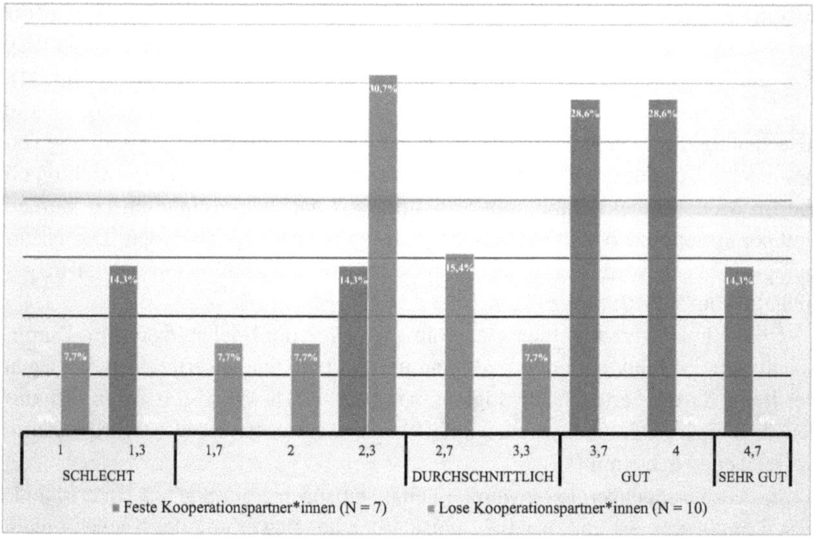


**Abb. 4.23** Prozentuale Anteile der Gruppen in den einzelnen Bewertungsgruppen bzgl. der Netzwerkkommunikation. (Eigene Abbildung)

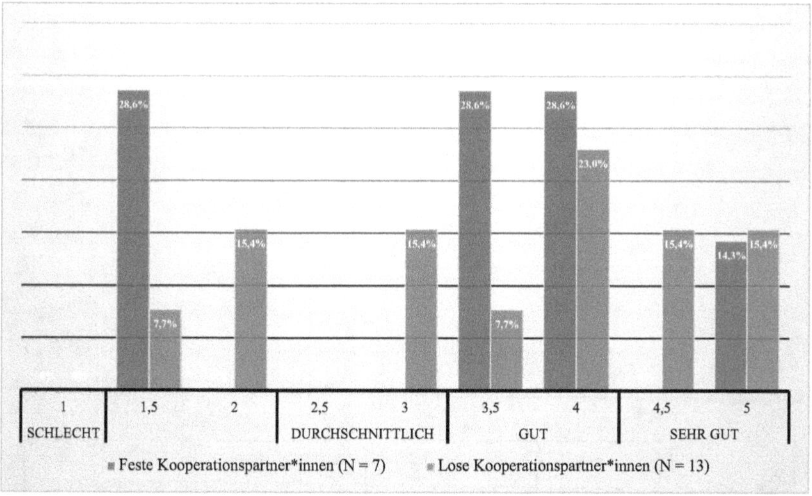


**Abb. 4.24** Prozentuale Anteile der Gruppen in den einzelnen Bewertungsgruppen bzgl. des Nutzens. (Eigene Abbildung)

Ein Gruppenvergleich mit dem Mann-Whitney-U-Test zeigte auf, dass die festen Netzwerkpartner*innen ($M_{Rang} = 9{,}57$), den Nutzen nicht signifikant $U = 39{,}000$, $Z = -0{,}522$, $p = 0{,}64$, besser bewerteten als die losen Partner*innen ($M_{Rang} = 11{,}00$).

Das letzte Netzwerkmerkmal, nach Neugebauer und Beywl (2006), ist die „Nachhaltigkeit". Diese ist gerade im Hinblick auf eine mögliche Verstetigung von besonderer Bedeutung. Hierbei ist die Einschätzung der Partner*innen wichtig, ob die im Modellprojekt etablierten Strukturen als nachhaltig eingeschätzt werden und somit auch nach Auslauf des Projektes genutzt werden würden. Die Nachhaltigkeitsskala, wird durch zwei Items in einem Wertebereich von 1 „trifft gar nicht zu" bis 5 „trifft voll zu" erfasst.

Über alle Netzwerkpartner*innen hinweg wurde die Nachhaltigkeit im Durchschnitt mit 3,4 Punkten, und im Median mit 3,5 Punkten bewertet. Den Aussagen der Items für die Skala Nachhaltigkeit, wie bspw., dass die geschaffenen Strukturen auch nach der Beendigung des Projekts genutzt werden würden, wurden damit ausreichend zugestimmt.

In dem Gruppenvergleich werden keine statistisch signifikanten Unterschiede $U = 32{,}500$, $Z = -1{,}251$, $p = 0{,}22$ hinsichtlich der Bewertung der Nachhaltigkeit zwischen den festen ($M_{Rang} = 13{,}36$) und losen Netzwerkpartner*innen ($M_{Rang} = 9{,}82$) festgestellt. Auch grafisch in Abb. 4.25 sind nur leichte Unterschiede zu erkennen.

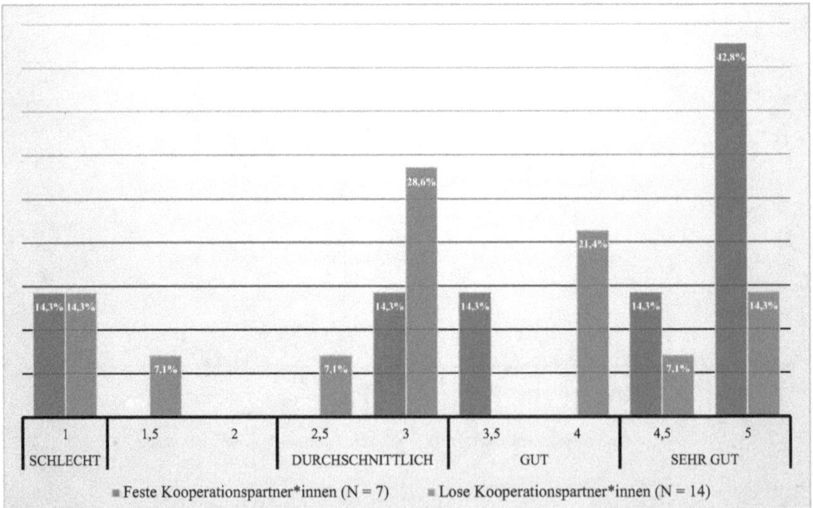


**Abb. 4.25** Prozentuale Anteile der Gruppen in den einzelnen Bewertungsgruppen bzgl. der Nachhaltigkeit. (Eigene Abbildung)

**Qualitative Ergebnisse**

Im Anschluss an die Teile des Fragebogens, in denen lediglich über Likert-Skalen oder dichotome „ja/nein“ Fragen Daten erhoben wurden, schloss ein Teil mit Fragen an, in denen die Teilnehmenden frei schreiben durften. Die erste Frage zielte auf mögliche Verbesserungsvorschläge ab. Die meisten Personen (n = 7) schrieben in diesem Zusammenhang, dass nichts verbessert werden müsse, da die Zusammenarbeit auf einem sehr guten Niveau liegen würde. Weitere Teilnehmende (n = 5) wünschten sich engeren Kontakt bspw. in Form von jährlichen Treffen (n = 1), oder einzelne Informationsveranstaltungen (n = 1). Ein weiterer Verbesserungsvorschlag (n = 1), beinhaltete die Bitte nach mehr Fallbesprechungen.

Als Grenzen des Netzwerkes wurde, besonders von Betrieben, am häufigsten (n = 4) zeitliche Ressourcen genannt. Es bestand in diesem Zusammenhang die Sorge, dass die projektbezogene Arbeit die eigentliche Arbeit in Gefahr bringen könnte, da die Zeit auf beiden Seiten sehr beschränkt ist. Gleichhäufig (n = 4) wird der Datenschutz als Grenze des Modellprojektes genannt. Zudem werden die Ausschlusskriterien der DRV für das Projekt (n = 1), mangelnde Therapieplätze (n = 1) und aus der Vermittlung entstehende Personalengpässe (n = 1) genannt. Wobei die beiden letztgenannten Aspekte, ähnlich wie der Datenschutz, nicht direkt das Projekt betreffen, sondern generelle in der Suchthilfe bestehende Probleme sind.

Im Zusammenhang mit den Stärken des Projektes beziehen sich die meisten Aussagen auf die schnellere Vermittlung in passende Hilfsangebote (n = 4). Ein Netzwerkmitglied schrieb diesbezüglich:

> *„Schnellere Vermittlung in weiterführende Behandlung, Beschleunigung des Antragsverfahrens.“*

Auch die Sucht-Rehalots*innen werden positiv hervorgehoben (n = 3). Diesbezüglich wurde geschrieben:

> „Die Rehalots*innen sind fachlich sehr kompetente Ansprechpersonen und haben viel Erfahrung im Bereich Sucht und psychische Probleme. Sie kennen die Regeln, die beachtet werden müssen, um schnell zu einer Reha zu kommen.“

Neben den schnelleren Vermittlungswegen und den Lots*innen wurde auch der niedrigschwellige Zugang durch den SRK als Stärke thematisiert (n = 2). Auch eine Verbesserung der Versorgung wurde von zwei Kooperationspartner*innen als Stärke von SEMRES aufgeführt. Weitere Teilnehmende schrieben, dass der SRK das Hilfesystem enttabuisiert (n = 1) oder, dass bei Bedarf ein schneller Austausch vorhanden ist (n = 1).

**Zusammenfassung der Ergebnisse der Erstbefragung**

Im ersten Teil der Analyse wurden die einzelnen erhobenen Aspekte deskriptiv dargestellt und im Nachgang wurde kontrolliert, ob es zwischen den losen und festen Netzwerkpartner*innen signifikante Unterschiede hinsichtlich der wesentlichen Netzwerkparameter wie bspw. der Interaktionsdichte gab.

Über alle Punkte hinweg kann über das Netzwerk gesagt werden, dass keines der Aspekte übermäßig niedrig bewertet wurde. Bezüglich der einzelnen Subgruppen wurde deutlich, dass die festen Netzwerkpartner*innen, wie der Abb. 4.26 zu entnehmen ist, so gut wie alle Netzwerkparameter besser bewerteten. Nur der Nutzen und die Nachhaltigkeit wurden von beiden Gruppen recht ähnlich bewertet.

Am schlechtesten, mit 2,7 von möglichen fünf Punkten, wurde die „Interaktionsdichte" im Durchschnitt von allen Netzwerkpartner*innen bewertet. Dies hat schlussendlich damit zu tun, dass in dem Netzwerk und somit auch in der Umfrage mehr lose Netzwerkpartner*innen vertreten sind. Da diese die „Interaktionsdichte" signifikant schlechter bewertet haben, führt dies zu dem schlechten Durchschnittswert der Variable.

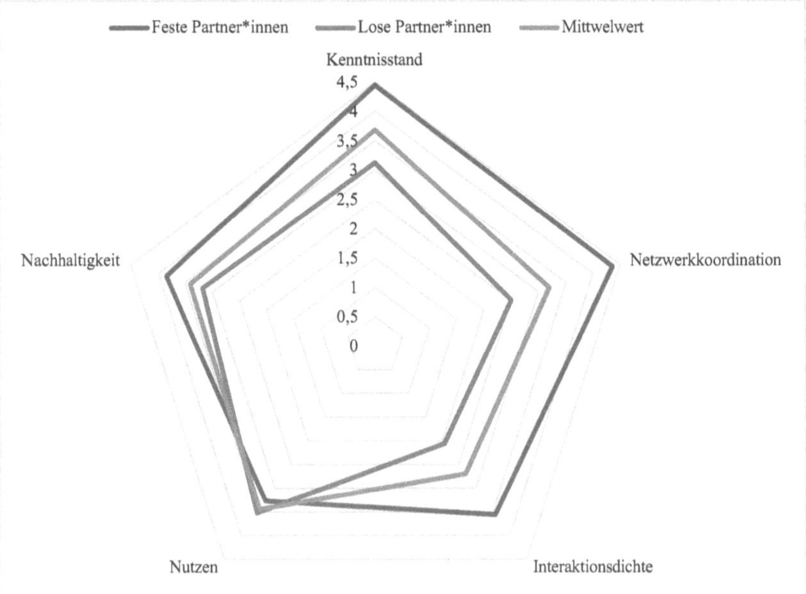


**Abb. 4.26** Netzdiagramm der allgemeinen Mittelwerte und der Gruppenmittelwerte. (Eigene Abbildung)

Weitere signifikante Gruppenunterschiede konnten außerdem für die Variablen „Kenntnisstand" und „Netzwerkkoordination" festgestellt werden, in denen erneut die festen Netzwerkpartner*innen einen besseren Wert aufwiesen. Dies ist auch wenig verwunderlich, da die festen Netzwerkpartner*innen an regelmäßigen Treffen teilnahmen und somit auch eine höhere Interaktionsdichte, eine dichtere Netzwerkkoordination und folglich auch über einen besseren Kenntnisstand verfügten. Die losen Netzwerkpartner*innen hingegen befanden sich eher in einem Verhältnis zu dem Netzwerk, welches durch Absprachen ohne wirkliche Verbindlichkeit gekennzeichnet war. Der Kontakt war, wie beschrieben, eher lose und es fanden keine regelmäßigen Treffen o.ä. statt, weshalb schlechtere Mittelwerte auf diesen Skalen erwartbar waren.

Keine signifikanten Gruppenunterschiede lassen sich hingegen bei den zwei letzten Skalen, „Nutzen" und „Nachhaltigkeit" feststellen. Dies bedeutet, dass die losen Netzwerkpartner*innen zwar die Interaktionsdichte, den Kenntnisstand und die Koordination schlechter bewerteten, aber weder den Nutzen noch die Nachhaltigkeit des Projekts. Damit scheint auch, wenn bspw. die Kommunikationsdichte nicht so hoch ist, der Wert bzw. der Nutzen des Projekts erkannt zu werden. Und auch die Nachhaltigkeit wird, eventuell weil der Nutzen des Modellprojekts von allen erkannt wurde, nicht signifikant schlechter oder besser bewertet. In Bezug auf die Vermittlung zeigt sich, dass rund die Hälfte der befragten Kooperationspartner*innen eine solche durchgeführt haben. Bei einem exakten Test nach Fischer wurden zudem keine signifikanten Zusammenhänge zwischen Vermittlungen und Kooperationsgrad festgestellt. Damit scheint die Kooperation und das Netzwerk nicht nur von beiden Seiten als nützlich erachtet zu worden zu sein, sondern es wurde auch von den befragten Netzwerkpartner*innen genutzt.

Im qualitativen Teil der Befragung sah die Mehrheit der Teilnehmenden (n = 7) keine Verbesserungsbedarfe, andere wünschten sich mehr Kontakt (z. B. Treffen, Infoveranstaltungen, Fallbesprechungen). Als häufigste Grenzen wurden Zeitmangel (n = 4) und Datenschutz (n = 4) genannt. Weitere Hürden waren Ausschlusskriterien der DRV, fehlende Therapieplätze und Personalengpässe.

Als Stärken des Projekts wurden vor allem die schnellere Vermittlung in Hilfsangebote (n = 4), die Sucht-Rehalots*innen (n = 3), der niedrigschwellige Zugang (n = 2), die verbesserte Versorgung (n = 2), die Enttabuisierung durch den SRK (n = 1) und ein schneller Austausch bei Bedarf (n = 1) genannt.

Abschließend kann geschlussfolgert werden, dass es der DRV Oldenburg-Bremen gelungen ist, ein Netzwerk zu etablieren, dessen Nutzen für alle an der Umfrage teilnehmenden Netzwerkpartner*innen deutlich geworden ist. Auch mit einer weniger intensiven Kommunikation und Koordination gelang es den losen

Partner*innen, den möglichen Nutzen zu erkennen und somit auch die etablierten Strukturen nach Beendigung des Projektes, weiterhin nutzen zu wollen.

### 4.2.2 Zweitbefragung

Von den 167 angeschriebenen Institutionen in der Zweitbefragung haben 30,5 % (n = 51) den LimeSurvey Link geöffnet. 23 % (n = 39) haben die erste Frage des Fragebogens beantwortet. Die Teilnehmenden vertreten die in Abb. 2.2 in Abschn. 2.2.3 dargestellten Bereiche.

Die prozentualen Anteile an den verschiedenen Clustern unterscheiden sich deutlich von der Erstbefragung. So befinden sich in der Zweitbefragung 23,0 % Unternehmen dies ist im Vergleich zum ersten Befragungszeitpunkt ein Anstieg von 7,3 Prozentpunkten. Bei den Kliniken ist es umgekehrt, dort ist ein Verlust von 8,6 Prozentpunkten zu beobachten, was dazu führt, dass lediglich 5,1 % der Teilnehmenden Vertreter*innen von Kliniken sind. In der Zweitbefragung sind prozentual betrachtet die Jobcenter einigermaßen gleichbleibend bei 5,1 % (5,9 % im Vorjahr). Des Weiteren sind im einstelligen Prozentbereich u. a. die Agentur für Arbeit, Vereine und Krankenkassen vertreten.

Bei der anschließenden Auswertung kann die Stichprobe nicht wie bei der Erstbefragung in lose und feste Netzwerkpartner*innen geteilt werden, da diesmal zu wenig feste Netzwerkpartner*innen an der Befragung teilgenommen haben. Unter den festen Netzwerkpartner*innen, die an der Zweitbefragung teilnahmen, befinden sich lediglich die zwei Jobcenter, sowie eine Fachstelle. Alle weiteren teilnehmenden Netzwerkpartner*innen waren lose Partner*innen.

Wie bei der Analyse der ersten Erhebung wird mit dem Netzwerkmerkmal Kenntnisstand angefangen. Über alle befragten Netzwerkpartner*innen (n = 35) hinweg liegt der Kenntnisstand zum zweiten Befragungszeitpunkt bei 3,3 von möglichen 5 Punkten. Im Median bei 3 Punkten. Lediglich eine teilnehmende Person kannte das Projekt gar nicht. Die teilnehmende Person, die SEMRES nicht kannte, wurde von der weiterführenden Befragung sowie Analyse ausgeschlossen. Wenn die Personen, die angaben, SEMRES nicht zu kennen aus der Analyse ausgeschlossen werden, bleibt der Kenntnisstand bei 3,3 Punkten. Der Median liegt bei 3 Punkten.

Im anschließenden Zeitvergleich werden keine statistisch signifikanten Unterschiede U = 872,000, Z = – 0,256, p = 0,79 hinsichtlich der Bewertung des Kenntnisstandes zwischen der Erst- ($M_{Rang}$ = 44,06) und Zweitbefragungsgruppe ($M_{Rang}$ = 42,72) festgestellt.

Eine teilnehmende Person wurde nach der Frage bzgl. des Kenntnisstandes aus der Befragung ausgeschlossen, weitere 10 Personen haben die Befragung verlassen. Das Interesse an der Netzwerkarbeit wurde erneut dichotom mit „ja/nein“ abgefragt.

95,8 % (n = 23) derer, die an der Befragung weiterhin teilnahmen (n = 24) und angaben, SEMRES zu kennen, hatten auch Interesse an der Netzwerkarbeit. Dies ist im Vergleich zum Vorjahr ein Zuwachs von 4,9 Prozentpunkten. Lediglich eine Person eines sozialtherapeutischen Dienstes (4,2 %), die das Projekt kannte, hatte kein Interesse an der Netzwerkarbeit. Im Fragebogen bestand die Möglichkeit anzugeben, weshalb kein Interesse besteht, dies wurde nicht genutzt.

Bezüglich der nächsten Variable der Vermittlung gab es in der Erstbefragung 46,2 % (n = 12) Netzwerkpartner*innen die angaben, eine oder mehrere Personen in das SEMRES-Projekt vermittelt zu haben. In der Zweitbefragung sind es mit 63,2 % prozentual gesehen deutlich mehr, die eine Vermittlung vorgenommen haben. Ein Chi-Quadrat-Test wurde zwischen den beiden Messzeitpunkten durchgeführt. Es gab aber keine statistisch signifikanten Unterschiede zwischen den beiden Messzeitpunkten, $\chi^2$ (1) = 1,27, p = 0,34, $\varphi$ = 0,16.

Die Kooperationspartner*innen, die noch keine Vermittlung vorgenommen haben, hatten auch hier in dem Fragebogen die Möglichkeit Gründe zu nennen, weshalb noch keine Vermittlung getätigt wurde. Fünf Netzwerkpartner*innen nutzen die Möglichkeit und berichteten darüber, dass ihnen zum einen Fälle und zum anderen Informationen zum Ablauf fehlten. Zudem wurde von einer teilnehmenden Praxis berichtet, dass Personen mit Hilfebedarf meistens direkt in die Reha gelotst werden.

Auch bestand die Möglichkeit im Fragebogen anzugeben, was in Zukunft geschehen müsste, damit eine Vermittlung stattfinden könnte. Eine Person nutzte diese und wünschte sich mehr Informationen bspw. durch ein Webinar. Die anderen Netzwerkpartner*innen die noch keine Vermittlung vorgenommen hatten, gaben keine Antwort.

Wie bei dem ersten Ergebnisteil wird fortgefahren mit den Netzwerkaspekten von Neugebauer und Beywl (2006). Über alle Netzwerkpartner*innen hinweg liegt die Bewertung der Netzwerkkoordination zum zweiten Messzeitpunkt bei 2,8 von bestmöglichen fünf Punkten, der Median liegt über dem Durchschnitt bei 3 Punkten. Die Netzwerkkoordination wird damit mit dem Mittel bewertet.

Im Zeitvergleich werden aber keine statistisch signifikanten Unterschiede U = 175,000, Z = – 0,684, p = 0,51 hinsichtlich der Bewertung der Netzwerkkoordination zwischen der Erst- ($M_{Rang}$ = 21,75) und Zweitbefragungsgruppe ($M_{Rang}$ = 19,25) festgestellt.

Auch hinsichtlich der Interaktionsdichte, die im Durchschnitt mit 3,1 Punkten und im Median mit 3 Punkten bewertet wurde, gab es keinen signifikanten Unterschied ($U = 72{,}000$, $Z = -1{,}333$, $p = 0{,}18$) zwischen der Erst- ($M_{Rang} = 13{,}24$) und Zweitbefragungsgruppen ($M_{Rang} = 17{,}50$).

Ähnlich zeigt es sich bei den beiden weiteren Netzwerkparametern Nutzen und Nachhaltigkeit. Bezüglich des Nutzens, welcher mit 3,6 Punkten im Durchschnitt und mit 3 Punkten im Median bewertet wurde, gab es keine signifikanten Unterschiede $U = 183{,}000$, $Z = -0{,}200$, $p = 0{,}84$ zwischen der ersten Erhebung ($M_{Rang} = 19{,}65$) und der zweiten Erhebung ($M_{Rang} = 20{,}37$). Und auch die Nachhaltigkeit, die zum zweiten Befragungszeitpunkt von den Kooperationseinrichtungen mit 3,4 Punkten im Durchschnitt und 3 Punkten im Median bewertet wurde, zeigt einen nicht signifikanten Unterschied $U = 184{,}500$, $Z = -0{,}129$, $p = 0{,}89$ zwischen Ersterhebung ($M_{Rang} = 19{,}79$) und Zweiterhebung ($M_{Rang} = 20{,}25$).

**Qualitative Ergebnisse**

Wie in der ersten Befragung gaben relativ wenig Teilnehmende Verbesserungsäußerungen an. Dazu kommen Netzwerkmitglieder, die angaben, keine Vorschläge zu haben, da bereits alles gut liefe (n = 4).

Davon abgesehen forderten einige Teilnehmer*innen eine engere Zusammenarbeit in Form von regelmäßig stattfindenden Webinaren oder Newslettern (n = 5). Weitere Anmerkungen bzgl. möglicher Verbesserungsvorschläge gab es nicht.

Hinsichtlich möglicher Grenzen werden die Probleme erneut außerhalb des Projekts gesehen, wie bspw. der Datenschutz (n = 2) oder die zeitliche Limitierung im Betrieb (n = 2). Außerdem werden weitere Grenzen bei den betroffenen Personen gesehen (n = 2). So wird geschrieben, die Grenze liege

> „in der Bereitschaft der Kund*innen, sich auf die Beratung und Vermittlung in Reha einzulassen".

Die von den Teilnehmenden genannten Stärken des Projekts beziehen sich, wie in der ersten Befragung, erneut auf die schnellere Vermittlung in passende Hilfsangebote (n = 3) und Sucht-Rehalots*innen (n = 3). Auch der schnelle Austausch wird wieder genannt (n = 2).

**Zusammenfassung der Ergebnisse der Zweitbefragung**

In allen erhobenen Netzwerkmalen bestehen keine signifikanten Unterschiede zwischen der Erst- und Zweitbefragung. Auch im Hinblick auf die Mittelwerte, die in Abb. 4.27 dargestellt sind, zeigen sich kaum Veränderungen zwischen den beiden Messzeitpunkten. Das heißt, obwohl bei dem zweiten Befragungszeitpunkt deut-

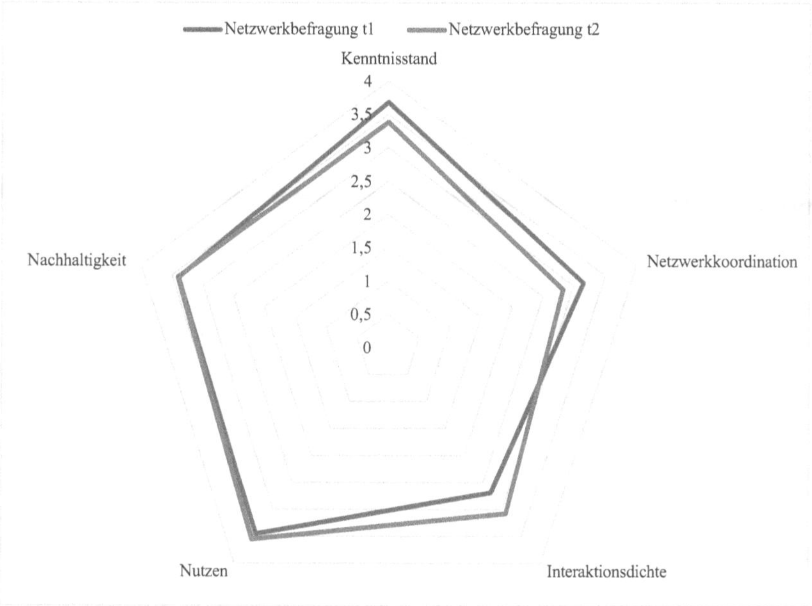


**Abb. 4.27** Netzdiagramm der allgemeinen Mittelwerte der Erst- und Zweitbefragung. (Eigene Abbildung)

lich weniger der festen Netzwerkpartner*innen teilnahmen, lagen die Bewertungen trotzdem in einem ähnlichen Wertebereich.

Der am niedrigsten bewertete Netzwerkaspekt über beide Befragungszeitpunkte hinweg ist die Interaktionsdichte. Durch die unterschiedlich großen Gruppenanteile kommen dann die 2,7 Durchschnittspunkte zustande, womit die Bewertung dennoch im Mittelfeld der Bewertungsskala liegt.

Ähnlich wird die Netzwerkkoordination mit 2,8 Durchschnittspunkten in der zweiten Befragung bewertet. Insgesamt werden aber im Hinblick auf die Mittelwerte zwischen den beiden Messzeitpunkten keine Schwankungen über 0,4 Punkte beobachtet. So wird bspw. bei der Bewertung der Nachhaltigkeit sogar keine Veränderung bis zur zweiten Nachkommastelle festgestellt.

Wie bereits in dem ersten qualitativen Teil der Befragung, machten nur wenige Teilnehmende Verbesserungsvorschläge. Einige (n = 4) befanden keine Änderungen für nötig, andere wünschten sich mehr Austausch, etwa durch Webinare oder Newsletter (n = 5).

Als Grenzen wurden erneut externe Faktoren wie Datenschutz (n = 2), Zeitmangel im Betrieb (n = 2) sowie geringe Bereitschaft der Betroffenen (n = 2) genannt.

Stärken des Projekts blieben konstant: schnelle Vermittlung in Hilfsangebote (n = 3), Sucht-Rehalots*innen (n = 3) und schneller Austausch (n = 2).

### 4.2.3 Fazit

Die Netzwerkanalyse hatte das Ziel, bestehende Kooperationen zwischen den einzelnen Institutionen zu untersuchen. Es sollten durch das Trendstudiendesign mögliche Veränderungen in der Bewertung einzelner Aspekte identifiziert werden.

Ein weiteres Ziel war, das Netzwerk als solches von den Netzwerkpartner*innen bewerten zu lassen, um so bspw. Unterschiede hinsichtlich einzelner Netzwerkparameter zwischen verschiedenen Akteur*innengruppen zu identifizieren. Dies ist daher interessant, da das Netzwerk der Sucht-Rehalots*innen wie bereits in der Einleitung beschrieben, sehr heterogen ist.

Mit der Netzwerkanalyse sollte ein umfassendes Verständnis über den aktuellen Zustand des Netzwerkes und den möglichen Veränderungen des Netzwerkes innerhalb eines Jahres gewonnen werden.

Da die Teilnahme an der Befragung nicht verpflichtend war, lag der Erhebung ein Trendstudiendesign zugrunde. Wie in dem Ergebnisteil bereits geschildert, zeigen sich keine signifikanten Veränderungen innerhalb eines Jahres bzgl. der Bewertung der unterschiedlichen Netzwerkparameter. Zwar wurden im Hinblick auf die Mittelwerte einzelne Aspekte mal besser, mal schlechter bewertet, dennoch sind die jeweiligen Gruppenunterschiede nicht signifikant. Dies bedeutet, dass sowohl die erste wie auch die zweite Befragungspopulation das Netzwerk recht ähnlich bewertete. Insgesamt wurden alle Bereiche im Durchschnitt ausreichend gut bewertet. Der am schlechtesten bewertete Parameter, die Interaktionsdichte, lag mit 2,7 Punkten noch im Mittelfeld der Bewertungsskala. Die am besten bewertete Variable, wenn beide Befragungszeitunkte zusammen betrachtet werden, war der Nutzen.

Auch wenn andere Aspekte innerhalb des Netzwerks nicht so gut bewertet wurden, wie bspw. die Interaktionsdichte, bedeutet dies nicht, dass eine Empfehlung ausgesprochen werden müsste, häufiger im Netzwerk kommunizieren zu müssen. Da ab einem gewissen Punkt eine „Mehrkommunikation" nicht zwingend besser ist, d. h. wenn die Interaktionsdichte niedrig bewertet wird, bedeutet dies lediglich, dass die Dichte der Interaktionen nicht allzu hoch ist. So ist bspw. die Interaktionsdichte hoch, wenn sich die Netzwerkpartner*innen jede Woche zu einer Videokonferenz treffen würden, dies ist aber für einige Kooperationsmitglieder nicht zwingend notwendig oder relevant, sondern würde unter Umständen unnötig Zeit kosten. Dies würde auch auf den Punkt der Netzwerkkommunikation zutreffen. Interessant ist diese Bewertung im Hinblick auf weitere Parameter, wie dem Nutzen oder Nachhaltigkeit. So kann man hinsichtlich Empfehlungen bzgl. des Netzwerkes schlussfolgern, dass die Menge der Kommunikation, die Güte der Koordination oder auch der Kenntnisstand nicht zwangsläufig verbessert werden müssten, damit die im Modellprojekt etablierten Strukturen als sinnvoll bzw. nutzbar eingeschätzt werden. Diese Erkenntnis wird gestützt durch die Gruppenvergleiche in der ersten Befragung, in denen deutlich wurde, dass die Bewertung der Netzwerkmerkmale wie Interaktionsdichte oder Kenntnisstand sich zwischen den losen und festen Netzwerkpartner*innen signifikant unterscheiden, aber hinsichtlich des Nutzens oder Nachhaltigkeit nicht. Außerdem wird im qualitativen Teil der Analyse sichtbar das sich nur vereinzelt eine engere Kommunikation gewünscht wird, im Allgemeinen aber kaum Verbesserungsvorschläge diesbezüglich genannt werden. Stattdessen werden eher die Stärken des Projektes sowohl von losen und festen Netzwerkpartner*innen betont.

Abschließend lässt sich feststellen, dass es der DRV Oldenburg-Bremen geglückt ist, ein Netzwerk aufzubauen, dessen Nutzen von allen an der Umfrage beteiligten Netzwerkpartner*innen klar erkannt wurde. Selbst bei einer weniger intensiven Kommunikation/Koordination oder niedrigem Kenntnisstand, stellten die losen Partner*innen, den Mehrwert des Projekts fest. Auch die positive Bewertung der Nachhaltigkeit schließt darauf, dass die meisten Kooperationspartner*innen, die an dieser Befragung teilnahmen, nach Abschluss des Projekts die etablierten Strukturen weiterhin nutzen wollten. Auch das rund die Hälfte der befragten Netzwerkpartner*innen bereits eine Vermittlung zur DRV Oldenburg-Bremen durchgeführt haben, zeigt auf, dass das Netzwerk nicht nur als nützlich angesehen, sondern auch genutzt wurde.

## 4.3 Quantitative Prozessevaluation

Die Prozessevaluation erfolgt, wie im Methodenteil beschrieben, basierend auf standardisierten und anonymisierten, personenbezogenen Daten aus den Halbjahresberichten der DRV Oldenburg-Bremen. Der daraus abgeleitete Datensatz beinhaltet im Wesentlichen, neben Alter und Geschlecht, genaue Zeitangaben zu den einzelnen Stationen (z. B. Zeitpunkt SRK, Zeitpunkt Reha-Antrag etc.). Dadurch kann präzise erfasst werden, wie viele Personen sich bei der DRV gemeldet haben, über welche Vermittlungswege sie auf das Projekt aufmerksam wurden und welche Beratungsverläufe sich ergeben haben. Dies ermöglicht zum einen Zeitspannen zwischen den einzelnen Etappen zu errechnen und zum anderen zu identifizieren, an welchen Punkten Personen ausgeschieden sind. Die Ergebnisse dieses Studienteils werden im Folgenden ausführlich dargestellt, womit wiederum zentrale Punkte der Evaluation, wie Erreichen der Zielgruppe, Netzwerkaktivität und Schnittstellenmanagement analysiert und überprüft werden kann.

### 4.3.1 Teilnehmer*innenrekrutierung: Kontaktaufnahmen und Vermittlungswege

Um ein zentrales Thema der Evaluation, die eben genannte Netzwerkaktivität, zu analysieren, bietet die Prozessdokumentation, eine genaue Übersicht der Vermittlungswege. Besonders interessant dabei ist, wie sich bestimmte Vermittlungswege über die Zeit verändern und ob gewisse Trends darin zu erkennen sind. Daher werden im ersten Schritt die generellen Vermittlungen vorgestellt, um dann für jeden Zeitpunkt (t1–t9) einzeln die Vermittlungswege aufzuzeigen. Anschließend wird überprüft, welche Personen aus welchen Vermittlungswegen prozentual am häufigsten eine Rehabilitationsmaßnahme in Anspruch genommen haben.

Insgesamt nahmen in der gesamten Zeitspanne des Modellprojektes 270 Personen den Kontakt zur DRV Oldenburg-Bremen auf. In der folgenden Abb. 4.28 wird dargestellt, wie sich die Kontaktaufnahmen über den gesamten Verlauf verteilen.

Zu den Zeitpunkten t1, t2 und t3 wurden jeweils zwischen 13 und 19 Personen erreicht. Diese geringen Zulaufzahlen lassen sich einerseits auf die Ein-

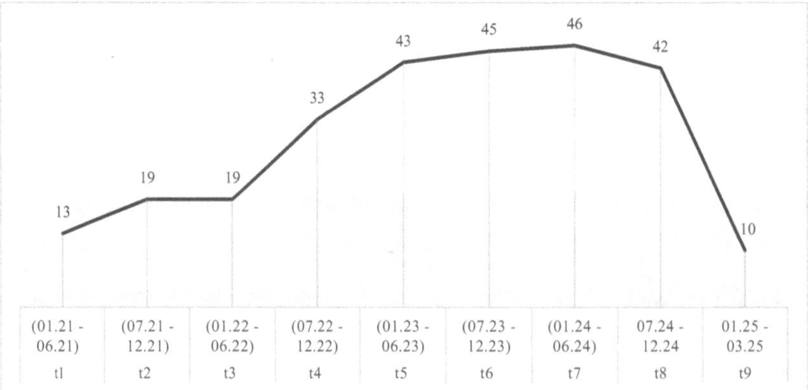


**Abb. 4.28** Kontaktaufnahmen im Verlauf. (Eigene Abbildung)

schränkungen durch die Corona-Pandemie zurückführen. Andererseits musste ein Netzwerk, welches Personen potenziell auf den SRK aufmerksam macht, zunächst etabliert werden. Insgesamt wurden in den ersten drei Zeiträumen 51 Personen erreicht. Dies entsprach nicht den Vorgaben der Planung, weshalb, wie im Abschn. 2.3.1 beschrieben, die Direktvermittlung eingeführt wurde. Seit der Etablierung der Direktvermittlung zum Zeitpunkt t4 ist erkennbar, dass die Zahl der Personen, die im Erstkontakt mit der DRV Oldenburg-Bremen standen, deutlich zunahm und dass sich ab t5 die Zahl der kontaktaufnehmenden Personen, im Vergleich zu den ersten drei Zeitpunkten, mehr als verdoppelte. Seitdem die Fachstellen als Vermittlungswege in das Projekt integriert wurden, pendelte sich die Zahl zwischen 42 und 46 erreichten Personen (t5–t8) ein. Zu t9 ist die Zahl auf 10 Personen gesunken, da dieser Zeitraum aufgrund des Auslaufens des Modellprojektes lediglich drei Monate umfasste. Der größte Teil der kontaktaufnehmenden Personen (65,2 %) liegt zwischen t5 und t8. Damit hat die Direktvermittlung den gewünschten Effekt des verbesserten Zulaufes erzielt.

Diese insgesamt 270 Kontaktaufnehmenden wurden von unterschiedlichen Vermittler*innen auf das Projekt hingewiesen.

Zu t1 wurden die meisten Personen (n = 7) wie in Abb. 4.29 zu sehen ist, von den kooperierenden Jobcentern Bremen, Bremerhaven und Oldenburg zu der DRV Oldenburg-Bremen gelotst. Des Weiteren wurden vier Personen über einen Zeitungsartikel in der NWZ auf das Projekt aufmerksam. Außerdem wurde eine Person von einem*einer Psychotherapeut*in zu SEMRES gelotst. Ein weiterer Vermittlungsweg wurde nicht dokumentiert und bleibt unbekannt.

Auch zu Zeitpunkt t2 waren die kooperierenden Jobcenter mit n = 6 die Hauptvermittlerinnen. Weitere fünf Personen wurden von unterschiedlichen Betrieben auf das Projekt aufmerksam gemacht. Überdies wurden jeweils zwei Personen von

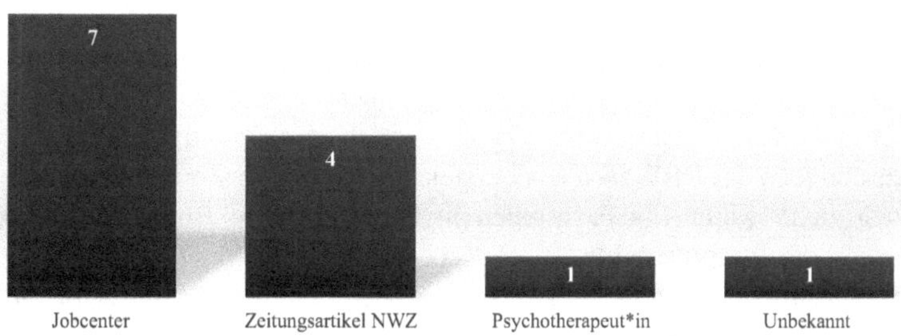


**Abb. 4.29** Vermittlungswege zu t1. (Eigene Abbildung)

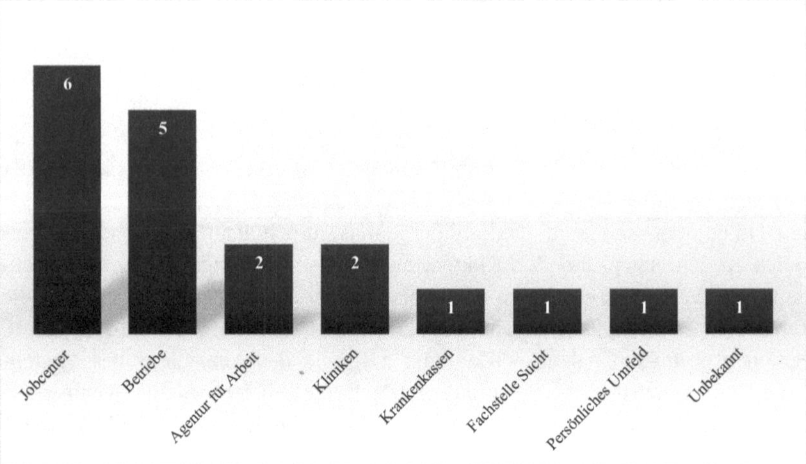


**Abb. 4.30** Vermittlungswege zu t2. (Eigene Abbildung)

der Agentur für Arbeit und zwei Kliniken zu SEMRES vermittelt. Ebenfalls fungierten eine Krankenkasse sowie eine Fachstelle Sucht als Vermittlerinnen (Abb. 4.30).

Ähnlich wie zu t1 und t2 waren auch zu t3 die Jobcenter die Hauptvermittlerinnen (n = 9). Ebenso waren erneut Psychotherapeut*innen (n = 2), die Agentur für Arbeit (n = 1), sowie zwei Betriebe (n = 2) als Vermittler*innen vertreten. Weitere Personen wurden u. a. über das persönliche Umfeld (n = 1), eine*n Hausärzt*in (n = 1) und eine Krankenversicherung (n = 1) erreicht. Wie in Abb. 4.31 aufgezeigt, erreichte auch das Anschreiben der DRV nach einer abgelehnten Reha eine*n potenzielle Teilnehmer*in.

Zum Zeitpunkt t4, in dem die Direktvermittlung etabliert worden ist, wurden, wie deutlich zu erkennen ist, die Fachstellen in Oldenburg und Bremen die Hauptvermittlerinnen mit insgesamt 15 erreichten Personen (siehe Abb. 4.32). Zudem waren erneut u. a. Personen aus dem persönlichen Umfeld (n = 4), die Jobcenter (n = 2) sowie Krankenkassen (n = 2) als Vermittler*innen tätig. Ebenfalls sorgte das Anschreiben der DRV nach einer abgelehnten Reha für Zuwachs (n = 3).

Auch zu t5 waren die Fachstellen in Oldenburg und Bremen mit 23 Vermittlungen die Hauptvermittlerinnen (siehe Abb. 4.33). Damit wurden zwischen Januar und Juni 2023 allein durch die Fachstellen rund 53,5 % von den gesamten 43 Personen erreicht. Die Jobcenter hingegen hatten zu diesem Zeitpunkt lediglich zwei Personen vermitteln können und auch weitere Vermittlungswege wie bspw.

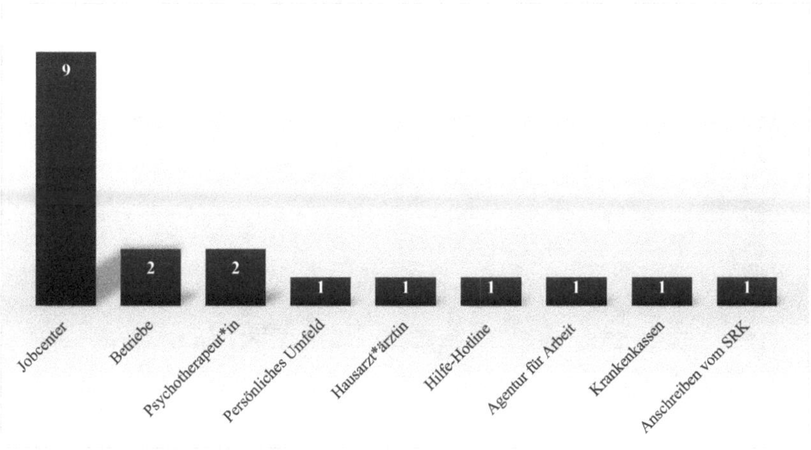


**Abb. 4.31** Vermittlungswege zu t3. (Eigene Abbildung)

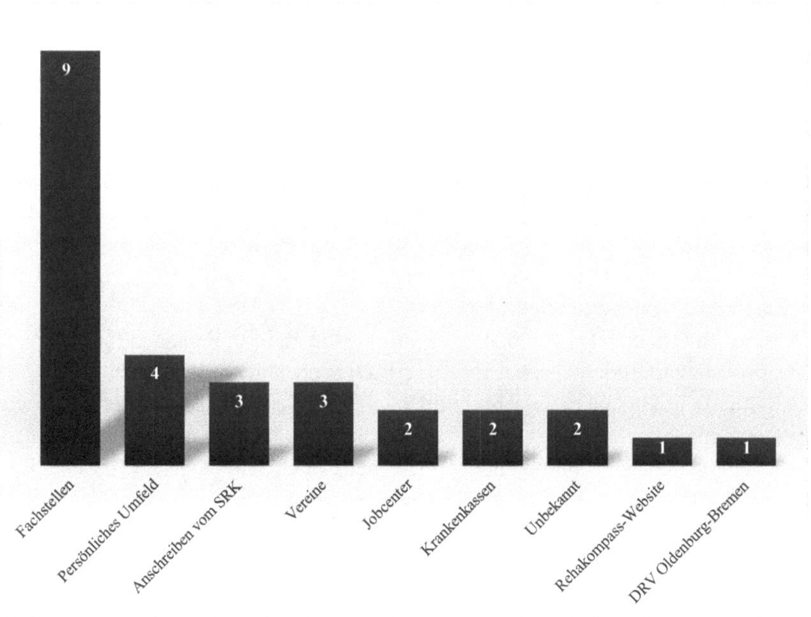


**Abb. 4.32** Vermittlungswege zu t4. (Eigene Abbildung)

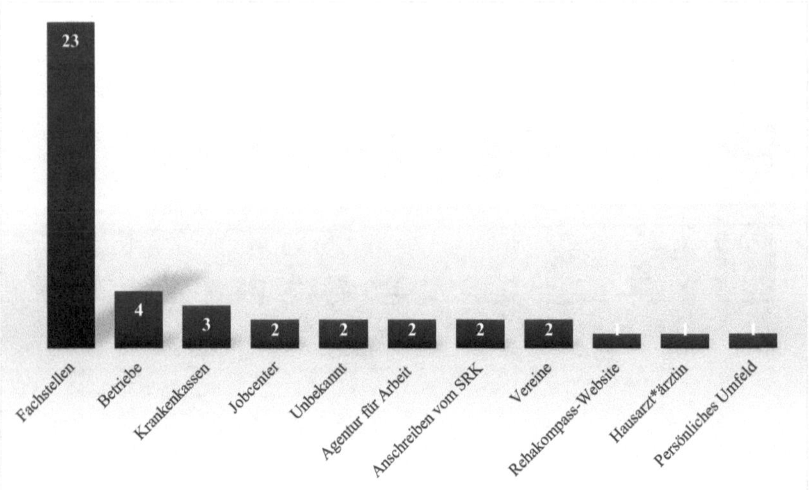


**Abb. 4.33** Vermittlungswege zu t5. (Eigene Abbildung)

Krankenkassen (n = 3) oder die Agentur für Arbeit (n = 2) lotsten im Vergleich relativ wenig Personen in das Projekt.

Von den zu t6 erreichten Personen (n = 45), wurde knapp die Hälfte (48,9 %) über die Fachstellen vermittelt (siehe Abb. 4.34). Diese waren erneut mit 22 Personen die Hauptvermittlerinnen für den Zeitraum Juli bis Dezember 2023. Weitere sechs Personen wurden über ein Anschreiben vom Rehakompass nach abgelehnter Reha erreicht. Des Weiteren fungierten bspw. Kliniken (n = 5) sowie die Jobcenter (n = 3) als Vermittlerinnen. Auch Beratungsangebote wie das Care Programm wurden als Vermittlungsweg angegeben.

Auch im ersten Halbjahr 2024 zu t7 wurden die meisten Personen (n = 22) von den Fachstellen erreicht (siehe Abb. 4.35). Die Jobcenter vermittelten in diesem Zeitraum sechs Personen, weitere fünf Personen wurden von der Agentur für Arbeit gelotst. Zudem konnte man durch das Anschreiben der DRV nach einer abgelehnten Reha vier potenzielle Teilnehmende erreichen. Auch Kliniken (n = 3) und Bekannte aus dem persönlichen Umfeld (n = 2) machten auf das Projekt aufmerksam.

Die Fachstellen Sucht in Oldenburg und Bremen sind in der Zeitspanne zwischen dem 01.07.24 und dem 31.12.24 (t8) Hauptvermittlerinnen mit 23 vermittelten Personen (siehe. Abb. 4.36). Durch das Anschreiben der DRV nach einer abgelehnten Reha wurden auch in diesem Zeitraum sechs Personen erreicht.

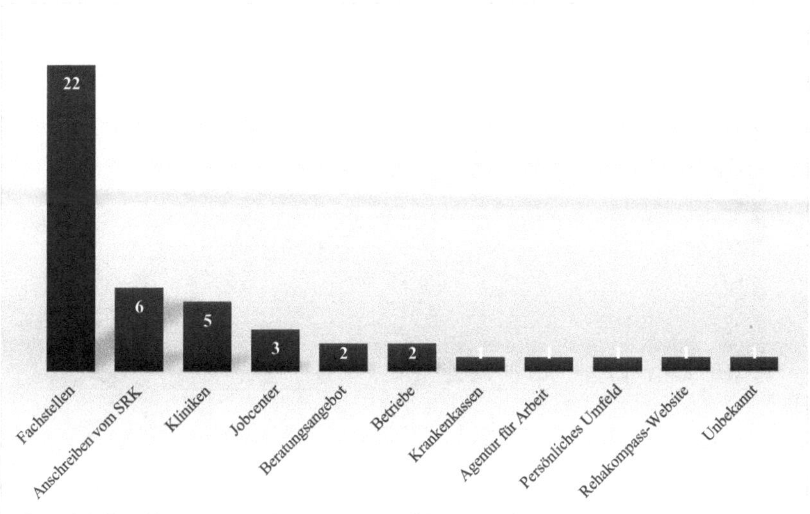


**Abb. 4.34** Vermittlungswege zu t6. (Eigene Abbildung)

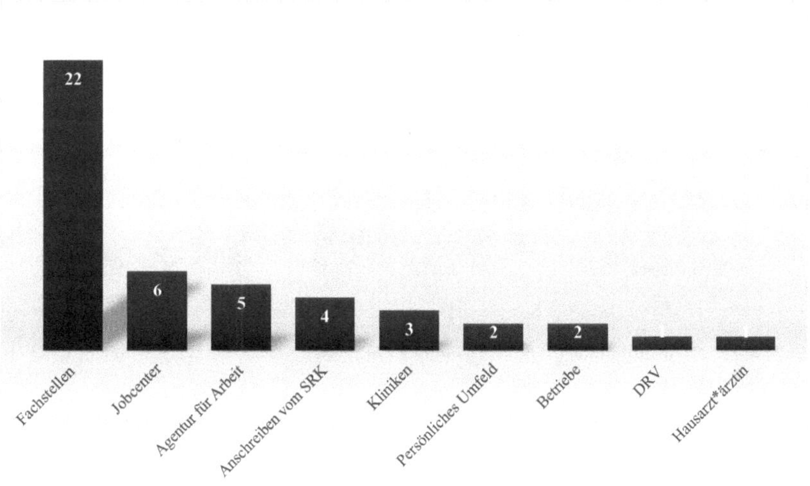


**Abb. 4.35** Vermittlungswege zu t7. (Eigene Abbildung)

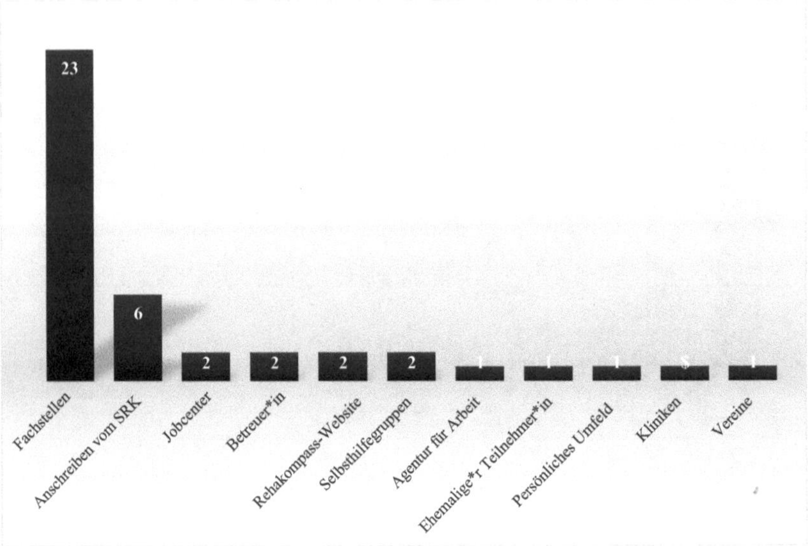


**Abb. 4.36** Vermittlungswege zu t8. (Eigene Abbildung)

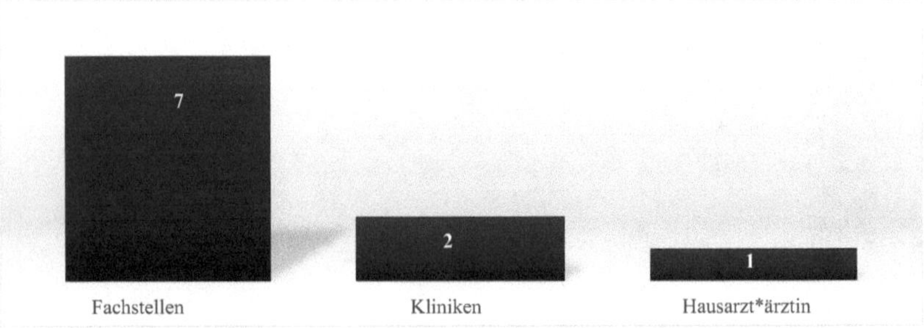


**Abb. 4.37** Vermittlungswege zu t9. (Eigene Abbildung)

Im letzten Zeitraum t9 wurden zehn Personen erreicht, sieben davon wurden von den Fachstellen vermittelt. Des Weiteren sind ein*e Berater*in (n = 1) und ein*e Hausärzt*in (n = 1) als Vermittler*innen vorgekommen (siehe Abb. 4.37).

Insgesamt haben die Fachstellen über alle Zeiträume hinweg mit 113 potenziellen Teilnehmenden (41,9 %) die meisten Personen in das Modellprojekt SEMRES vermittelt. Die Jobcenter haben insgesamt 37 Interessent*innen akquirieren können, was 13,7 % aller erreichten Personen umfasst. Durch das Anschreiben der

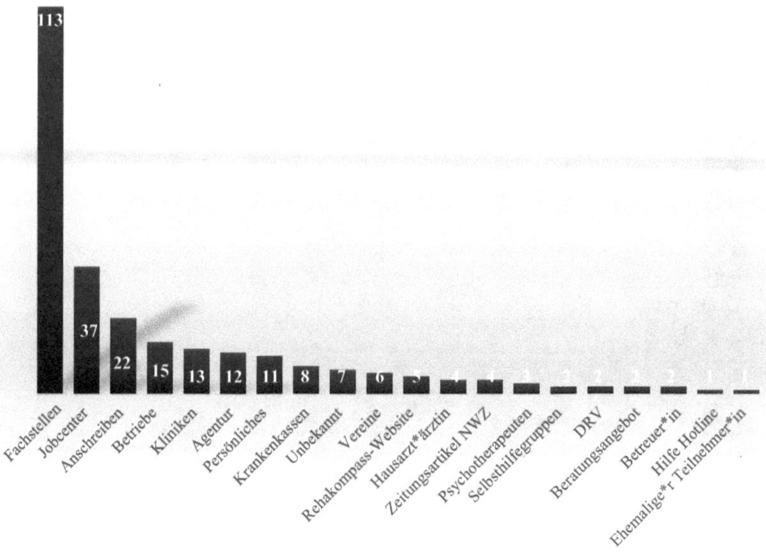


**Abb. 4.38** Häufigkeiten aller Vermittlungswege. (Eigene Abbildung)

DRV nach einer abgelehnten Reha sind 22 Personen (8,1 %) auf den SRK aufmerksam geworden. Weitere 4,1 % (n = 11) wurden durch ihr persönliches Umfeld angesprochen (siehe Abb. 4.38). Damit sind die Fachstellen, auch wenn sie erst Mitte des Projekts als Vermittler*innen hinzugezogen worden sind, mit großem Abstand der Vermittlungsweg, über den die meisten Personen zu SEMRES gekommen sind.

Die Zugangswege zum Projekt sind interessant, um zunächst einen generellen Überblick über die Vermittlungsakteur*innen zu bekommen und um zu überprüfen, inwieweit die Direktvermittlung zum Anstieg von Erstkontakten führte.

Interessant ist aber zudem, welche Vermittlungswege die Personen hatten, die tatsächlich anschließend eine Rehabilitationsmaßnahme in Anspruch genommen und bereits abgeschlossen haben. Diese Vermittlungswege sind in Abb. 4.39 dargestellt. Auch hier wurden die meisten Personen (38,9 %) von den Fachstellen vermittelt. Interessant ist, dass danach das Anschreiben der DRV nach abgelehnter Reha folgt. Auf dem dritten Platz sind Betriebe und auf Platz vier mit 7,8 % kommen die Jobcenter. Damit sind zwar die ersten vier Hauptvermittlungswege gleichgeblieben, allerdings hat sich die Reihenfolge geändert. Auch die Erfolgsquote von Teilnehmenden, die tatsächlich in Anschluss eine Rehabilitation in Anspruch nahmen, variiert stark.

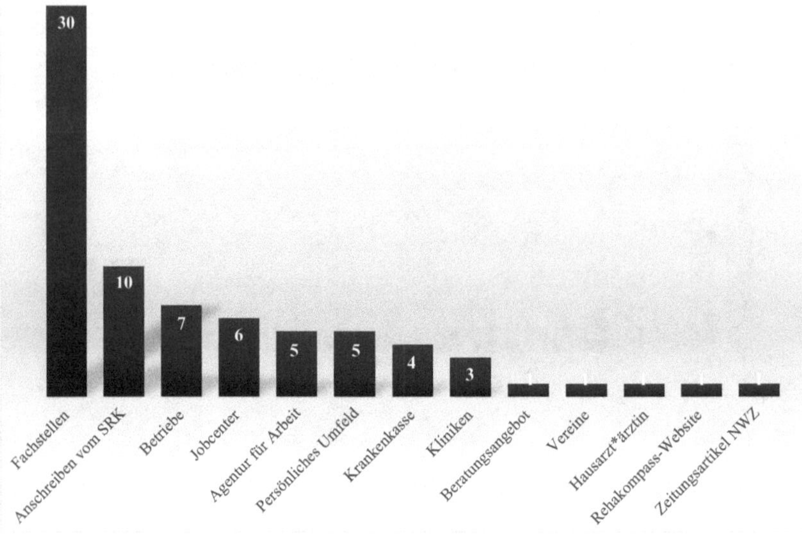


**Abb. 4.39** Häufigkeiten aller Vermittlungswege in Sucht-Reha. (Eigene Abbildung)

Bezieht man die Zahlen aus diesen beiden Analysen aufeinander, wird deutlich, dass von den insgesamt 113 vermittelten Personen, die durch die Fachstellen ins Projekt vermittelt wurden, lediglich 26,5 % im Anschluss in Reha gegangen sind.

Von den Personen, die über das Anschreiben der DRV nach abgelehnter Reha in das Projekt kamen, sind hingegen ganze 45,5 % anschließend in eine Reha gegangen. Dies zeigt wie effektiv letzteres war. Auch 46,7 % der Personen, die über das betriebliche Umfeld auf das Projekt aufmerksam gemacht wurden, haben nach Teilnahme am Projekt eine Rehabilitation angefangen. Außerdem haben Personen, die über das persönliche Umfeld zur DRV Oldenburg-Bremen gelotst wurden, mit 45,5 % eine hohe Quote an Übergängen in eine Reha. Die höchste relativ gesehene Übergangsquote (50 %) haben Teilnehmende, die über die Krankenkassen oder allgemeine Beratungsstellen ins Projekt kamen. Bei den Jobcentern liegt die Quote derer, die eine anschließende Reha in Anspruch genommen haben, mit 16,2 % am niedrigsten von allen Vermittlungswegen.

Im Vergleich zu den regulären Zugangswegen in die Sucht-Rehabilitation, bei denen i. d. R. 60 % auf die Vermittlung aus Beratungsstellen und 20 % auf die Verlegung aus psychiatrischen oder internistischen Entzugskliniken sowie 10 % im

Bereich illegale Drogen aus Justizvollzugsanstalten zurückgehen (Weissinger, 2017), zeigten sich im Modellprojekt SEMRES deutlich breiter gefächerte Zugangswege. Zwar waren die Fachstellen auch hier mit Abstand die häufigsten Vermittlerinnen, dennoch lag der Anteil von vermittelten Personen nicht wie regulär bei 60 % sondern bei 38,9 %. Zudem spielten bei SEMRES viele alternative Wege, wie bspw. die Jobcenter und Krankenkassen eine Rolle.

### 4.3.2 Alter und Geschlecht der Teilnehmenden

Ein weiteres zentrales Element der Evaluation besteht, wie einleitend beschrieben, darin, die Zielgruppe zu bestimmen. Dies bedeutet zu überprüfen, welche Charakteristika die einzelnen Personen innehatten. Die von der DRV Oldenburg-Bremen bereitgestellte Datei der Prozessdokumentation lieferte hierfür zum einen das Alter, zum anderen das jeweilige Geschlecht der Teilnehmenden. Besonders an dieser Datenlage, im Vergleich zur Fragebogenerhebung, ist, dass alle Personen erfasst wurden und nicht nur diejenigen, die an der Befragung teilnehmen wollten/konnten. Damit lässt sich ein vollumfänglicher Überblick über die Zielgruppe hinsichtlich des Geschlechtes und Alter erstellen. Anfangs werden beide Merkmalsausprägungen im Zeitverlauf (t1–t9) dargestellt. Daraufhin wird das Durchschnittsalter und die generelle, über alle Zeiträume hinweg bestehende Geschlechterverteilung, ermittelt und eingeordnet. Abschließend werden die beiden Merkmalsausprägung für die einzelnen Zeiträume, sprich, Lots*innen Beratung, SRK-Teilnahme und Reha-Beginn berechnet und dargestellt.

Gestartet wird nun mit einem Überblick über die Zeiträume t1 bis t9. Insgesamt zeigt sich über die Zeitpunkte eine kontinuierliche Entwicklung in der Zusammensetzung der erreichten Personen hinsichtlich des Geschlechts und Alter. Es wurden, wie im Kapitel zuvor deutlich wurde, zunehmend mehr Personen erreicht, insbesondere nach der Einführung der Direktvermittlung (t4). Das Durchschnittsalter schwankte, blieb aber, mit einzelnen Ausnahmen, in einem relativ stabilen Rahmen (zwischen 40–45 Jahren).

Zu t1 wurden wie zuvor im Abschn. 4.3.1 grafisch dargestellt, lediglich 13 Personen erreicht. Dabei waren die Frauen deutlich älter (Ø 56,6 Jahre) als die Männer (Ø 38,3 Jahre). Das Durchschnittsalter für diesen Zeitpunkt betrug insgesamt 44,4 Jahre.

Zu den beiden darauffolgenden Zeitpunkten t2 und t3 wurden jeweils 19 Personen erreicht. Die Frauen waren zwar weiterhin älter, aber durchschnittlich jünger als in t1. Dadurch ist auch ein leichter Rückgang des Durchschnittsalters zu beobachten. Mit der Einführung der Direktvermittlung zu t4 gab es einen deutlichen Zuwachs von erreichten Personen. Dieser Zuwachs von 14 Personen war aber ausschließlich männlich. Auch das beobachtete Durchschnittsalter blieb weiterhin stabil.

Nach der Direktvermittlung zu t4 stieg die Zahl der erreichten Personen weiterhin, sodass zu t5 43 Personen ins Projekt gefunden haben, davon war wieder der Großteil (81,4 %) männlich. Im Altersvergleich zwischen den Männern und Frauen ist zu sehen, dass sich das Alter erstmals anglich. Es bestand nur noch ein Unterschied von 3,2 Jahren. Bei dem Zeitpunkt t6 sank der Anteil männlicher Personen auf 64,4 %. Der beobachtete Altersdurchschnitt blieb aber, trotz der leichten Korrektur der Geschlechterverteilung nahezu gleich. Zu t7 war die Verteilung wie in früheren Zeitpunkten. Dennoch ist zu erkennen, dass rund 13 % ohne Alters- oder Geschlechtsangaben waren. Dies ist eine Besonderheit und auffällig hoch.

Auch zu t8 waren 16,7 % ohne Angaben, welches im Vergleich zu den vorherigen Zeitpunkten weiterhin ein auffällig großer Anteil ist. Zudem stieg das Durchschnittsalter der Männer deutlich, während das der Frauen recht konstant blieb. Dadurch stieg auch das Gesamtalter um fast 5 Jahre.

Der letzte Beobachtungszeitpunkt ist t9. Dort wurden anstatt der üblichen sechs Monate nur drei dokumentiert. Daher wurden auch nur 10 Personen erreicht.

Diese sind zu einem großen Teil (90 %) männlich und auch das Durchschnittsalter ist im gesamten Beobachtungszeitraum das Niedrigste. Aufgrund der kurzen Dauer sind aber keine belastbaren Schlüsse möglich.

Zusammengefasst lässt sich sagen, dass die Direktvermittlung (ab t4) maßgeblich zur Erhöhung der Reichweite beigetragen hat und Frauen zu Beginn deutlich älter waren, was sich später anglich. Und die generelle Geschlechterverteilung über die einzelnen Zeitpunkte deutlich schwankt, so gab es zeitweise deutlich mehr Männer (v. a. t5), später war es wieder ausgeglichener.

Zudem waren Datenlücken (Alter/Geschlecht unbekannt) besonders ab t7 zu erkennen. Alle Ergebnisse sind in Tab. 4.19 dargestellt.

Wenn alle Zeiträume (t1–t9) zusammenbetrachtet werden, ergibt sich ein Durchschnittsalter von 40,3 Jahren über alle Geschlechter hinweg. Der Median liegt unter dem Durchschnitt bei 39 Jahren. Die älteste Person war 66 Jahre alt und die jüngste 19 Jahre (siehe Abb. 4.40).

Wie im Boxplot zu sehen ist, lagen 50 % der Personen zwischen 29 und 50 Jahren, 25 % zwischen 19 und 29 Jahren, weitere 25 % zwischen 50 und 66 Jahren. Wesentliche Ausreißer sind nicht zu beobachten. 67,8 % aller erreichten Personen waren zwischen 30 Jahren und 59 Jahren alt. In den Daten von der NLS sind es in der gleichen Alterspanne lediglich 52,5 % (Niedersächsische Landesstelle für Suchtfragen e.V., 2024). Dies ist ein Unterschied von über 15 Prozentpunkten. Zudem sind bei den NLS-Daten 18,4 % der betreuten Menschen 60 Jahre oder älter, während es bei den von SEMRES erreichten Personen lediglich 7,3 % waren.

**Tab. 4.19** Alters- und Geschlechterverteilung zu allen Zeitpunkten

| Zeitpunkt | Geschlecht | n | Durchschnittsalter |
|---|---|---|---|
| t1 | Männlich | 8 | 38,3 Jahre |
| | Weiblich | 5 | 56,6 Jahre |
| | Unbekannt | / | / |
| | Gesamt | 13 | 44,4 Jahre |
| t2 | Männlich | 11 | 34,6 Jahre |
| | Weiblich | 8 | 47,1 Jahre |
| | Unbekannt | / | / |
| | Gesamt | 19 | 40,1 Jahre |
| t3 | Männlich | 11 | 36,7 Jahre |
| | Weiblich | 8 | 48,4 Jahre |
| | Unbekannt | / | / |
| | Gesamt | 19 | 40,6 Jahre |
| t4 | Männlich | 25 | 35,2 Jahre |
| | Weiblich | 7 | 47,4 Jahre |
| | Unbekannt | 1 | / |
| | Gesamt | 33 | 37,8 Jahre |
| t5 | Männlich | 35 | 40,7 |
| | Weiblich | 8 | 43,9 |
| | Unbekannt | / | / |
| | Gesamt | 43 | 41,6 Jahre |
| t6 | Männlich | 29 | 39,3 Jahre |
| | Weiblich | 15 | 43,2 Jahre |
| | Unbekannt | 1 | / |
| | Gesamt | 45 | 40,7 Jahre |
| t7 | Männlich | 32 | 37,6 Jahre |
| | Weiblich | 8 | 43,8 Jahre |
| | Unbekannt | 6 | / |
| | Gesamt | 46 | 38,8 Jahre |
| t8 | Männlich | 26 | 43,0 Jahre |
| | Weiblich | 9 | 43,3 Jahre |
| | Unbekannt | 7 | / |
| | Gesamt | 42 | 43,1 Jahre |
| t9 | Männlich | 9 | 36,0 Jahre |
| | Weiblich | 1 | 23 Jahre |
| | Unbekannt | / | / |
| | Gesamt | 10 | 34,4 Jahre |

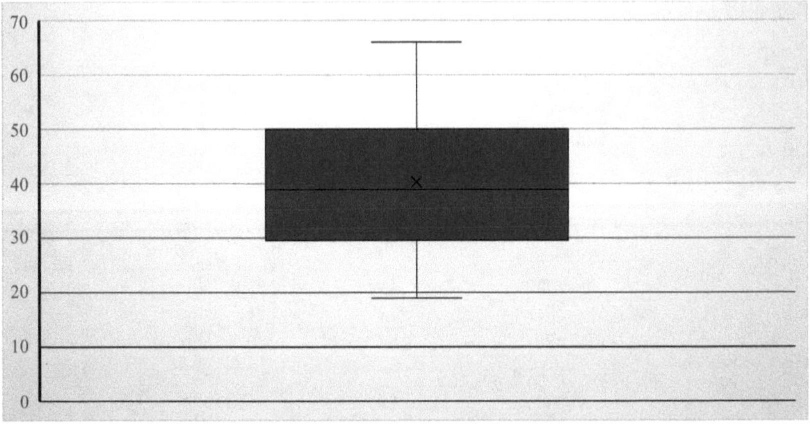


**Abb. 4.40** Altersverteilung über den gesamten Zeitraum. (Eigene Abbildung)

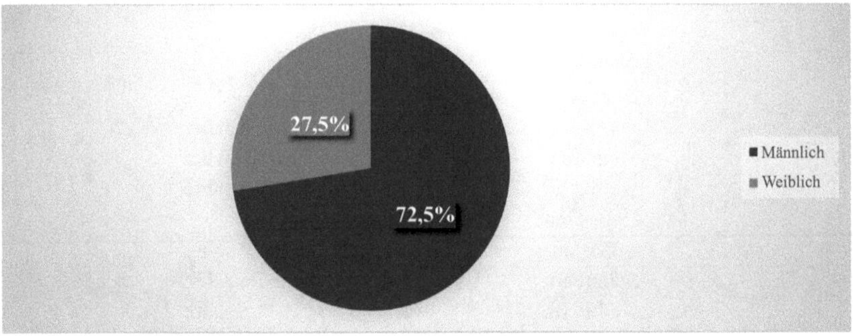


**Abb. 4.41** Geschlechterverteilung über den gesamten Zeitraum. (Eigene Abbildung)

In Geschlechter unterteilt ist zu erkennen, dass Personen, die angaben, männlich zu sein, im Schnitt über den gesamten Zeitraum 38,6 Jahre alt sind, während Frauen hingegen im Schnitt rund sieben Jahre älter waren (Durchschnittsalter der Frauen: 45,1 Jahre). Der jüngste Mann war 19 und die jüngste Frau 23. Die älteste Person, die angab weiblich zu sein, war 63 Jahre alt, wohingegen die älteste Person, die angab männlich zu sein, 66 Jahre alt war.

In Bezug auf die generelle Geschlechterverteilung ist eine Verteilung von 72,5 % Männern (n = 185) und 27,5 % Frauen (n = 70) zu erkennen (siehe Abb. 4.41). Auch bei den Daten der NLS wurden mehrheitlich Männer durch die

Fachstellen betreut. Sie machten in deren Daten etwa 67,1 % der Gesamtzahl aller Klient*innen aus; bundesweit liegt der Anteil, ähnlich wie bei SEMRES, bei 72,8 % (Niedersächsische Landesstelle für Suchtfragen e.V., 2024). Damit liegt der Männeranteil von SEMRES leicht über dem niedersächsischen, aber genau im bundesweiten Schnitt.

Wie verhält sich nun diese Alters- und Geschlechterverteilung im Beratungsverlauf? In Tab. 4.20 ist das Durchschnittsalter und in Tab. 4.21 ist die Geschlechterverteilung jeweils für die Zeitpunkte Lots*innen Beratung, SRK und Beginn der Rehabilitationsmaßnahme abgebildet. Bezüglich des Durchschnittsalters lässt sich sagen, dass dies für beide Geschlechter, abgesehen von leichten Schwankungen von maximal zwei Jahren bei den Frauen, recht konstant blieb. Auch das Gesamtalter blieb zu den drei Zeitpunkten gleich. Laut dem DHS-Jahrbuch Sucht von 2025 liegt das Durchschnittsalter von Frauen während der stationären Reha bei 43,9 Jahren und bei Männern bei 41,6 Jahren, das Gesamtdurchschnittsalter liegt bei 42,1 Jahren (Schwarzkopf et al., 2025). Damit waren die Frauen, die durch SEMRES und den SRK in eine Reha gelotst wurden im Schnitt um 2,3 Jahre älter als der bundesweite Durchschnitt, wohingegen die erreichten Männer um 2,2 Jahre jünger waren. Auch im geschlechterunspezifischen Durchschnitt lag die SEMRES-Gruppe unter dem Schnitt.

Die Geschlechterverteilung blieb mit einigen leichten Schwankungen zu diesen drei Zeitpunkten recht stabil. Im Jahrbuch Sucht 2025 der DHS wird aufgezeigt, dass im stationären Bereich auch eine ähnliche Geschlechterverteilung von 75,6 % Männern und 24,4 % Frauen vorliegt (Schwarzkopf et al., 2025). Damit scheint die von SEMRES erreichte Gruppe dem Durchschnitt zu entsprechen.

**Tab. 4.20** Durchschnittsalter bei Beratung, SRK und Reha-Beginn

| Geschlecht | Lots*innen-Beratung | SRK | Beginn Reha |
|---|---|---|---|
| Männer | 38,5 | 39,2 | 39,4 |
| Frauen | 44,2 | 44,1 | 46,2 |
| Gesamt | 39,9 | 40,4 | 41,2 |

**Tab. 4.21** Geschlechterverteilung bei Beratung, SRK und Reha-Beginn

| Geschlecht | Lots*innen-Beratung ( %) | SRK (%) | Beginn Reha (%) |
|---|---|---|---|
| Männlich | 171 (75,3 %) | 125 (76,7 %) | 58 (74,6 %) |
| Weiblich | 56 (24,7 %) | 38 (23,3 %) | 20 (25,4 %) |
| Gesamt | 227 (100 %) | 163 (100 %) | 78 (100 %) |

### 4.3.3 Teilnahmeverlauf im Projekt

Einleitend wurden zentrale Ziele der Evaluation vorgestellt, die mit Hilfe der Prozessdokumentation seitens der DRV Oldenburg-Bremen analysiert werden können. Die Netzwerkaktivität und die Bestimmung der Zielgruppe wurden in den beiden zu vorigen Kapiteln ausführlich dargestellt. Es folgt nun die Überprüfung des Schnittstellenmanagements. Hierfür bietet die Prozessdokumentation einen detaillierten Überblick über den Verlauf der Teilnehmenden, zudem liefert dieses Dokument auch Drop-Out Gründe für die einzelnen Schnittstellen. Damit lässt sich überprüfen, zwischen welchen Schnittstellen im Projekt Drop-Outs stattfanden und welche Gründe es für dieses Ausscheiden gab.

Anfangs wird nun der generelle Teilnehmenden-Verlauf im Projekt vorgestellt. Wie in Abb. 4.42 zu sehen ist, gab es bis zum Projektende insgesamt 270 Kontaktaufnahmen zur DRV Oldenburg-Bremen. Von diesen 270 Personen, die einen Erstkontakt zur DRV hatten, nahmen 86,7 % (n = 234) an einer Rehakompass-Beratung von den Lots*innen teil. Im Anschluss an das Lots*innen-Gespräch folgt der SRK, der wiederum von rund 69,7 % (n = 163) derer, die eine Beratung in Anspruch genommen hatten (n = 234), erfolgreich absolviert wurde. Ein entsprechender Reha-Antrag wurde von 77,9 % (n = 127) der SRK-Teilnehmenden gestellt. Bis zum Ende der Prozessdokumentation von Seiten der DRV Oldenburg-

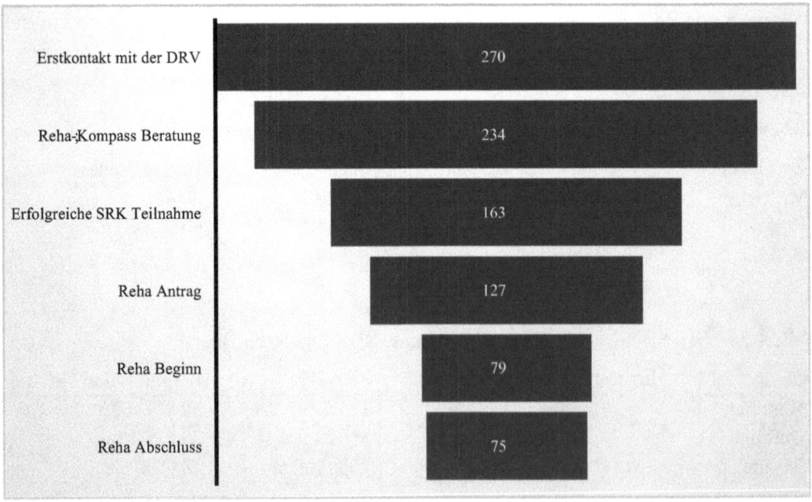


**Abb. 4.42** Drop-Out Verlauf. (Eigene Abbildung)

Bremen haben 59,1 % (n = 75) derer, die einen Reha-Antrag im Anschluss an der SRK gestellt hatten, eine Rehabilitationsmaßnahme bereits abgeschlossen. Dies entspricht 27,8 %, also über ¼ aller Personen, die im Erstkontakt mit der DRV standen. Betrachtet man lediglich die Übergänge vom SRK in die Reha, wurde ein Reha-Antrag von 77,9 % der SRK-Teilnehmenden gestellt, 48,5 % haben bereits eine Reha begonnen.

Laut der von der NLS veröffentlichten Suchthilfestatistik werden rund ein Drittel aller Fälle in den Fachstellen, die mit einer Weitervermittlung beendet werden, in die stationäre medizinische Rehabilitation vermittelt (Bund: 38,8 %) und rund 18 % (Bund: 11,2 %) in die ambulante medizinische Rehabilitation (Niedersächsische Landesstelle für Suchtfragen e.V., 2024). Wenn nun angenommen werden kann, dass, wie in der Vergangenheit üblich, die meisten Reha-Anträge bewilligt werden, lag der Übergang vom SRK in eine ambulante oder stationäre Reha bei über 70 % und damit über dem niedersächsischen und bundesweiten Durchschnitt.

Zwischen den einzelnen Schritten bis zur erfolgreich abgeschlossen Rehabilitation gab es immer wieder Drop-Outs, Gründe dafür wurden, wenn dies möglich war, in der Prozessdokumentation erfasst.

In Tab. 4.22 sind die Drop-Out Gründe (n = 25) zu finden, die dazu führten, dass nach einem Erstkontakt keine Beratung durch die Sucht-Rehalots*innen stattfand. Insgesamt gab es 36 Drop-Outs, 25 Drop-Out Gründe wurden dokumentiert.

Die häufigsten Gründe waren, dass die jeweiligen Personen nicht zur Beratung erschienen sind (n = 4) oder in den letzten vier Jahren bereits einen Antrag auf Re-

**Tab. 4.22** Drop-Out Gründe vor der Sucht-Rehalots*innen Beratung

| Drop-Out Grund | n |
|---|---|
| Nicht erschienen | 4 |
| In den letzten 4 Jahren bereits einen Reha-Antrag gestellt | 4 |
| Wohnort | 3 |
| Unbefristete Erwerbsminderungsrente | 2 |
| Unbekannt | 2 |
| Impferforderlichkeit | 2 |
| Über 60 Jahre alt | 2 |
| Altersrente | 1 |
| Fehlende Motivation | 1 |
| Rehabilitationserfahren | 1 |
| Kinderbetreuung | 1 |
| Nicht rehafähig | 1 |
| Sucht einen Therapieplatz/keine Reha | 1 |

habilitation gestellt hatten (n = 4), weshalb sie für die Teilnahme am SRK nicht in Betracht kamen. Ein weiterer wesentlicher Faktor war der Wohnort, der für eine Beratung und potenzielle Teilnahme am SRK (subjektiv) nicht geeignet war. Es gab auch pandemiebedingte Drop-Out Gründe, wie z. B. der Impfstatus der Personen. Zudem gab es Personen, die bereits Alters- oder Erwerbsminderungsrente in Anspruch nahmen, wodurch sie die Teilnahmevoraussetzungen nicht erfüllten. Alle weiteren Gründe für einen Drop-Out sind der Tab. 4.22 zu entnehmen. Insgesamt lassen sich die ausführlich tabellarisch aufgeführten Drop-Out Gründe in die Cluster Verfahrens-/Verwaltungsgründe (n = 6), soziale/strukturelle Hürden (n = 4), gesundheitliche Ausschlusskriterien (n = 6), externe Hindernisse (n = 2) und persönliche Ablehnung/Motivation (n = 5) clustern.

In der Tab. 4.23 sind die Drop-Out Gründe (n = 49) aufgeführt, die nach dem Sucht-Rehalots*innen Gespräch auftraten. Einer der häufigsten Gründe für den Drop-Out an dieser Stelle war, dass bereits ein Reha-Antrag gestellt wurde. Außerdem bewerteten 10,2 % (n = 5) der Personen, die an dem Lots*innen Gespräch teil-

**Tab. 4.23** Drop-Out Gründe nach der Sucht-Rehalots*innen Beratung

| Drop-Out Grund | n |
|---|---|
| Reha-Antrag gestellt | 8 |
| Wartezeit (subjektiv) zu lang | 5 |
| Nicht erschienen | 4 |
| Mangelndes Interesse nach Beratung | 4 |
| Termine versäumt | 4 |
| Wohnort | 3 |
| Nicht rehafähig | 3 |
| Wartet Widerspruch auf psych. Reha ab | 2 |
| Nicht erreichbar | 2 |
| Versicherungsbedingt | 2 |
| Möchte ohne Hilfe abstinent werden | 1 |
| Möchte keine erneute Therapie | 1 |
| Zwischenzeitlich verstorben | 1 |
| Wird direkt einen Reha-Antrag stellen | 1 |
| Impferforderlichkeit | 1 |
| Hausärztin riet von Teilnahme ab | 1 |
| Möchte eine psychosomatische Reha durchführen | 1 |
| Neue Arbeitsstelle | 1 |
| Fehlende Motivation | 1 |
| Aktuell in Entgiftung | 1 |
| Erwerbsminderungsrente | 1 |
| Angst vor Konsequenzen | 1 |

nahmen, die anschließende Wartezeit als zu lang. 8,2 % (n = 4) waren nicht zur Beratung erschienen und weitere 8,2 % (n = 4) hatten nach der Beratung kein Interesse mehr an einem SRK. Insgesamt kann man die in Tab. 4.23 aufgeführten Gründe erneut in Verfahrens- oder Verwaltungsgründe (n = 13), soziale/strukturelle Hürden (n = 5), gesundheitliche oder fachliche Ausschlusskriterien (n = 6), psychische oder persönliche Ablehnung/Präferenzen (n = 7) und externe Hindernisse (n = 1) clustern, hinzu kommen die Cluster Wartezeiten/Terminprobleme (n = 11) und Kontaktabbrüche/Nichterreichbarkeit (n = 6).

In der Prozessdokumentation werden außerdem die SRK Drop-Out Gründe (n = 37) aufgezeichnet. In der Tab. 4.24 sind die einzelnen Gründe detailliert dargestellt. Der mit Abstand am häufigsten aufgeführte Grund für einen Drop-Out an dieser Stelle des Projektes war ein nicht Erscheinen der Personen zum SRK. Fast die Hälfte (48,6 %) der gesamten SRK Drop-Outs beruhen auf diesem Grund. Zusammenfassen kann man die Gründe in die Cluster persönliche Ablehnung/Motivation/Abbruch (n = 30), gesundheitliche/psychische Gründe (n = 3), organisatorische Hürden (n = 1) und Verwaltungs-/Verweisgründe (n = 2).

Zuletzt wird in der Prozessdokumentation der DRV Oldenburg-Bremen festgehalten, aus welchen Gründen nach dem SRK kein Reha-Antrag gestellt wurde. Von diesen Gründen (n = 13), dargestellt in Tab. 4.25, fallen die meisten darauf zurück, dass die Antragsstellung gemeinsam mit der Fachstelle bevorzugt wurde (n = 3). Jeweils zwei Personen (15,4 %) gaben an, nach dem SRK kein Interesse mehr an einer Rehabilitation zu haben oder aufgrund hoher Ambivalenz keinen Antrag gestellt zu haben.

**Tab. 4.24** Drop-Out Gründe während des SRK

| Drop-Out Grund | n |
|---|---|
| Nicht erschienen | 18 |
| Nach einem Tag abgebrochen | 4 |
| Fehlende Motivation | 3 |
| Klientel schreckt ab | 2 |
| Abbruch am 1. Tag | 2 |
| Kinderbetreuung | 1 |
| Starke Entzugserscheinungen | 1 |
| Krankheit | 1 |
| Stationär in psychiatrischer Klinik | 1 |
| Stellt den Antrag direkt mit der Fachstelle | 1 |
| Verwiesen an Sozialpsychiatrischen Dienst | 1 |
| Unentschuldigt nicht zum 2. Tag erschienen | 1 |
| Unbekannt | 1 |

**Tab. 4.25** Gründe für eine Nicht-Antragstellung

| Drop-Out Grund | n |
|---|---|
| Antragstellung mit Fachstelle | 3 |
| Mangelndes Interesse nach SRK | 2 |
| Hohe Ambivalenz | 2 |
| Beratung mit Rehaeinrichtung | 1 |
| Akut psychotisch | 1 |
| Abbruch | 1 |
| Zunächst Teilnahme an Selbsthilfegruppe | 1 |
| Stationäre Aufnahme in einer Akut-Klinik | 1 |
| RPK geplant | 1 |

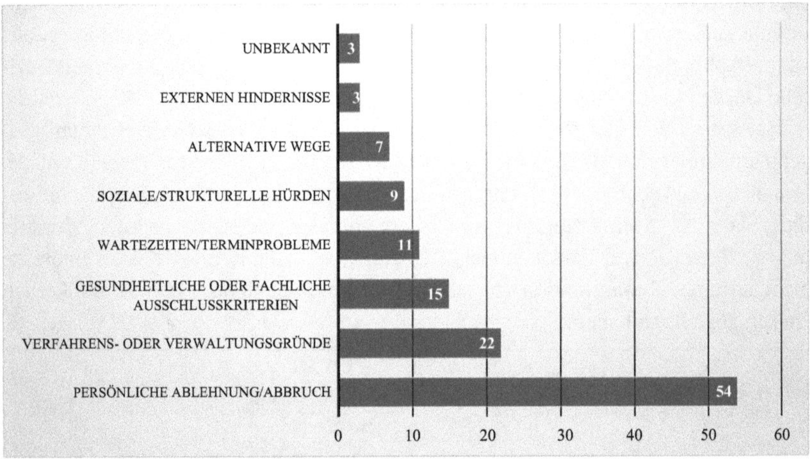


**Abb. 4.43** Geclusterte Drop-Out Gründe über alle Zeitpunkte. (Eigene Abbildung)

In diesem Zusammenhang lassen sich deutlich weniger Cluster bilden. Dennoch gibt es Cluster wie z. B. alternative Wege (n = 7), persönliche Ablehnung (n = 3) oder psychische/emotionale Gründe (n = 3).

In Abb. 4.43 sind alle gebildeten Cluster zusammengefasst worden. Dementsprechend ist das größte Cluster mit 54 Drop-Outs das Cluster persönliche Ablehnung/Abbruch. Darunter fällt auch die Kategorie Nichterreichbarkeit/Kontaktabbrüche. Zudem ist das Cluster Verfahrens-/Verwaltungsgründe mit 22 Drop-Outs ein wesentlicher Faktor. Diese beiden Cluster allein fassen bereits 61,3 % aller Drop-Outs zusammen. Mit dem darauffolgenden Cluster gesundheitliche oder fachliche Ausschlusskriterien werden knapp ¾ (73,4 %) aller Drop-Outs erfasst. Damit scheinen zwar persönliche Faktoren eine große Rolle zu spielen, dennoch ist es ein recht heterogenes Gefüge, da eben auch verwaltungstechnische Gründe verantwortlich für Drop-Outs sind.

### 4.3.4 Durchschnittszeiten

Neben dem generellen Verlauf der Teilnehmendenzahlen und den Drop-Outs, spielen auch die jeweiligen Durchschnittszeiten zwischen den Schnittstellen eine zentrale Rolle bei der Evaluation des Schnittstellenmanagements. Wie anfangs bereits beschrieben, gab es in der Prozessdokumentation der DRV Oldenburg-Bremen, neben Vermittlungswegen, dem Alter und Geschlecht, zusätzlich auch genaue Zeitangaben zu den einzelnen Stationen (z. B. Zeitpunkt SRK, Zeitpunkt Reha-Antrag etc.). Dadurch ist es möglich spezifische Zeitspannen zu errechnen und die durchschnittliche Dauer der einzelnen Schnittstellen darzustellen.

Die erste Zeitspanne, die errechnet werden kann, ist die Dauer zwischen Erstkontakt und Sucht-Rehalots*innen Beratung. Wie dem Boxplot in Abb. 4.44 zu entnehmen ist, beträgt die Minimaldauer null Tage. Dies bedeutet, dass an einem Tag sowohl die Kontaktaufnahme als auch das Beratungsgespräch stattgefunden haben. Insgesamt 23-mal beträgt die Dauer null Tage. Zudem ist dem Boxplot zu entnehmen, dass die meisten Beratungen innerhalb einer Woche nach Kontaktauf-

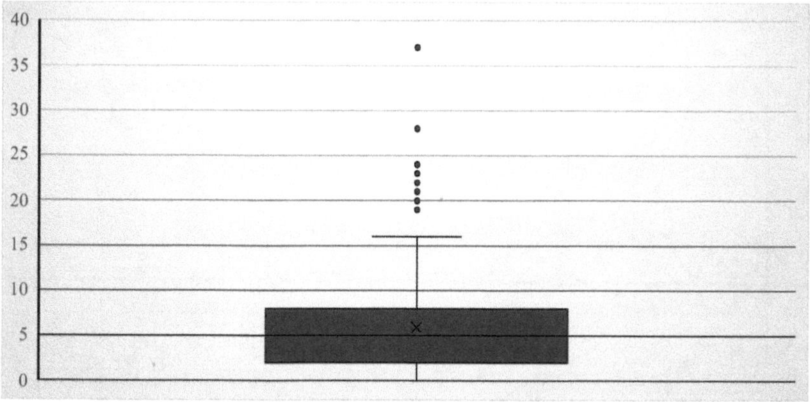


**Abb. 4.44** Boxplot Zeit zwischen Erstkontakt und Sucht-Rehalots*innen Beratung. (Eigene Abb.)

nahme stattfanden. Der Median von 5 Tagen und der Durschnitt von 5,9 Tagen sprechen zudem für eine recht zügige und effiziente Bearbeitung. Einzelne zu identifizierende Ausreißer deuten auf Verzögerungen hin, die möglicherweise organisatorisch oder individuell erklärbar sind. Die Maximaldauer von 37 Tagen stellt einen solchen Ausreißer dar. Die Standardabweichung von 5,6 Tagen ist zudem moderat, die Daten streuen also nicht sonderlich stark, was auf eine recht konstante Bearbeitungszeit hindeutet. Die Varianz von 31,6 bestigt dies.

Nach einer erfolgreichen Sucht-Rehalots*innen Beratung folgte der SRK. Wie in Abb. 4.45 dargestellt, liegt die Minimaldauer zwischen Beratung und SRK bei drei Tagen, die Maximaldauer bei 193 Tagen. Im Durchschnitt betrug die Zeit zwischen dem Lots*innen-Gespräch und dem SRK 40,6 Tage, der Median hingegen liegt deutlich darunter bei 31 Tagen, was bedeutet, dass bei der Hälfte der Fälle der SRK innerhalb eines Monats nach Beratung angetreten wurde. Der Interquartilsabstand hingegen, also die Spannweite der mittleren 50 % der Werte, ist breit gefasst, was auf eine heterogene Prozessdauer hindeutet. Die hohe Standardabweichung (36,6 Tage) belegt die große Streuung. Einige Fälle mit sehr hohen Differenzwerten (> 100 Tage), die als Ausreißer betrachtet werden müssen, lassen auf individuelle Sonderverläufe und/oder systemische Verzögerungen schließen. In der Regel wurden die meisten Personen aber innerhalb eines Monats in einen SRK vermittelt, was als recht zeitnah bewertet werden kann.

Nach der Beendigung des SRK konnte ein Rehabilitationsantrag gestellt werden. Der in der Abb. 4.46 dargestellte Boxplot zeigt, dass es bei der Dauer zwischen dem SRK und der Antragsstellung erneut recht viele Ausreißer nach oben

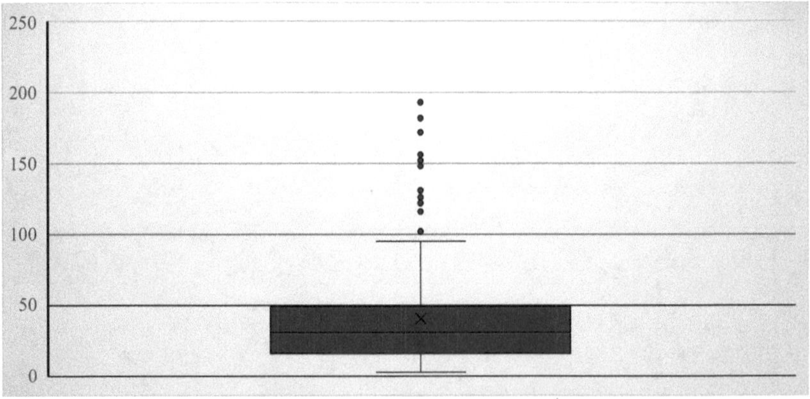


**Abb. 4.45** Boxplot Zeit zwischen Sucht-Rehalots*innen Beratung und SRK. (Eigene Abbildung)

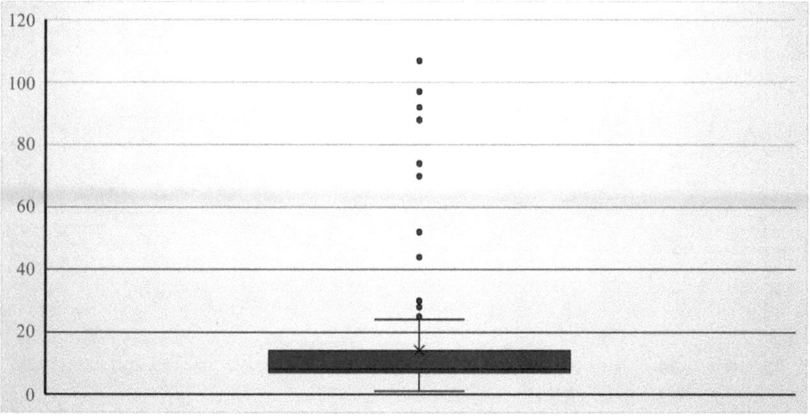


**Abb. 4.46** Boxplot Zeit zwischen SRK und Reha-Antragstellung. (Eigene Abbildung)

gibt. Daher ist die Durchschnittsdauer von 14,1 Tagen im Gegensatz zu dem Median von 8 Tagen auch deutlich höher. Die Standardabweichung von 18,2 Tagen und Varianz von 332,1 bestätigen die im Boxplot grafisch dargestellte Streuung. Die Nähe des Minimums zur Box hingegen spricht dafür, dass die meisten Anträge relativ schnell nach dem SRK gestellt wurden. Die kleinste Dauer beträgt einen Tag, d. h. direkt nach dem SRK. Während das Maximum bei 107 Tagen liegt und einen der besagten Ausreißer darstellt. Insgesamt wurden die Anträge auf Reha, abgesehen von den Ausreißern, innerhalb weniger Tage gestellt. Dies deutet auf einen förderlichen Effekt des SRK auf die Antragstellung hin.

Besonders interessant für die Evaluation des Projekts ist die Dauer zwischen der Antragstellung und der Bewilligung einer Rehamaßnahme. In der Analyse der Daten sind erneut massive Ausreißer zu beobachten, weshalb auch hier der Durchschnittswert mit 18,3 Tagen deutlich über dem Median von 10 Tagen liegt. Auch die hohe Standardabweichung (26,7) und Varianz (713,0) bestätigen eine breite Streuung. Dennoch ist in Abb. 4.47 auch zu erkennen, dass der Großteil der Bewilligungen zwischen 7 und 14 Tagen liegt und somit schnell erfolgt. Einzelne Fälle, mit Werten bis zu 159 Tagen (Maximum), vergrößern den eben erwähnten hohen Mittelwert. Wenn man diese Werte mit den regulären Durchschnittsdauern der DRV Bund (interne Daten) vergleicht, dessen Bewilligungsdurchschnitt bei ungefähr 32,3 Tagen liegt, ist der Durchschnitt von 18,3 Tagen und der Median von 10 Tagen ein recht guter Wert und deutet auf eine schnellere und effizientere Bearbeitung hin.

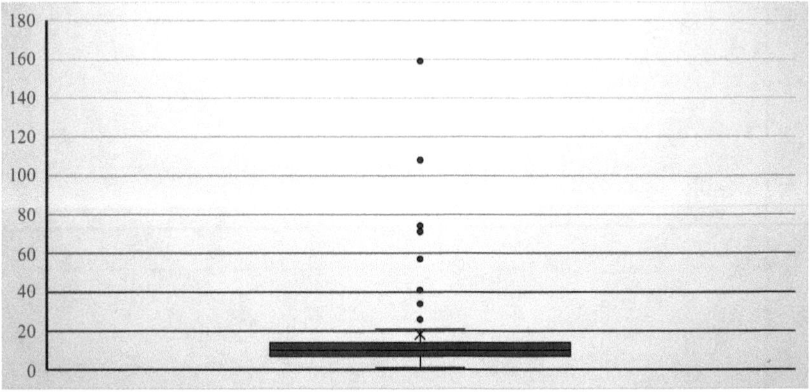


**Abb. 4.47** Boxplot Zeit zwischen Reha-Antragstellung und Bewilligung. (Eigene Abbildung)

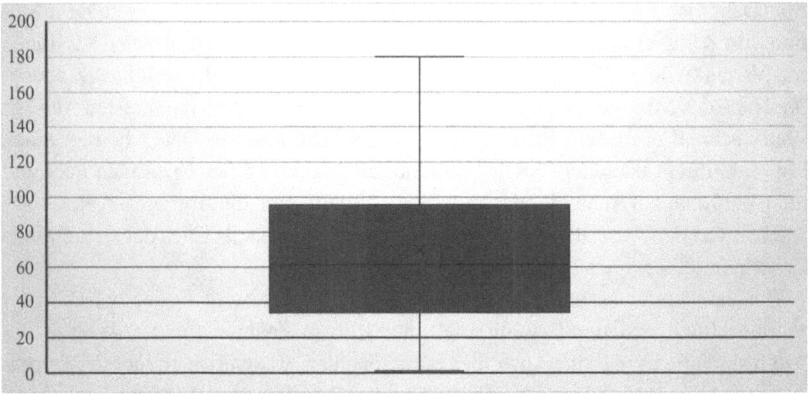


**Abb. 4.48** Boxplot Zeit zwischen Reha-Bewilligung und Antritt. (Eigene Abbildung)

Im Anschluss an die Bewilligung erfolgt der Start der Rehabilitationsbehandlung. Der Boxplot in Abb. 4.48 zeigt die unterschiedliche Dauer zwischen der Bewilligung und dem Start der Reha. Die Median-Wartezeit liegt bei 61,5 Tagen, also gut zwei Monaten.

Der Durchschnitt von 70 Tagen zeigt, wie bei den anderen zuvor gezeigten Durchschnittsdauern, dass einzelne längere Wartezeiten den Mittelwert verschieben. Die Standardabweichung von 46 Tagen und die große Varianz deuten ebenfalls darauf hin, dass der Zeitraum nicht einheitlich ist. Das Minimum von einem

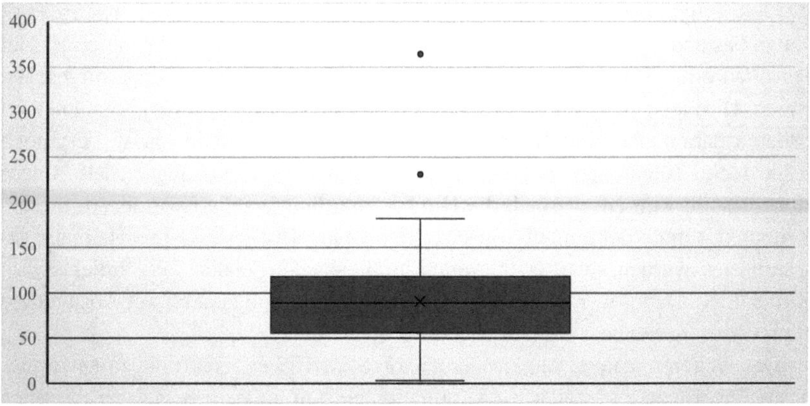


**Abb. 4.49** Boxplot Zeit zwischen Reha-Antritt und Beendigung. (Eigene Abbildung)

Tag könnte auf kurzfristige Sofortmaßnahmen hinweisen, das Maximum von 180 Tagen wieder auf individuelle Sonderverläufe und/oder systemische Verzögerungen.

In der Prozessdokumentation wurde neben dem Reha-Antrittsdatum auch das Reha-Abschlussdatum erfasst. Damit kann kontrolliert werden, wie lange die jeweiligen Personen in einer Rehabilitationsmaßnahme waren. Der Median liegt bei 88,5 Tagen, also rund drei Monaten, was einer typischen Reha-Dauer entspricht. Der Durchschnitt (90,2 Tage) liegt nahe am Median, was auf eine relativ symmetrische Verteilung hinweist – trotz einiger Ausreißer.

Mit einem Minimum von drei Tagen und einem Maximum von 364 Tagen, zeigen die Daten eine erhebliche Bandbreite auf, was zum einen auf eventuelle Unterschiede bei ambulanter und stationärer Reha hinweist und zum anderen auf mögliche Abbrüche der Rehabilitationsmaßnahme (siehe Abb. 4.49).

### 4.3.5 Zusammenfassung der Ergebnisse der Quantitativen Prozessevaluation

Wie einleitend beschrieben, lassen sich mit der Analyse der Prozessdokumentationsdaten unterschiedliche Aspekte von SEMRES evaluieren. Als erstes wurden die Vermittlungen und die Vermittlungswege deskriptiv vorgestellt. Womit sich evaluieren ließ, welche Netzwerkpartner*innen die Vermittlungen durchgeführt haben. Zudem ließ sich damit zeigen, wie groß das Netzwerk war und wie effektiv die einzelnen Partner*innen vermittelt haben.

Diesbezüglich war im Ergebnisteil zu sehen, dass gerade anfänglich Schwierigkeiten bestanden Personen zu erreichen und in den ersten drei Halbjahren so viel Personen erreicht wurden, wie in der Projektskizze für einen Monat vorgesehen waren. Dies lässt sich zum einen auf die Corona-Pandemie zurückführen und zum anderen darauf, dass ein Netzwerk zunächst etabliert werden musste. Dennoch sollte mehr Zulauf ins Projekt und damit auch der (regelmäßige) SRK-Ablauf sichergestellt werden, weshalb die Direktvermittlung etabliert wurde. Ab diesem Zeitpunkt konnte der Zulauf von ungefähr 42 bis 46 Personen pro Halbjahr gewährleistet werden, was aber weiterhin hinter den Zielen der Projektskizze zurückblieb. Daher waren wie beschrieben, die Fachstellen auch mit Abstand die Hauptvermittlerinnen.

Des Weiteren sollte evaluiert werden, ob SEMRES es schafft die zuvor formulierte Zielgruppe zu erreichen. Wie im Ergebnisteil aufgezeigt, gab es zwischen den einzelnen Zeiträumen leichte Schwankungen bzgl. des Alters, dennoch konnte im Vergleich mit den NLS-Daten gezeigt werden, dass die von SEMRES erreichten Personen etwas jünger sind. Auch die männlichen Personen, die durch SEMRES und den SRK in eine Reha gelotst wurden, waren im Schnitt um 2,2 Jahre jünger als der bundesweite Durchschnitt (Schwarzkopf et al., 2025). Dies gibt Hinweise darauf, dass es SEMRES gelungen ist, zumindest in Bezug auf das Alter eine jüngere Gruppe erreicht zu haben. Dieses Ergebnis muss aber zunächst nur als ein Hinweis zur frühzeitigen Ermittlung gewertet werden, da ein jüngeres Alter nicht zwangsläufig mit einer früheren Ermittlung gleichzusetzen ist. Die explizite Krankheitsdauer spielt in diesem Zusammenhang eine deutlich größere Rolle.

Ein weiteres Ziel der Evaluation bezog sich auf das Schnittstellenmanagement. Hierzu wurden zum einen Drop-Out Gründe und zum anderen die Durchschnittszeiten zwischen den einzelnen Schnittstellen analysiert. Bei den Drop-Outs waren vor allem persönliche Gründe und Abbruch die häufigsten Ursachen. Aber auch verfahrenstechnische Gründe waren häufig vertreten. Insgesamt konnte aber wenig auf SEMRES und den SRK direkt zurückgeführt werden, sodass der Großteil der Drop-Outs als unvermeidbar eingeschätzt wird.

Bezüglich der Durchschnittszeiten zeigte sich, dass die Zeiten in den meisten Fällen sehr kurz waren. Besonders die Zeit zwischen Antragstellung und Bewilligung war mit 18,3 Tagen im Durchschnitt und 10 Tagen im Median deutlich kürzer als im Vergleich mit den regulären Durchschnittsdauern der DRV Bund (32,3 Tage) lag.

# 5 Qualitative Ergebnisse

## 5.1 Expert*innen-Interviews

Die Expert*innen-Interviews wurden im Juli 2021 mit vier Sucht-Rehalots*innen durchgeführt. Drei der Sucht-Rehalots*innen waren Psycholog*innen und bereits seit 2020 im SEMRES Projekt tätig. Eine Person war Gesundheitswissenschaftler*in und seit 2021 im Projekt. Die Interviews wurden digital durchgeführt. Der nachfolgenden Tab. 5.1 können alle abgeleiteten Ober- und Unterkategorien aus den Expert*innen-Interviews entnommen werden.

**Oberkategorie 1: Konzeptionelle Anpassungen durch Corona**
Diese Oberkategorie beschreibt einzelne Bereiche und Aufgaben, in denen ein konzeptioneller Anpassungsbedarf beschrieben wurde. Aufgrund der Corona Pandemie konnten viele in Präsenz geplante Veranstaltungen und Angebote nur online bzw. telefonisch durchgeführt werden. Die Beratungen durch die Sucht-Rehalots*innen konnten nicht persönlich angeboten werden und mussten telefonisch durchgeführt werden. Auch die Rehakompass-Schulungen fanden nur online statt bzw. wurden abgefilmt und auf der Online-Plattform YouTube zur Verfügung gestellt. Der Kontakt zu den Netzwerkpartner*innen fand ebenfalls nur online statt.

> „Ja und auch das Beratungskonzept haben wir halt erstmal so ganz positiv optimistisch für eine Präsenzberatung geschrieben und auch das mussten wir dann halt umdisponieren. Eben auf Telefonberatung." (IE3; 132–134)

Durch den Wegfall der persönlichen Beratungen wurden alle Formulare per Post versendet und die Teilnehmer*innen mussten diese eigenständig zu Hause


K. Tielking et al., *Wege in die Suchthilfe*,
https://doi.org/10.1007/978-3-658-49485-8_5

**Tab. 5.1** Übersicht zu den Ober- und Unterkategorien aus den Expert*innen-Interviews

| | | | |
|---|---|---|---|
| **Oberkategorie 1: Konzeptionelle Anpassungen durch Corona** | | | |
| Unterkategorie 1.1: Positive Auswirkungen | | Unterkategorie 1.2: Negative Auswirkungen | |
| **Oberkategorie 2: Vernetzungsarbeit** | | | |
| Unterkategorie 2.1: Positive Einflüsse auf Vernetzungsarbeit | Unterkategorie 2.2: Negative Einflüsse auf Vernetzungsarbeit | Unterkategorie 2.3: Zugangsbarrieren zu Netzwerkpartner*innen | Unterkategorie 2.4: Fehlende Ressourcen für die Vernetzungsarbeit |
| **Oberkategorie 3: Merkmale der Zielgruppe für den SRK** | | | |
| Unterkategorie 3.1: Hinderliche Faktoren bei der Rekrutierung | | Unterkategorie 3.2: Maßnahmen für die Rekrutierung | |
| **Oberkategorie 4: Weiterbildungsmöglichkeiten für Sucht-Rehalots*innen** | | | |

ausfüllen und wieder zurück an die DRV senden. Auch der Kontakt zwischen den Kolleg*innen fand überwiegend online statt, wodurch eine Distanz empfunden wurde. Zudem konnte die Einarbeitung nicht in geplantem Umfang und Intensität umgesetzt werden.

> „Was ich ein bisschen schade fand, ganz am Anfang war eigentlich ein sehr umfangreiches Einarbeitungsprogramm für uns entwickelt worden und davon konnten nur Teile stattfinden. Also Teile haben bis heute immer noch nicht stattgefunden.“ (IE3; 142–144)

In der beschriebenen Oberkategorie konnten zwei Unterkategorien bestimmt werden, die im Folgenden ausgeführt werden.

### Unterkategorie 1.1: Positive Auswirkungen

In dieser Unterkategorie wurden alle Aussagen zu positiven Auswirkungen der, durch die Pandemie bedingten, Anpassungen einbezogen. Demnach sei es einigen Menschen, durch die Umstellung von persönlicher Beratung auf eine telefonische Beratung, leichter gefallen über ihre Probleme zu sprechen, da sie hierdurch anonymer sein könnten. Auch sei es ihnen leichter gefallen die Beratung wahrzunehmen, da sie sich nicht extra von der Arbeit befreien lassen oder für Kinderbetreuung sorgen mussten.

> „Aber ich finde, das hat sich irgendwie als gar nicht so problematisch herausgestellt, weil die Leute auch gerne telefonisch beraten. Und ich habe jetzt auch nicht das Gefühl, dass die jetzt irgendwie sich weniger öffnen oder sowas. Es denen vielleicht sogar leichter fällt, wenn man einfach so noch ein bisschen anonymer von seinen Ängsten und Sorgen berichten kann.“ (IE1; 72–76)

In Bezug auf die Netzwerkarbeit haben die Sucht-Rehalots*innen es als positiv herausgestellt, dass sie durch das digitale Format mehr Netzwerkpartner*innen in kürzerer Zeit erreichen konnten und sie somit mehr Zeit für andere Aufgaben hatten.

**Unterkategorie 1.2: Negative Auswirkungen**

In der Unterkategorie „negative Auswirkungen" wurden alle Aussagen einbezogen, die von negativen Auswirkungen durch die Pandemie und den damit verbundenen konzeptionellen Anpassungen berichten. Die Sucht-Rehalots*innen berichteten, dass durch den ausschließlich digitalen Kontakt mit den Netzwerkpartner*innen eine persönliche Präsenz fehle, was sich negativ auf die Beziehung zwischen den Sucht-Rehalots*innen und den Netzwerkpartner*innen auswirke. Zudem könnten bei den digitalen Rehakompass-Schulungen die Informationen nicht im gleichen Umfang vermittelt werden, wie bei einer Veranstaltung in Präsenz.

> „Und natürlich auch der Austausch mit den Netzwerkpartnern. Hätten wir jetzt Corona nicht, würden wir auch zu den einen oder anderen hinfahren und uns dort vorstellen. Genauso wie wir auch noch nicht präsent in den Jobcentern waren. Mit denen wir ja eigentlich auch eng zusammenarbeiten." (IE4; 72–76)

Durch die erforderlichen Anpassungen kam es zu einem verspäteten Start des Projekts, da neue Konzepte entwickelt werden mussten und sich die Sucht-Rehalots*innen neue Fähigkeiten aneignen mussten. Auch die Notwendigkeit eines postalischen Austauschs mit den Teilnehmer*innen wurde als negativ bewertet, da es eine Hürde darstelle, die Unterlagen wieder zurückzusenden.

> „[…] wo es wirklich hakelig ist, ist diese ganze postalische Geschichte. Also dass wir diese Unterlagen nicht mit den Leuten hier vor Ort ausfüllen, sondern denen das zuschicken und die das Zuhause ausfüllen müssen […] da haben wir auch mindestens zwei Leute verloren." (IE2; 182–186)

Die Aussagen zu den konzeptionellen Anpassungen im Projekt SEMRES, die infolge der Corona-Pandemie notwendig wurden, zeigen ein ambivalentes Bild. Einerseits eröffneten digitale Formate neue Möglichkeiten, etwa eine erhöhte Reichweite in der Netzwerkarbeit und eine erleichterte Inanspruchnahme der Beratung durch Teilnehmende. Andererseits führten sie zu Herausforderungen wie dem Verlust persönlicher Nähe in der Zusammenarbeit, erschwerten Kommunikationswegen und einem erhöhten organisatorischen Aufwand. Insbesondere die fehlende Präsenz bei Beratungen und Schulungen sowie die eingeschränkte Einarbeitung wirkten sich negativ aus. Insgesamt zeigen die Erfahrungen der Sucht-

Rehalots*innen, dass flexible Anpassungen zwar möglich und teils gewinnbringend waren, jedoch nicht alle Bereiche des Projekts gleich gut von digitalen Formaten profitieren konnten.

**Oberkategorie 2: Vernetzungsarbeit**

Diese Oberkategorie beschreibt die Zusammenarbeit mit externen Akteur*innen und die unterschiedlichen Faktoren, welche die Vernetzungsarbeit beeinflussen. Ziel war es, die strukturellen und prozessbezogenen Rahmenbedingungen der Netzwerkarbeit im Projekt SEMRES zu erfassen. Die Aussagen der Sucht-Rehalots*innen zu förderlichen, hinderlichen sowie erschwerenden Bedingungen der Vernetzung wurden thematisch zugeordnet.

**Unterkategorie 2.1: Positive Einflüsse auf Vernetzungsarbeit**

Die Unterkategorie „positive Einflüsse auf Vernetzungsarbeit" beinhaltet Aussagen der Sucht-Rehalots*innen zu Faktoren, die sich positiv auf die Vernetzungsarbeit ausgewirkt haben. Dies waren sowohl Faktoren, die bereits umgesetzt wurden als auch Faktoren, die sich laut Sucht-Rehalots*innen positiv auswirken würden. So sagten die Sucht-Rehalots*innen, dass sich eine persönliche Präsenz bei den Netzwerkpartner*innen besser einpräge.

> „[...] *besser ankommen oder auch mehr in den Köpfen bleiben, würde es einfach, wenn wir dort in Präsenz auch wären. Für die Netzwerkarbeit wäre das gut, auch gerade, wenn man sich in Arbeitskreisen vorstellt.*" *(IE4; 134–136)*

Die Sucht-Rehalots*innen betonten, dass es besonders förderlich für die Netzwerkarbeit sei, wenn man Kontakte zu Personen hat, die selbst ein breit gestreutes Netzwerk haben. Die Netzwerkarbeit gelinge besonders, wenn Betriebe selbst Interesse daran hätten, Beratungsangebote im Unternehmen zu etablieren.

> „[...] natürlich auch Menschen, die ganz weit gestreut sind in verschiedene Richtungen, die jetzt nicht nur sagen ‚Ach okay, ich mach jetzt hier eine Suchtberatung'. Ne, wir machen auch noch keine Ahnung, mit Kindergärten zusammen irgendwas und mit Schulbeirat oder irgendwas bin ich auch noch mit drin. Und da können sie auch nochmal vorbeikommen und mal das Projekt vorstellen. Genau das ist super förderlich, wenn die einfach noch weiter vernetzt sind oder selbst vielleicht auch ähnliche Arbeitskreise organisieren, leiten. Genauso ist echt immer klasse." (IE4; 211–217)

**Unterkategorie 2.2: Negative Einflüsse auf die Vernetzungsarbeit**

Die Unterkategorie „negative Einflüsse auf die Vernetzungsarbeit" beinhaltet Aussagen über hinderliche bzw. negative Einflüsse. Die Ein- und Ausschlusskriterien wurden als hinderliche Faktoren identifiziert. Netzwerkpartner*innen hätten die vorgegebenen Kriterien kritisch hinterfragt, die viele Teilnehmer*innen ausschließen.

> „So gerade unsere Ein- und Ausschlusskriterien, die werden oft nochmal kritisch hinterfragt. Das haben wir eigentlich in jeder Vorstellung. Warum nur bis 60 Jahre zum Beispiel, das war immer, immer ein großes Thema. Und natürlich auch, was ist mit jüngeren Leuten, die jetzt gerade in Berufsausbildungen sich befinden, Vorversicherungszeiten in der Rentenversicherung noch nicht erfüllt haben." (IE4; 173–177)

> „[...] ein Hindernis ist natürlich klar, wenn das einfach nicht geeignete Menschen immer sind. Ganz viele haben ja nur Versicherte [...] die wir nicht nehmen dürfen. Oder es sind einfach überwiegend viel zu junge Leute, dass ist im Jobcenter in ganz vielen Abteilungen so, die machen dann wirklich nur die U25 Leute und da fallen auch ganz viele dann immer raus aus unseren Kriterien." (IE4; 200–205)

Zudem seien strikte Verfahren und Anweisungen, die bei Netzwerkpartner*innen innerbetrieblich vorlägen, ein hinderlicher Faktor für die Vernetzungsarbeit gewesen.

**Unterkategorie 2.3: Zugangsbarrieren zu Netzwerkpartner*innen**
Die Unterkategorie „Zugangsbarrieren zu Netzwerkpartner*innen" schließt Aussagen ein, die Barrieren im Zugang zum Netzwerk identifizieren. Als schwierig habe sich, nach Aussagen der Sucht-Rehalots*innen, der Zugang zu medizinischen Strukturen erwiesen. Vor allem Ärzt*innen und Psychotherapeut*innen seien nicht gut erreichbar gewesen. Dies sei zum einen dadurch gegeben, dass diese Berufsgruppen prinzipiell sehr ausgelastet seien. Zum anderen fehlten auch Adressen, diese zu erreichen. So hätten Ärzt*innen oftmals keine öffentlich einsehbaren E-Mail-Adressen und über einen Anruf in der Praxis seien diese auch nicht persönlich erreicht worden. Auch wenn Kontakt zu ärztlichen Strukturen bestehe, heiße dies nicht automatisch, dass darüber das Projekt beworben wird.

> „Was uns wirklich schwerfällt, ist in Medizin typische Strukturen in Richtung Ärztinnen und Ärzte reinzukommen, aber auch Kliniken. Ich versuche z.B. an einen Sozialdienst in der Klinik ranzukommen. Das ist schwierig [...]." (IE2; 319–321)

Zudem sei die Pandemie und die damit verbundenen Mehrbelastungen, auch bei anderen Strukturen und Netzwerkpartner*innen, ein hinderlicher Faktor für die Vernetzungsarbeit gewesen. Viele wären damit beschäftigt, die bereits bestehenden Netzwerke zu pflegen und könnten zusätzlichen Vernetzungspartner*innen nicht gerecht werden. Hier sei zudem auch das digitale Format hinderlich gewesen, da es nicht die gleiche Verbindlichkeit schaffe wie der persönliche Kontakt.

> „Ich habe bei vielen das Gefühl, dass es denen eher darum geht, bestehende Kontakte und Netzwerke aufrechtzuerhalten, irgendwie trotz Corona. Aber jetzt nicht noch mit neuen so in Kontakt zu treten. Einfach weil das ja Kapazitäten-technisch schwierig war für viele." (IE3; 213–216)

Auch sei die Vernetzung mit betrieblichen Strukturen erschwert, wenn diese bereits eigene etablierte Suchthilfesysteme haben. Hier sei aus Sicht der Betriebe kein Bedarf zur Unterstützung gegeben und die Sucht-Rehalots*innen eher als Konkurrenz gesehen worden.

**Unterkategorie 2.4: Fehlende Ressourcen für die Vernetzungsarbeit**
Zu der abgeleiteten Unterkategorie „Fehlende Ressourcen für die Vernetzungsarbeit" wurden alle Aussagen gezählt, bei denen Ressourcen genannt wurden, die hilfreich für die Vernetzungsarbeit gewesen wären aber noch nicht vorhanden waren.

Die Sucht-Rehalots*innen berichteten zum einen über technische Ressourcen, die beispielsweise für die digitale Netzwerkarbeit fehlen würden. Hierzu zählten neben Laptops und Headsets auch ein funktionierendes Videokonferenzsystem. Die vorhandenen Mittel und Bedingungen hätten die digitale Vernetzungsarbeit erschwert.

> „Ja, definitiv. Ein Programm für Videokonferenzen. Das von der Rentenversicherung ist katastrophal. Also das funktioniert ja auch nur nach Lust und Laune. Daran fehlt es uns im Moment noch absolut, dass wir am besten auf unseren Dienstgeräte ein System hätten. Was funktioniert auch außerhalb." (IE4; 256–259)

Neben materiellen Ressourcen wurden auch immaterielle Ressourcen genannt. So hätten notwendige Kontakte, um Vernetzungsarbeit für den SRK zu betreiben, gefehlt.

> „Na ja, also an der einen oder anderen Stelle fehlt uns sicherlich einfach mal ein Kontakt." (IE2; 379)

Zusammenfassend lässt sich festhalten, dass sich die Vernetzungsarbeit im Projekt SEMRES als zentraler Bestandteil mit vielfältigen Einflussfaktoren gezeigt hat. Positiv wirkten sich persönliche Präsenz, engagierte Netzwerkpartner*innen mit breitem Wirkungskreis sowie unternehmensseitiges Interesse an Beratungsangeboten aus. Gleichzeitig wurde die Arbeit durch mehrere Barrieren erschwert. Kritisch hinterfragte Ein- und Ausschlusskriterien schränkten die Kooperationsmöglichkeiten ein. Der Zugang zu medizinischen Einrichtungen und psychotherapeutischen Praxen gestaltete sich besonders schwierig, auch aufgrund fehlender Kontaktinformationen und hoher Arbeitsbelastung in der Pandemie. Darüber hinaus bestanden technische und personelle Ressourcendefizite, welche die digitale Netzwerkarbeit zusätzlich behinderten. Insgesamt zeigt sich, dass trotz positiver Ansätze strukturelle und ressourcenbedingte Hürden eine effektive und nachhaltige Vernetzung hemmen können.

**Oberkategorie 3: Merkmale der Zielgruppe des Sucht-Rehakompasses**
Diese Oberkategorie schließt Aussagen ein, welche die Zielgruppe des SRK beschreiben. Hierbei wurden sowohl Aussagen über geeignete als auch ungeeignete Merkmale von Teilnehmer*innen eingeschlossen.

Die Analyse zeigt, dass die Sucht-Rehalots*innen den SRK vorrangig für Personen als geeignet ansahen, die bereits eine gewisse Einsicht in ihr Konsumverhalten oder ihre Suchtproblematik entwickelt haben. Diese Gruppe bringe eine grundsätzliche Offenheit für Beratung und Veränderung mit und könne durch das niedrigschwellige Format des SRK besonders gut erreicht werden.

> „Also das macht total Sinn für Leute, die schon wirklich sehen, dass die da ein Problem haben und die aber noch Hemmungen haben vor diesem Konzept Reha, stationärer Aufenthalt oder was weiß ich andere Menschen und sowas, für die macht das total Sinn." (IE3; 412–415)

Demgegenüber berichteten die Sucht-Rehalots*innen von Schwierigkeiten in der Ansprache von Personen, die keine oder nur geringe Problemeinsicht aufwiesen. Personen, die ihr Konsumverhalten eher aus gesundheitlichen als aus suchtbezogenen Gründen reflektieren oder gänzlich ablehnen ein Suchtproblem zu erkennen, wurden laut Aussagen bislang kaum durch das Format angesprochen.

> „[...] im Moment ist einfach wirklich nur Leute anspricht, die schon selber irgendwie ein Gefühl haben, dass Sucht ein Problem sein könnte und nicht diese Leute die eigentlich sagen „ja ich trink ein paar Bierchen zu viel, ich würd auch wegen meiner Leber gerne das reduzieren, aber Suchtproblem hab ich nicht. Auch für mein Körper wäre es wahrscheinlich besser oder so." Also diese Leute, die so schon sehen, dass sie da ein kleines Problem haben, aber das jetzt nicht als Suchtproblem, sondern eher als körperliches Problem definieren, die werden dann nicht so angesprochen, was halt schade ist." (IE3; 426–432)

**Unterkategorie 3.1: Hinderliche Faktoren bei der Rekrutierung**
Diese Unterkategorie umfasst Aussagen zu Faktoren, die die Rekrutierung von Teilnehmer*innen erschwert oder negativ beeinflusst haben.

Ein zentraler Aspekt, den die Sucht-Rehalots*innen schilderten, betrifft den Ablauf der telefonischen Kontaktaufnahme. Interessierte mussten zunächst die Verwaltungskraft erreichen, um weitervermittelt zu werden. Da zum Zeitpunkt der Befragung nur eine Verwaltungskraft zuständig war, konnte es vorkommen, dass Anrufe unbeantwortet blieben – etwa, weil diese gerade in einem anderen Gespräch oder anderweitig eingebunden war. Dies hätte häufig dazu geführt, dass potenzielle Teilnehmer*innen nicht erneut anriefen oder bei Rückrufen nicht mehr erreichbar waren. Der Erstkontakt wäre dadurch abgerissen und die Rekrutierung erschwert worden.

> „Ich denke so hinderlich ist zum Beispiel sowas, auch wenn man bei uns anruft, und keine Ahnung, und die Verwaltungskraft ist gerade irgendwo anders im Telefonat oder Termin ist und nicht rangeht. Dann hat man das, haben wir das auch sehr oft, dass die Leute nicht nochmal anrufen bzw. wir zurückrufen, geht keiner mehr ran. Das sind, das sind so Sachen, die auf jeden Fall da auch nochmal hinderlich sind.“ (IE4; 305–309)

Zudem sei es für die Rekrutierung hinderlich gewesen, wenn Multiplikator*innen Hemmungen hatten, mögliche Suchtproblematiken bei Klient*innen anzusprechen. Dies wäre vor allem durch die pandemiebedingten Rahmenbedingungen gegeben, da auch die Multiplikator*innen telefonischen Kontakt zu den Klient*innen hatten und dies die Ansprache zusätzlich erschwert hätte.

> „Außer, dass die Multiplikatoren sagen, dass sie dieses Thema auch nicht gerne ansprechen und im nicht persönlichen Kontakt und auch sonst glaube ich, ist es sehr schwierig, dieses Thema anzusprechen. Ich habe schon das Gefühl, dass es auch die Multiplikatoren eher leichter fällt zu sagen ‚Oh, sie sehen aber immer müde aus‘, als zu sagen, ‚Oh Sie haben aber eine Fahne‘ oder so.“ (IE1; 196–200)

Zudem sei es für einige Multiplikator*innen fachlich schwierig gewesen, bei potenziellen Teilnehmer*innen eine Suchtproblematik zu erkennen. Den Sucht-Rehalots*innen zufolge fehle es häufig an klaren Kriterien oder an fachlicher Sicherheit, um problematischen von gesellschaftlich akzeptiertem Konsum zu unterscheiden. Da bestimmte Konsummuster – wie etwa regelmäßiger Alkoholkonsum am Abend – gesellschaftlich weitgehend normalisiert sind, sei es den Multiplikator*innen schwergefallen einzuschätzen, wann ein kritischer Konsum vorliegt.

> „Und natürlich ist ja auch so eine gewisse gewisser Konsum, das ja auch einfach gesellschaftlich akzeptiert und da ist es ja auch schwierig festzustellen, was ist denn jetzt zu viel?“ (IE1; 202–204)

Diese Unsicherheit könne dazu führen, dass geeigneten Personen der Zugang zum Angebot nicht eröffnet werde, weil sie von den Multiplikator*innen nicht als Zielgruppe wahrgenommen würden.

**Unterkategorie 3.2: Maßnahmen für die Rekrutierung**

Die Unterkategorie „Maßnahmen für die Rekrutierung" beinhaltet alle Aussagen der Sucht-Rehalots*innen über Maßnahmen, welche die Rekrutierung von Teilnehmer*innen fördern bzw. für diese hilfreich sein könnten, jedoch noch nicht umgesetzt wurden.

Die Sucht-Rehalots*innen beschrieben die Selbstidentifikation als wichtigen Faktor, um die Zielgruppe zu erreichen. Dies könne durch unterschiedliche Maßnahmen umgesetzt werden. Diese seien beispielsweise die Präsenz in Räumen in denen konsumiert wird, wie z. B. im Fußballstadion, in Bars und Kneipen aber auch auf Festivals. Hier differenzierten die Sucht-Rehalots*innen auch nach Konsumstoffen und ordneten unterschiedlichen Räumen und Veranstaltungen unterschiedliche Konsumstoffe zu.

> „Aber wenn sich jetzt Sucht anschaut, könnte man ja sagen Ja gut, wo wird denn konsumiert? Also von hier Bier bis keine Ahnung Kokain könnte man ja auch sagen. Ok ja wenn, weiß nicht, im Weserstadion wird viel Alkohol konsumiert. Oder auch Kneipen, Konzerte, bestimmte Szeneviertel oder so. Da könnte man ja theoretisch auch nochmal ganz viel niedrigschwelliger in Kontakt treten und sozusagen darauf hoffen, dass man sich sozusagen dort als Angebot präsentiert." (IE3; 479–484)

Zudem sei eine Präsenz auf unterschiedlichen Online-Plattformen förderlich, um unterschiedliche Menschen anzusprechen und auch hier nach unterschiedlichen Problemlagen zu differenzieren (z. B. Familien oder junge Menschen). Es sei auch förderlich immer wieder den Kontakt zu den Teilnehmer*innen aufzunehmen und sich regelmäßig mit diesen auszutauschen.

> „Dieses Selbstidentifizierungen oder auch nur Mediensucht oder so kann man ja auch theoretisch irgendwie gucken, ob man da auf Plattformen vertreten ist oder sowas." (IE3; 490–492)

Außerdem wurde genannt, dass eine Öffnung auch für Menschen, die nicht gut deutsch sprechen, sinnvoll wäre, um mehr Menschen zu erreichen.

> „Haben schon einige Fragen im Dolmetscherbereich oder Anfragen. Dass das auch gerne angenommen werden würde, dass du dich für, für osteuropäische Mitbürger zum Beispiel." (IE4; 328–330)

Zusammenfassend lässt sich festhalten, dass die Zielgruppe des SRK in den Interviews vorwiegend als Personen beschrieben wurde, die bereits eine gewisse Einsicht in ihre Suchtproblematik oder ihren problematischen Konsum entwickelt haben. Für diese Gruppe erscheint das Angebot besonders geeignet, da sie offen für Beratung sind und vom niedrigschwelligen Zugang profitieren können. Im Rekrutierungsprozess wurden jedoch verschiedene Hürden deutlich. Der telefonische Erstkontakt über eine zentral geschaltete Verwaltungskraft erschwerte häufig den Zugang, da Anrufe nicht immer entgegengenommen werden konnten und Rückmeldungen oft ins Leere liefen. Zusätzlich berichteten die Sucht-Rehalots*innen von Unsicherheiten bei den Multiplikator*innen, eine Suchtproblematik zu erkennen oder im Gespräch anzusprechen – insbesondere, wenn kein persönlicher Kontakt möglich war. Zur Verbesserung der Rekrutierung schlugen die Sucht-Rehalots*innen verschiedene Maßnahmen vor. Neben einer stärkeren Präsenz in konsumnahen Lebensräumen wie Stadien, Kneipen oder Festivals wurde auch eine gezielte Ansprache über digitale Plattformen diskutiert. Zudem wurde die Notwendigkeit betont, sprachliche Barrieren abzubauen und den Zugang auch für nicht-deutschsprachige Personen zu erleichtern.

**Oberkategorie 4: Weiterbildungsmöglichkeiten für Sucht-Rehalots*innen**
Die gebildete Oberkategorie „Weiterbildungsmöglichkeiten für Sucht-Rehalots*innen" umfasst alle Aussagen, in denen Weiterbildungsbedarfe benannt wurden, die aus Sicht der Sucht-Rehalots*innen zur Verbesserung ihrer Arbeit beitragen würden.

Mehrere Sucht-Rehalots*innen äußerten den Wunsch nach einer Weiterbildung im Bereich Projektmanagement, um organisatorische Abläufe sicherer planen und umsetzen zu können. Auch ein Rhetoriktraining wurde mehrfach genannt – insbesondere mit Blick auf die häufige Notwendigkeit, das Projekt vor Netzwerkpartner*innen überzeugend zu präsentieren. Ein solches Angebot würde auch dazu beitragen, nach der pandemiebedingten Phase eingeschränkter Kommunikation wieder mehr Sicherheit in der sprachlichen Ausdrucksfähigkeit zu gewinnen.

> „Also es gibt verschiedene Sachen, die ich gerne machen würde. Ein Rhetorikscreening finde ich ganz nett, weil man halt auch oft präsentieren muss vor Netzwerkpartnern. Gerade jetzt durch Corona hab ich das Gefühl, ich hab Wortfindungsstörungen entwickelt." (IE1; 56–59)

Darüber hinaus wurde der Wunsch geäußert, interkulturelle Kompetenzen auszubauen, um auf die zunehmende Diversität unter den Teilnehmer*innen besser eingehen zu können. Auch eine vertiefende Schulung im Bereich „Beratungsskills" wurde als sinnvoll erachtet, um in schwierigen Gesprächssituationen noch professioneller agieren zu können.

Insgesamt verdeutlichen die Aussagen, dass die Sucht-Rehalots*innen ein breites Interesse an fachlicher Weiterentwicklung hatten – sowohl im Hinblick auf methodische als auch kommunikative und interkulturelle Anforderungen ihres Arbeitsalltags.

**Fazit Expert*innen-Interviews**

Die qualitative Analyse der Expert*innen-Interviews mit den Sucht-Rehalots*innen im Projekt SEMRES zeigt ein vielschichtiges Bild der Umsetzungspraxis sowie strukturelle, personelle und inhaltliche Herausforderungen. Insbesondere durch die Corona-Pandemie wurden konzeptionelle Anpassungen notwendig, wie z. B. die Umstellung zahlreicher Angebote in digitale Varianten. Den vorgenommenen Veränderungen wurde einerseits eine positive Wirkung auf die niedrigschwellige Erreichbarkeit für die Teilnehmenden und die Effizienz der Netzwerkarbeit zugeschrieben, andererseits führten sie zu spürbaren Einschränkungen bei der Qualität der Kommunikation, der Zusammenarbeit und der Einarbeitung.

Der Vernetzungsarbeit kam im Projekt eine zentrale Bedeutung zu, wobei sie stark den strukturellen Rahmenbedingungen, den institutionellen Vorgaben und den personellen Ressourcen unterlag. Einer persönlichen Präsenz und engagierten Kooperationspartner*innen wurde dabei eine förderliche Wirkung zugeschrieben, wohingegen fehlenden Kontakten, technischen Barrieren und restriktiven Zugangskriterien eine hemmende Wirkung zugeschrieben wurde. Auch bei der Ansprache der Zielgruppe zeigten sich Begrenzungen. Dem Projekt gelang es bislang vor allem, Menschen mit vorhandener Einsicht in ihre Problemlage zu erreichen. Der fehlenden Erreichbarkeit, der Unsicherheit bei den Multiplikator*innen im Umgang mit dem Thema Sucht sowie der gesellschaftlichen Normalisierung von Konsumverhalten kam dabei eine erschwerende Rolle zu. Gleichzeitig konnten den Interviews Vorschläge für praxisnahe Maßnahmen entnommen werden, die zu einer größeren Reichweite führen könnten – etwa durch die Präsenz in konsumbezogenen Lebenswelten oder dem Abbau sprachlicher Barrieren.

Nicht zuletzt war in den Interviews ein Weiterbildungswunsch bei den Sucht-Rehalots*innen erkennbar. Besonders Kompetenzen in den Bereichen Projektmanagement, Rhetorik und Beratung sowie in der interkulturellen Kommunikation wurden eine besondere Relevanz für den Umgang mit den komplexen Anforderungen im Projekt beigemessen. Insgesamt wird deutlich, dass das Projekt SEMRES unter herausfordernden Bedingungen wirksame und flexible Wege der Umsetzung entwickelt hat, gleichzeitig aber strukturelle Anpassungen, gezielte Qualifizierungsmaßnahmen und eine stärkere institutionelle Unterstützung notwendig wären, um das Projekt weiterzuentwickeln.

## 5.2 Fokusgruppen

### 5.2.1 Vertreter*innen der Jobcenter

An der Fokusgruppendiskussion mit Vertreter*innen der Jobcenter im Dezember 2021 haben insgesamt fünf Personen teilgenommen. Geladen waren jeweils zwei Personen aus den kooperierenden Jobcentern aus Oldenburg, Bremen und Bremerhaven. Ein Jobcenter wurde nur durch eine Person vertreten. Abgebildet werden sollten jeweils die Erfahrungen von Mitarbeiter*innen mit koordinierenden sowie mit praktischen Erfahrungen. Somit waren neben drei leitenden Mitarbeiter*innen auch zwei Integrationsfachkräfte vertreten. Bevor die Ergebnisse dargestellt werden, dient die nachfolgende Tab. 5.2 als Übersicht der für die Analyse gebildeten Ober- und Unterkategorien.

**Oberkategorie 1: Allgemeine Erfahrungen mit dem Sucht-Rehakompass**
Diese Oberkategorie schließt Aussagen über positive und negative Erfahrungen der Netzwerkpartner*innen im Projekt ein. Die Erfahrungen mit dem Projekt wurden allgemein als gut beschrieben.

> „Die Erfahrungen sind im Kern gut. Eine tolle Zusammenarbeit, tolle Idee, schönes Projekt und insgesamt denke ich auch aus der Zusteuerung und aus den Dingen, die herauskommen, sehr erfolgreich, sehr gut." (FGJ; 125–127)

**Oberkategorie 2: Nutzen**
Diese Oberkategorie umfasst alle Aussagen, die sich mit dem Nutzen des SRK auseinandersetzen. Berücksichtigt wurden sowohl Äußerungen, die einen klaren Bedarf bestätigen, als auch solche, die diesen kritisch hinterfragen.

**Tab. 5.2** Übersicht zu den Ober- und Unterkategorien aus den Fokusgruppen der Vertreter*innen der Jobcenter

| |
|---|
| **Oberkategorie 1: Allgemeine Erfahrungen mit dem SRK** |
| **Oberkategorie 2: Nutzen** |
| **Oberkategorie 3: Akzeptanz** |
| **Oberkategorie 4: Weiterbildungsmöglichkeiten für Integrationsfachkräfte** |
| **Oberkategorie 5: Ansprache der Zielgruppe** |
| **Oberkategorie 6: Vernetzung** |
| **Oberkategorie 7: Optimierung der Prozesse** |

Da die Teilnehmer*innen der Fokusgruppe durchgängig den Begriff „Kund*innen“ für die Bezeichnung von Leistungsberechtigten nach dem SGB II verwendet haben, wird dies im Folgenden für eine einfachere Darstellung übernommen.

Durch die Teilnehmer*innen der Fokusgruppe wurde der Bedarf für den SRK als gegeben beschrieben. Er sei ein Ergänzungselement zu ihrer Arbeit, da er dort greife, wo die Jobcenter an ihre Grenzen der Einflussnahme stoßen.

> „Für uns ist das ein sehr interessantes, sehr spannendes und sehr wichtiges Projekt und einfach aus dem Grunde, da es ein Ergänzungselement ist, um mit unseren Kunden zu arbeiten, um sie perspektivisch auch für den Arbeitsmarkt fit zu machen, an Grenzen, wo wir nicht so intensiv direkt Einflussmöglichkeiten haben.“ (FGJ; 63–66)

Außerdem sei die Notwendigkeit und somit der Bedarf gegeben, da durch den SRK die Selbsteinsicht der „Kund*innen“ hervorgerufen werden könne.

> „Also ich sehe da tatsächlich eine sehr hohe Notwendigkeit. Ich denke, das Problem in erster Linie ist ja immer, wenn wir in einer Beratung der Kundinnen und Kunden sind, bei den Kundinnen und Kunden auch eine Art, ich sag mal Selbsteinsicht zu erkennen oder hervorzurufen.“ (FGJ; 154–156)

Zudem könne durch den SRK betroffenen Menschen frühzeitiger eine Hilfestellung angeboten werden und die Akzeptanz zur thematischen Auseinandersetzung mit der Suchtproblematik gefördert werden.

Vertreter*innen der Jobcenter beschrieben die Struktur des SRK als eine Stärke. Hierbei wurde die unkomplizierte und schnelle Terminvereinbarung als positiv herausgestellt aber auch die Transparenz der Inhalte und Kriterien, nach denen eine Zusteuerung erfolgen sollte. Auch wurde die klare Aufgabenverteilung im SRK als eine Stärke gewertet.

> „Und Stärke ganz klar auch die Struktur. Es ist klar besprochen, was ist Inhalt, wer ist geeignet, wer kommt in Frage. Klare Aufgabenverteilung und auch eine Deutlichkeit darin, wie wollen wir eigentlich vorgehen in der Absprache mit dem Projekt.“ (FGJ; 246–248)

Neben den Strukturen wurde das zweitägige SRK-Angebot und dessen Freiwilligkeit als eine Stärke des Projektes benannt.

> „Was ich auch als Vorteil sehe, ist die Freiwilligkeit. Also, dass man das den Personen praktisch vorschlagen kann, dass sie sich das erstmal in Ruhe anhören können und dann praktisch dann für sich selbst eine Entscheidung treffen können. Nehme ich dieses Angebot an? Hilft mir das weiter?“ (FGJ; 238–240)

Als Schwächen des SRK wurde genannt, dass, trotz eines hohen Aufwands in den Jobcentern, die Anzahl der tatsächlich in den SRK gesteuerten Personen nicht dem Aufwand entspreche.

> „Wir setzen sehr hohe, sehr viel Ressourcen dort ein und wenn man dann sieht, wie viele Menschen in den Rehakompass wirklich einmünden, dann ist das schon ein sehr hoher Aufwand. Das muss man sagen und das ist natürlich ein Aspekt, wo ich sagen würde, grundsätzlich kann man darüber noch einmal reden, was sich da tun wird [...]." (FGJ; 137–140)

Die Einschätzungen der Jobcenter-Vertreter*innen zeigen, dass der SRK mit einer klaren Struktur und niedrigschwelliger Ausgestaltung überzeugende konzeptionelle Ansätze bot. Gleichzeitig bestände jedoch Optimierungsbedarf hinsichtlich der praktischen Umsetzung und Reichweite, um den Einsatz von Ressourcen in Relation zum tatsächlichen Nutzen zu bringen.

**Oberkategorie 3: Akzeptanz**

In dieser Oberkategorie werden Aussagen zur Akzeptanz des SRK dargestellt. Einbezogen wurden sowohl positive als auch negative Einschätzungen der Fokusgruppenteilnehmer*innen.

Es gab zu der Frage nach der Akzeptanz nur eine Aussage eines Mitglieds. Diese Person wertete die Akzeptanz bei den „Kund*innen" als positiv und vorhanden. So würden die „Kund*innen" den SRK auf Grund der klaren Strukturen und der inhaltlichen Transparenz gut annehmen.

> „Also in meinen Gesprächen merke ich, dass dieses Instrument von den Kunden eigentlich immer sehr gut angenommen wird auch aufgrund der klaren Struktur, die dort entwickelt worden ist. Also, dass auch für die Kundinnen, für den Kunden absehbar ist, was jetzt konkret auf sie zukommen würde." (FGJ; 191–193)

**Oberkategorie 4: Weiterbildungsmöglichkeiten für Integrationsfachkräfte**

In die Oberkategorie „Weiterbildungsmöglichkeiten für Integrationsfachkräfte" wurden Aussagen eingeschlossen, die sowohl den Bedarf als auch konkrete Maßnahmen zur Weiterbildung von Integrationsfachkräften im Bereich Beratung und Identifikation von Menschen mit Suchtproblematiken benennen.

Eine Person äußerte sich dazu. Es gab es aus deren Sicht keinen Bedarf an Weiterbildungen bzgl. Beratung und Identifikation von Menschen mit Suchtproblematiken, da bereits ein umfangreiches Angebot an Schulungen vorhanden sei. Jedoch wurde erwähnt, dass eine Schulung durch die Sucht-Rehalots*innen bzgl. der Abläufe im SRK wünschenswert sei, auch um die Sucht-Rehalots*innen persönlich kennenzulernen.

> „Kann ich also nur sagen, das wär jetzt nicht unbedingt ein Thema, weil das letztendlich eine Aufgabe ist, für die wir dementsprechend immer geschult werden und auf den neuesten Stand gebracht werden […]." (FGJ; 277f.)

**Oberkategorie 5: Ansprache der Zielgruppe**

In der abgeleiteten Oberkategorie „Ansprache der Zielgruppe" wurden alle Aussagen über negative und positive Einflussfaktoren eingeschlossen, die sich auf die Ansprache der Suchtproblematik bei der Zielgruppe auswirken.

Aus der Sicht der Fokusgruppenteilnehmer*innen sei es ein Vorteil für die Ansprache, wenn bereits eine Vertrauensbasis zu dem oder der „Kund*in" bestehe.

> „Es ist natürlich ein großer Vorteil, wenn wir unsere Kunden in gewisser Weise schon ein bisschen länger kennen, ich möchte so unterteilen Erstgespräch oder Folgegespräch, dann ist natürlich ein Thema Suchtabhängigkeit im Erstgespräch nicht sofort eine Sache […]." (FGJ; 320–322)

Zudem sei es durch den pandemiebedingten Wegfall der persönlichen Beratung erschwert, mögliche betroffene Personen zu identifizieren und anzusprechen.

**Oberkategorie 6: Vernetzung**

Die abgeleitete Oberkategorie „Vernetzung" bezieht alle Aussagen ein, die zu der Vernetzungsarbeit der Jobcenter genannt wurden. Hierzu zählen Angaben über Vernetzung und Vernetzungsaktivitäten, die noch nicht erfolgt sind, aber seitens der Jobcenter wünschenswert gewesen wären.

Es wurde seitens der Fokusgruppenteilnehmer*innen geäußert, dass es bzgl. Vernetzungsaktivitäten sinnvoll wäre, intensiver mit den am SRK beteiligten Einrichtungen in Kontakt zu treten, um einen besseren Eindruck von der praktischen Arbeit zu bekommen. Hier seien auch die ersten Kontakte bereits während des Steuerungskreises ausgetauscht worden, dabei wurde seitens einer Klinik bereits das Angebot zur Vorortbesichtigung unterbreitet worden, sobald es pandemiebedingt umsetzbar ist.

> „[…] und im Steuerungskreis habe ich die ersten Kontakte dazu ausgetauscht, auch mit den durchführenden Einrichtungen mal ins Gespräch zu kommen, damit wir dort einfach mal auch einen praktischen Eindruck bekommen und die Klinik […] müsste auch durchaus geneigt, das für uns da einfach mal, wenn die Pandemie es irgendwann zulässt, auch noch mal einen persönlichen Eindruck verschaffen, wie das Ganze vor Ort abläuft." (FGJ; 368–375)

**Oberkategorie 7: Optimierung der Prozesse**

Die Oberkategorie „Optimierung der Prozesse" wurde aus dem Leitfaden herausgebildet. Es wurden alle Aussagen einbezogen, die Vorschläge/Wünsche zur Optimierung von Prozessen beinhalteten.

Die Fokusgruppenteilnehmer*innen gaben an, dass sie gern mehr über den Stand ihrer „Kund*innen“ im SRK erfahren würden. Hierzu zählten sie Informationen darüber, ob die „Kund*innen“ im SRK angekommen sind, ob Termine vereinbart oder bereits Anträge gestellt wurden. Dies sei von Vorteil, da so weniger seitens der Jobcenter bei den „Kund*innen“ nachgehakt werden müsste und dadurch auch der entstehende Druck auf die „Kund*innen“ geringer würde.

**Fazit**
Die Einschätzungen der Jobcentermitarbeiter*innen unterstreichen die Relevanz und das Potenzial des SRK als ergänzendes Instrument im Übergangssystem zwischen Beratung und Rehabilitation. Die klare Struktur und Freiwilligkeit wurden als zentrale Stärken wahrgenommen, während in der Umsetzung insbesondere der Informationsfluss, die Prozessrückmeldung sowie die Reichweite des Angebots verbessert werden sollten. Um die Wirkung des SRK weiter zu stärken, bedürfe es einer engeren Abstimmung zwischen beteiligten Akteur*innen, gezielterer Kommunikation über Abläufe sowie eines besseren Abgleichs zwischen Ressourceneinsatz und Wirksamkeit.

### 5.2.2 Sucht-Rehalots*innen

Nachfolgend werden die Ergebnisse aus der **Fokusgruppe mit den Sucht-Rehalots*innen** dargestellt. Die Fokusgruppe wurde mit vier Sucht-Rehalots*innen im Juni 2022 durchgeführt. In der untenstehenden Tab. 5.3 sind alle Ober- und Unterkategorien zusammenfassend aufgeführt.

**Oberkategorie 1: Sucht-Rehalots*innen Gespräche**
**Unterkategorie 1.1: Ablauf der Kontaktaufnahme**
Die Unterkategorie „Ablauf der Kontaktaufnahme“ wurde aus dem erhobenen Material abgeleitet und bezieht sich auf die Beschreibungen der Abläufe, wie Teilnehmer*innen Kontakt zu den Sucht-Rehalots*innen aufgenommen haben. Dem Erhebungsmaterial zufolge erfolgte der Erstkontakt über die Verwaltungsmitarbeiter*innen der Deutschen Rentenversicherung. Diese übernahmen die Terminvergabe für die Gespräche mit den Sucht-Rehalots*innen und übergaben den Teilnehmer*innen Visitenkarten mit den Kontaktdaten. Im Anschluss lag es bei den Teilnehmer*innen, ob sie selbstständig Kontakt zu den Sucht-Rehalots*innen aufnahmen oder weiterhin über die Verwaltung Termine vereinbaren wollten.

**Tab. 5.3** Übersicht zu den Ober- und Unterkategorien aus den Fokusgruppen der Sucht-Rehalots*innen

| | | |
|---|---|---|
| **Oberkategorie 1: Sucht-Rehalots*innen Gespräch** | | |
| Unterkategorie 1.1: Ablauf der Kontaktaufnahme | Unterkategorie 1.2: Erfahrungen der Sucht-Rehalots*innen | |
| **Oberkategorie 2: Zielgruppe** | | |
| Unterkategorie 2.1: Merkmale der erreichten Zielgruppe | Unterkategorie 2.2: Erreichung der Zielgruppe | Unterkategorie 2.3: Ansprache der Zielgruppe durch Netzwerkpartner*innen |
| **Oberkategorie 3: Gründe für Nicht-Teilnahme** | | |
| **Oberkategorie 4: Konsum** | | |
| Unterkategorie 4.1: Suchtmittel | Unterkategorie: 4.2 Problemeinsicht | |
| **Oberkategorie 5: Wissen um Rehabilitation** | | |
| **Oberkategorie 6: Bewertung des SRK und der Studienteilnahme** | | |
| **Oberkategorie 7: Zusammenarbeit** | | |
| **Oberkategorie 8: Teilnehmer*innen Motivation** | | |
| **Oberkategorie 9: Bedarfe** | | |
| Unterkategorie 9.1: Unterstützungsbedarf | Unterkategorie 9.2: Kontaktbedarf | |
| **Oberkategorie 10: Schnittstellen der Sucht-Rehalots*innen** | | |

> „Der Erstkontakt ist ja eh über die Verwaltung, weil ja das Ganze terminiert werden muss und danach bekommen die ja so Visitenkarte, das heißt danach verfügen die auch immer über unsere Telefonnummer und Emailadresse. Das heißt, danach können Sie im Prinzip entscheiden, ob Sie uns direkt anrufen oder über die Verwaltung.“ (FGR; 327–331)

### Unterkategorie 1.2: Erfahrungen der Sucht-Rehalots*innen

Diese Unterkategorie umfasst alle positiven und negativen Erfahrungen, die von den Sucht-Rehalots*innen über die Beratung der Teilnehmer*innen berichtet wurden. Dazu zählen sowohl Erlebnisse im direkten Kontakt mit den Teilnehmer*innen als auch Erfahrungen mit den organisatorischen Rahmenbedingungen.

Als belastend wurden insbesondere Fälle genannt, in denen Teilnehmer*innen sehr emotional reagierten, etwa aufgrund schwerer biografischer Belastungen, oder in denen ein besonders hoher Gesprächsbedarf oder Leidensdruck deutlich wurde. In Einzelfällen kam es auch zu aggressivem Verhalten seitens der Teilnehmenden. Besonders emotionale Gesprächssituationen wurden häufiger im Kontext des psychosomatischen Rehakompasses erlebt.

> „wenn die wirklich irgendwie schlimme Schicksale hatten […]. Ist mir jetzt mehr bei den psychosomatischen Fällen passiert. Das ist nicht so angenehm.“ (FGR; 234–236)

Zudem berichteten die Sucht-Rehalots*innen von teilweise sehr langen Gesprächen, die sie jedoch positiv bewerteten.

> „Aber dann habe ich tatsächlich so anderthalb Stunden teilweise dagesessen, eine volle Stunde, PI mal Daumen. Und die haben sich dann immer richtig gezogen. Dann kam auch sehr viel Nachfragen. Und es war auch super easy. Gespräche waren dann eigentlich immer gut, aber ich war dann auch schon fast heiser am Ende, weil ich dann doch recht viel erklärt habe, auch erzählt habe. Und die haben halt einfach dann sehr lange gedauert." (FGR; 253–258)

Da der Sucht-Rehakompass gerade zu Beginn des Projektes nicht regelmäßig stattfinden konnte, wurden die Teilnehmenden zur Aufrechterhaltung der Motivation regelmäßig angerufen. Diese Anrufe bewerteten die Sucht-Rehalots*innen als unangenehm, da sie die Teilnehmenden meist vertrösten mussten und keine konkreten Termine nennen konnten.

> „Ja, also dieses Gespräch, dieses vier Wochen Gespräch habe ich als super, also finde ich persönlich ja super unangenehm. Nicht, weil die Leute dann irgendwie komisch reagieren, aber einfach für mich, weil ich sie dann da anrufe und wir denen dann immer noch keinen konkreten Termin nennen können. Das heißt, wir zögern die einfach nur weiter hinaus und hoffen, dass sie nicht abspringen." (FGR; 307–311)

Die Beratungen durch die Sucht-Rehalots*innen stellten einen zentralen Baustein im Rahmen des SRK dar. Der Ablauf der Kontaktaufnahme über die Verwaltung der DRV wurde als strukturiert und nachvollziehbar beschrieben, ermögliche jedoch unterschiedliche Wege der weiteren Kontaktgestaltung durch die Teilnehmer*innen selbst.

Die Erfahrungen der Sucht-Rehalots*innen zeigen, dass die Gespräche häufig intensiv und zeitaufwendig waren, dabei jedoch grundsätzlich positiv wahrgenommen wurden. Belastend waren einzelne herausfordernde Gesprächssituationen – insbesondere im psychosomatischen Kontext – sowie wiederholte Kontaktaufnahmen ohne konkrete Terminangebote. Diese riefen bei den Sucht-Rehalots*innen ein Gefühl der Unverbindlichkeit und Unsicherheit hervor. Insgesamt verdeutlichen die Aussagen den hohen kommunikativen und emotionalen Anspruch dieser Aufgabe.

**Oberkategorie 2: Zielgruppe**

**Unterkategorie 2.1: Merkmale der erreichten Zielgruppe**

Die Unterkategorie „Merkmale der erreichten Zielgruppe" schließt alle Nennungen zu Merkmalen der bisher erreichten Teilnehmer*innen ein.

Sowohl das Alter als auch das Geschlecht war bei den Teilnehmer*innen unterschiedlich. Als gemeinsames Merkmal wurde eine offene und freundliche Art sowie die bisherigen Behandlungserfahrungen genannt. So hätten alle Teilnehmer*innen noch keine stationäre Behandlung gehabt, sondern wurden überwiegend ambulant behandelt. Manche Teilnehmer*innen wurden als schwer erreichbar beschrieben. Diese seien auch nach erfolgreicher Teilnahme am SRK nicht mehr telefonisch oder auf anderen Wegen für die Sucht-Rehalots*innen erreichbar gewesen.

> „Also bei mir zum Beispiel war es so, dass alle Teilnehmer, die ich hatte, noch keine stationäre Behandlung hatten. Das fällt mir als Gemeinsamkeit auf. Ich glaube, meine Teilnehmenden hatten auch unterschiedliche Behandlungen im ambulanten Bereich oder so. Aber eine stationäre, stationären Aufenthalt hatten meine jetzt zum Beispiel noch nicht.“ (FGR; 28–31)

Zudem wurde von der überwiegenden Belastung durch schwere Schicksalserfahrungen der Teilnehmer*innen berichtet.

> „Da sind einfach Lebensschicksale dabei, wo man denkt, okay, das ist irgendwie kein Wunder, dass du abhängig geworden bist. Wenn schon die Kindheit und die Jugend alles furchtbar war. Das ist mir da auch irgendwie öfter begegnet.“ (FGR; 88–90)

Des Weiteren wurde die Dauer der Abhängigkeit als unterschiedlich beschrieben. In der Regel wiesen die erreichten Personen jedoch einen längeren und bereits chronifizierten Konsum auf.

> „[...] Dauer der Abhängigkeit ist schon unterschiedlich. [...] Die Leute sind in der Regel schon auf jeden Fall ein paar Jahre am Konsumieren, aber teilweise halt dann sieben acht Jahre und teilweise aber auch wirklich länger.“ (FGR; 17–21)

**Unterkategorie 2.2: Erreichung der Zielgruppe**

Die Unterkategorie „Erreichung der Zielgruppe“ schließt alle Aussagen dazu ein, ob die zu Beginn des Projektes definierte Zielgruppe erreicht wird. Es wurde berichtet, dass die Zielgruppe nicht erreicht wird.

> „Es ist aber jetzt nicht so, dass wir die Leute wirklich so, wie es der Plan ursprünglich war, ganz am Anfang irgendwie bekommen. So ist es nicht.“ (FGR; 18–20)

**Unterkategorie 2.3: Ansprache der Zielgruppe durch Netzwerkpartner*innen**

Die Unterkategorie „Ansprache der Zielgruppe durch Netzwerkpartner*innen“ bezieht alle Aussagen ein, die die Ansprache der Zielgruppe durch die Netzwerkpartner*innen bewerten aber auch Hemmnisse, die eine Ansprache erschweren, wurden einbezogen.

Die Ansprache der Zielgruppe durch Netzwerkpartner*innen wurde von den Sucht-Rehalots*innen allgemein als schwierig gewertet. Dies sei mit fehlender Erfahrung und Vorbereitung zu begründen. Dabei wurde auch genannt, dass die Schulung bzw. der Workshop, den die Sucht-Rehalots*innen anboten, nicht ausreiche, um Netzwerkpartner*innen auf diese Situation umfassend vorzubereiten. Auch seien hier die Erwartungen an den Workshop zu groß gewesen.

> „Also grundsätzlich glaube ich, dass Menschen an sich nicht so besonders gut darauf vorbereitet sind. Ich glaube, wenn die Leute in unseren Workshop gehen, haben die manchmal so die Erwartung, dass sie unseren Workshop mitnehmen und danach sind sie die optimalen Leute, um andere Menschen anzusprechen. Und das ist was, das niemand leisten könnte und auch wir nicht leisten können.“ (FGR; 450–454)

Neben der fehlenden Erfahrung und Vorbereitung gebe es auch noch andere Hemmnisse. So soll ein Betrieb angegeben haben, dass potenziell betroffene Mitarbeiter*innen nicht angesprochen werden, aus Sorge, dass Mitarbeiter*innen dann für mehrere Wochen oder Monate ausfallen.

> „Wir haben zum Beispiel diesen einen Workshop gegeben in einer Einrichtung, die ganz viel mit Pflege zu tun habe. Da ist auch einer der Entwicklungshelfer nachher zu uns gekommen und hat gesagt Ich finde das voll gut und ich würde das auch gerne annehmen, euer Angebot. Aber wenn ich die Leute jetzt zu euch schicke. Dann sind die weg für ein paar Monate oder für ein paar Wochen. Und das kann ich nicht leisten.“ (FGR; 474–479)

Ein weiteres Hemmnis seien Rahmenbedingungen, die auf Grund der Covid-19 Pandemie in den Jobcentern eingeführt wurden. Auf Grund der Umstellung auf überwiegend telefonischen Kontakt könnten Jobcenter betroffene Personen nicht gut identifizieren. Darüber hinaus sei auch die Arbeitsbelastung, durch die Bearbeitung von vielen Fallakten gleichzeitig und der damit verbundene Zeitmangel, ein hinderlicher Faktor bei der Identifikation und Ansprache.

> „Und was die Jobcenter Leute uns jetzt sagen, ist dass die ja auch jetzt mehr Telefonkontakt haben und deswegen die Leute nicht so gut erkennen können und dass die einfach auch unheimlich viele Fallakten gleichzeitig bearbeiten müssen und deswegen die Leute immer nur ganz, ganz kurz treffen und so, da kommt man gar nicht in die Tiefe, bis sie ihre das, was sie mit denen besprechen müssen, irgendwie besprochen haben.“ (FGR; 481–485)

Die Analyse zur Zielgruppe des SRK zeigt, dass die erreichten Teilnehmer*innen oftmals durch langjährigen Substanzkonsum, belastende Lebensgeschichten und, zum Zeitpunkt der Erhebung, ausschließlich ambulante Behandlungserfahrungen gekennzeichnet waren. Unabhängig von Alter und Geschlecht wiesen viele eine eher chronifizierte Abhängigkeit und eine teilweise schwer zugängliche Haltung auf – auch über die Teilnahme hinaus. Gleichzeitig wird deutlich, dass die ursprünglich definierte Zielgruppe im Projektverlauf nicht in dem Maße erreicht wurde, wie geplant. Die Sucht-Rehalots*innen berichteten von deutlichen Abweichungen zwischen den konzeptionellen Zielvorstellungen und der tatsächlichen Teilnehmendenstruktur.

Erschwert wurde die gezielte Ansprache insbesondere durch pandemiebedingte Kontaktbeschränkungen, fehlendes Wissen und hohe Arbeitsbelastungen in den beteiligten Institutionen. Schulungsangebote für Netzwerkpartner*innen wurden zwar genutzt, reichten nach Einschätzung der Sucht-Rehalots*innen jedoch nicht aus, um eine sichere und angemessene Ansprache der Zielgruppe zu gewährleisten.

**Oberkategorie 3: Gründe für Nicht-Teilnahme**

Die Oberkategorie „Gründe für Nicht-Teilnahme" umfasst alle Aussagen, die sich mit den Gründen für eine Nicht-Teilnahme am Sucht-Rehakompass oder dem Abbruch der Teilnahme am Projekt befassen. Auch Fälle, in denen Teilnehmer*innen nach vollständiger Teilnahme nicht mehr erreichbar waren, wurden berücksichtigt.

Zu einem Abbruch kam es laut den Sucht-Rehalots*innen bei einigen Teilnehmer*innen aufgrund einer zu hohen psychischen Belastung. Außerdem begegnete den Sucht-Rehalots*innen eine starke Ambivalenz bei einigen Teilnehmenden, die sich am Tag der Teilnahme nicht in der Lage sahen, zu erscheinen. Das Fernbleiben hätte in solchen Fällen oft dazu geführt, dass den Teilnehmer*innen eine erneute Kontaktaufnahme aus Scham nicht möglich war.

> „Es passiert halt. Das ist. Das gehört ja elementar dazu. Das nur so, dass Sie so eine starke Ambivalenz auch haben. Brauche ich das? Jetzt freut es mich. Und wenn an dem Tag grade das Gefühl da ist, so eher nicht, kommt man halt nicht und oftmals ist dann die Scham zu groß, sich noch mal zu melden […]." (FGR; 184–187)

Auch nach einer vollständigen Teilnahme am SRK seien einige Teilnehmer*innen für die Sucht-Rehalots*innen nicht mehr erreichbar gewesen, etwa im Rahmen eines geplanten Abschlussgesprächs.

> „Wo wir einfach, wenn wir den Abschlussbericht bekommen, noch mal so ein kurzes Gespräch mit ihnen führen, wie es jetzt weitergeht und wie es ihnen gefallen hat. Also auch da erreichen wir manche Leute nicht." (FGR; 192–194)

Außerdem sei die Wartezeit zwischen dem Erstgespräch und dem SRK ein Faktor, der zur Nicht-Teilnahme oder zum Abbruch geführt hätte.

> „Und ich glaube, da ist der Faktor Zeit, der uns Leute aus dem Projekt haut.“ (FGR; 198f.)

Darüber hinaus wurde von den Sucht-Rehalots*innen berichtet, dass bei Teilnehmer*innen mit stark chronifiziertem Konsumverhalten eine Teilnahme am SRK nicht immer zustande komme. Diese Personen erhielten dann lediglich eine vorgelagerte Beratung.

> „Also wirklich ganz chronifiziert. Wobei die dann teilweise auch nicht angekommen sind im Kompass. Und dann vorher noch rausgefallen sind. Aber die haben ja teilweise Beratung zumindest.“ (FGR; 21–23)

Die Aussagen zu den Gründen für eine Nicht-Teilnahme am SRK machen deutlich, dass psychische Belastungen, ambivalente Haltungen und Schamgefühle zentrale Hürden darstellten. Auch strukturelle Faktoren wie lange Wartezeiten und die starke Chronifizierung bei einzelnen Teilnehmer*innen erschwerten eine durchgängige Teilnahme. Selbst nach vollständigem Durchlauf blieben manche Personen für die Sucht-Rehalots*innen nicht mehr erreichbar. Insgesamt zeigen sich sowohl persönliche als auch organisatorische Gründe, die eine kontinuierliche Begleitung im Rahmen des SRK herausfordernd machten.

**Oberkategorie 4: Konsum**

**Unterkategorie 4.1: Suchtmittel**

Diese Unterkategorie schließt alle Nennungen zu Suchtmitteln ein, die die Sucht-Rehalots*innen am häufigsten bei den Teilnehmer*innen sahen.

Berichtet wurde, dass viel Cannabis konsumiert wurde, teilweise ohne Kombination mit anderen Suchtmitteln. Aber auch Alkohol wurde als Suchtmittel genannt.

> „Ich finde es auffällig wie viele Cannabis-Leute hier also anteilig haben im Vergleich zu Alkohol.“ (FGR; 39f.)

**Unterkategorie 4.2: Problemeinsicht**

Die Unterkategorie „Problemeinsicht“ bezieht alle Aussagen zur Problemeinsicht von Teilnehmer*innen ein, die während des Erstkontakts auf eine Suchtproblematik angesprochen wurden, sich jedoch für den psychosomatischen Rehakompass interessiert hatten.

Berichtet wurde über eine fehlende Problemeinsicht zum Konsum. Trotz auffälligem Konsum konnten Teilnehmer*innen teilweise nicht von einer wahrscheinlichen Suchtproblematik überzeugt werden und gingen eher davon aus, dass der Konsum an die psychische Erkrankung gekoppelt ist.

> „Sie sagen mir, dass das alles gar nicht, dass es keine Sucht ist, dass es nur weil ich depressiv bin. Wenn ich nicht mehr depressiv bin, dann trinke ich auch nicht mehr.“ (FGR; 44f.)

**Oberkategorie 5: Wissen um Rehabilitation**

Die Kategorie schließt Aussagen ein, die auf das vorherige Wissen und Vorbehalte der Teilnehmer*innen zu Suchtrehabilitationen hinweisen.

Es wurde berichtet, dass die meisten Teilnehmer*innen kein Wissen oder falsche Informationen bzw. Ängste und Vorbehalte gegenüber Suchtrehabilitationen hätten. Zudem sei auffällig, dass sich Menschen, die dem Suchtbereich zugewiesen wurden, vorab weniger informierten als Menschen mit psychischen Erkrankungen.

> „Also ich glaube, die meisten haben kein Wissen oder falsches Wissen oder Fehlinformationen. Angst oder so Horrorszenario im Kopf.“ (FGR; 71f.)

**Oberkategorie 6: Bewertung des Sucht-Rehakompasses und der Studienteilnahme**

Die Kategorie beinhaltet Bewertungen der Teilnehmer*innen zur Studienteilnahme und der Teilnahme am SRK. Es wurde von überwiegend positiven Rückmeldungen zur Studie berichtet. Teilnehmer*innen hätten es positiv bewertet, dass das Projekt wissenschaftlich begleitet wird. Unterschiede gebe es zwischen der telefonischen und persönlichen Beratung. Bei der persönlichen Beratung seien häufiger kritische Fragen zum Datenschutz gestellt worden.

> „Also prinzipiell hab ich das Gefühl, viele finden es positiv, dass das Ganze wissenschaftlich evaluiert wird.“ (FGR; 271 f.)

**Oberkategorie 7: Zusammenarbeit**

Diese Kategorie beinhaltet Aussagen zur Zusammenarbeit der Sucht-Rehalots*innen mit den kooperierenden Suchtkliniken und Suchtberatungsstellen.

Die Zusammenarbeit wurde als entgegenkommend, verständnisvoll und konstruktiv bewertet. Trotz der mangelnden Teilnehmer*innenzahlen, gebe es keine Schuldzuweisungen. Zudem wurde der häufige Kontakt zu den Klinken hervorgehoben. Dieser sei enger als zu den Suchtberatungsstellen.

„Sie sind uns sehr entgegen, sehr entgegenkommend und verständnisvoll. Gibt ja genug Gründe für die, an deren Stelle auch unzufrieden zu sein. Mit Zahlen oder vielleicht der Kurzfristigkeit des Ganzen. Es gibt genug Gründe, warum es für Sie nicht optimal läuft. Für uns ja auch nicht. Aber ich habe das Gefühl, dass es kaum ein Schuld-hin-und-her-Schieben gibt, sondern man versucht, konstruktiv an der Lösung zu arbeiten." (FGR; 375–379)

**Oberkategorie 8: Teilnehmer*innen Motivation**

Diese Oberkategorie umfasst Aussagen zur Einschätzung der Motivation von Teilnehmer*innen am SRK.

Die Motivation wurde als heterogen beschrieben: Während einige Personen sehr engagiert und entschlossen erschienen, würden andere eine deutlich ambivalentere Haltung zeigen.

„Unterschiedlich. Bei meinen beiden waren total unterschiedlich. Ich hatte zwei drei Leute, die waren super krass motiviert, jetzt auf jeden Fall noch was zu machen. Und dann gab es noch Leute, die sehr ambivalent waren […]." (FGR; 123–125)

Darüber hinaus wurde von Unsicherheit und Zurückhaltung bei einzelnen Teilnehmer*innen berichtet. Diese könnten nicht unmittelbar eine Entscheidung für eine Teilnahme oder Behandlung treffen und benötigten zusätzliche Gespräche zur Klärung und Motivation. Im Vergleich zum Psychosomatischen Rehakompass sei dies verständlich, da der SRK mit dem Verzicht auf das Suchtmittel verbunden ist – und somit nicht nur „etwas gewonnen", sondern auch „etwas aufgegeben" werden müsse.

„Im SRK ist das Gefühl öfter noch Skepsis und brauchen noch mehr Zeit, um noch darüber nachzudenken und sich dazu durchzuringen. Aber ist ja auch logisch. Die müssen etwas aufgeben müssen. Die anderen gewinnen." (FGR; 357–359)

**Oberkategorie 9: Bedarfe**

**Unterkategorie 9.1: Unterstützungsbedarf**

Die Unterkategorie „Unterstützungsbedarf" schließt Aussagen ein, die den Unterstützungsbedarf der Teilnehmer*innen durch die Sucht-Rehalots*innen, aber auch durch andere Akteur*innen wie die Suchtberatungsstellen thematisieren.

Unterstützungsbedarf hätte zum Teil bei den Abschlussgesprächen in Bezug auf das Ausfüllen der Antragsformulare für die Rehabilitation bestanden.

„Das waren einfach meine längsten Abschlussgespräche, weil ich mit denen dann noch mal telefonisch die Unterlagen durchgegangen bin." (FGR; 148f.)

Einige Teilnehmer*innen seien auch durch die Suchtberatungsstellen beim Ausfüllen der Formulare unterstützt worden. Wenn Teilnehmer*innen noch unsicher oder skeptisch gewesen seien, ob sie einen Antrag stellen sollen oder nicht, wären die Beratungsstellen hinzugezogen worden.

**Unterkategorie 9.2: Kontaktbedarf**

Die Sucht-Rehalots*innen nahmen regelmäßig – etwa alle vier Wochen – Kontakt zu den Personen auf, die sich auf der Warteliste befanden und informierten sie über den aktuellen Stand im Hinblick auf den SRK. Darüber hinaus bestand mit einzelnen Teilnehmer*innen ein durchgängiger Austausch über alle Verfahrensschritte hinweg: vom Ausfüllen und Versenden des Antrags bis hin zur Aufnahme in die Rehabilitationsmaßnahme.

Die Analyse der Oberkategorie „Bedarfe" zeigt, dass Teilnehmer*innen im Verlauf des Bewerbungs- und Rehabilitationsprozesses auf kontinuierliche Unterstützung angewiesen waren. Besonders bei der Antragstellung sowie in Abschlussgesprächen bestand ein erhöhter Unterstützungsbedarf, der sowohl durch die Sucht-Rehalots*innen als auch durch externe Stellen wie Suchtberatungsstellen abgedeckt wurde. Zudem wurde ein regelmäßiger Kontakt als notwendig erachtet, um Transparenz zu schaffen, Sicherheit zu geben und den Prozessverlauf aktiv zu begleiten. Die Sucht-Rehalots*innen übernahmen dabei eine zentrale koordinierende und begleitende Funktion.

**Oberkategorie 10: Schnittstellen der Sucht-Rehalots*innen**

Die Oberkategorie „Schnittstellen der Sucht-Rehalots*innen" umfasst alle Aussagen zu relevanten Schnittstellen, die von den Sucht-Rehalots*innen in ihrer täglichen Arbeit identifiziert wurden.

Dabei wurde betont, dass die Anzahl der Schnittstellen sehr umfangreich sei. Genannt wurden sowohl interne Schnittstellen – etwa verschiedene Abteilungen und Ansprechpersonen innerhalb der Deutschen Rentenversicherung – als auch externe Akteur*innen, wie Ärzt*innen, Kliniken, Teilnehmende sowie Kooperationspartner*innen aus dem wissenschaftlichen Kontext, darunter die Hochschule Emden/Leer und die Universität Oldenburg.

> „Ja unendlich viele Schnittstellen. Das fängt ja bei […] intern an und intern alle anderen Abteilungen unserer Verwaltung. Mit den Verwaltungen der Kliniken, mit den Ärzten der Kliniken, Rentenversicherungsträger und die Teilnehmenden sind ein Multiplikator. Mit euch natürlich, mit der Uni. Mit unserer IT und so." (FGR; 541–544)

**Fazit**

Die Analyse der Fokusgruppe mit den Sucht-Rehalots*innen liefert vielfältige Einblicke in die Umsetzung, Herausforderungen und Rahmenbedingungen des SRK. Deutlich wird, dass die Sucht-Rehalots*innen eine zentrale Rolle im Kontakt mit den Teilnehmenden einnahmen – sowohl in beratender als auch in koordinierender Funktion. Die Gespräche mit den Teilnehmenden waren häufig intensiv und emotional anspruchsvoll, wurden von den Sucht-Rehalots*innen aber grundsätzlich als sinnstiftend erlebt.

Die Zielgruppe des SRK ist durch eine hohe Heterogenität und häufige chronifizierte Abhängigkeitsverläufe gekennzeichnet. Gleichzeitig zeigt sich, dass die ursprünglich intendierte Zielgruppe im Projektverlauf nur bedingt erreicht wurde. Dies lag unter anderem an strukturellen Hürden wie pandemiebedingten Einschränkungen, mangelnder Kapazität in den Jobcentern sowie an Unsicherheiten und Zurückhaltung bei Netzwerkpartner*innen in der Ansprache Betroffener. Auch die Gründe für Nicht-Teilnahmen oder Abbrüche verdeutlichen die Komplexität des Zugangs. Neben individuellen Faktoren wie psychischer Belastung, Scham oder Ambivalenz waren es auch Wartezeiten und fehlende Unterstützung, die den Prozess erschwerten. Die Bedarfe der Teilnehmenden zeigten sich insbesondere in Bezug auf kontinuierliche Begleitung, verständliche Information sowie konkrete Unterstützung bei Antragsverfahren. Darüber hinaus unterstreicht die Analyse, dass der SRK mit vielen verschiedenen Schnittstellen verbunden war – sowohl innerhalb der Deutschen Rentenversicherung als auch im Zusammenspiel mit externen Akteur*innen. Diese Zusammenarbeit wurde grundsätzlich als konstruktiv erlebt, erforderte aber klare Kommunikation und Koordination.

Insgesamt macht die Auswertung der Fokusgruppe deutlich, dass der SRK ein niedrigschwelliges und potenziell wirksames Angebot für eine sensible Zielgruppe darstellte. Gleichzeitig ist eine Weiterentwicklung in den Bereichen Zielgruppenerreichung, Kompetenzen, die zur Ansprache benötigt werden, strukturelle Stabilität und Prozessverbindlichkeit notwendig.

### 5.2.3 Vertreter*innen der Kontrollgruppeneinrichtungen

In diesem Abschnitt werden die Ergebnisse aus einer Fokusgruppe und zwei Expert*innen-Interviews mit Leiter*innen von den Kontrollgruppenbeteiligten der Fachstellen Sucht zusammengefasst dargestellt. Die Fokusgruppe und ein Expert*innen-Interview wurden im August 2022 durchgeführt, ein weiteres Expert*innen-Interview fand im Oktober 2022 statt. Die nachfolgende Tab. 5.4 fasst alle hergeleiteten Ober- und Unterkategorien zusammen.

**Tab. 5.4** Übersicht zu den Ober- und Unterkategorien aus den Fokusgruppen der Vertreter*innen der Kontrollgruppeneinrichtungen

| | |
|---|---|
| **Oberkategorie 1: Erfahrungen in der Kontrollgruppe** | |
| Unterkategorie 1.1: Negative Erfahrungen | Unterkategorie 1.2: Positive Erfahrungen |
| **Oberkategorie 2: Gründe für Nicht-Teilnahme** | |
| **Oberkategorie 3: Gründe für Nicht-Umsetzung** | |
| **Oberkategorie 4: Änderungsvorschläge** | |
| Unterkategorie 4.1: Änderungsvorschläge zur Kontrollgruppenumsetzung | Unterkategorie 4.2: Änderungsvorschläge zum Sucht-Rehakompass |
| Unterkategorie 4.3: Umsetzungsvorschläge zur Kombination des Sucht-Rehakompasses und des psychosomatischen Rehakompasses | Unterkategorie 4.4: Begründung der Kombination des Sucht-Rehakompasses und des psychosomatischen Rehakompasses |
| **Oberkategorie 5: Bewertung des Sucht-Rehakompass-Angebots** | |
| **Oberkategorie 6: Akzeptanz der Direktvermittlung** | |
| **Oberkategorie 7: Mögliche Zielgruppe** | |
| **Oberkategorie 8: Erreichbarkeit der Zielgruppe** | |
| **Oberkategorie 9: Praktische Umsetzung der Direktvermittlung** | |
| **Oberkategorie 10: Gründe für die Nicht-Vermittlung in den Sucht-Rehakompass** | |
| **Oberkategorie 11: Hemmschwellen ins Suchthilfesystem** | |

### Oberkategorie 1: Erfahrungen in der Kontrollgruppe

#### Unterkategorie 1.1: Negative Erfahrungen

Dieser Unterkategorie wurden Aussagen zugeordnet, die negative Erfahrungen mit dem Projekt sowohl als Teil der Kontrollgruppe als auch aus der Perspektive der Teilnehmer*innen beinhalten.

Die befragten Personen berichteten über Probleme bei der Installation der Abläufe in den Einrichtungen. Zudem seien die Rückmeldungen zur wissenschaftlichen Begleitung und den damit verbundenen Abläufen sowohl aus dem Team als auch von den Teilnehmer*innen negativ. Dabei wurden sowohl der Ablauf, mit den drei Zeitpunkten für die Ausgabe der Fragebögen, als auch der Umfang der Fragebögen als zu umfangreich und zu aufwendig bewertet.

> „Hatten große Probleme das zu installieren. Sie haben auch wenig zurückbekommen von uns. Und zwar, ich habe das mehrfach in den Dienstbesprechung eingeführt und habe auch mehrfach versucht meinen Klienten diese Fragebögen auszuhändigen oder auch über digital, dass sie das machen können, den das zu gemailt. Die Rückmeldungen waren verheerend. Einmal aus dem Team wie auch von den Teilnehmern." (FGK; 6–10)

Die Fragen in den Fragebögen wurden zum Teil als überfordernd und zu intim empfunden, wenn es beispielsweise um das Thema Suizidalität ging.

> „[…] die Rückmeldung kam Oh, das sind aber schon sehr heftige Fragen. Das heißt, speziell wenn es um Suizidalität ging und auch so Themen wie psychische Erkrankungen, Vorerfahrungen etc., aber dass das glaube ich für den ein oder anderen, der in der Erstberatung war, Fragen waren, die teilweise überfordern konnten." (FGK; 29–32)

**Unterkategorie 1.2: Positive Erfahrungen in der Kontrollgruppe**
In diese Unterkategorie wurden Äußerungen über positive Erfahrungen sowohl aus Sicht der Kontrollgruppen-Einrichtungen als auch aus Teilnehmer*innenpers pektive miteinbezogen.

Als positiv wurde die Vergütung der Teilnehmer*innen-Rekrutierung genannt.

> „Was ich gut finde, ist, dass es vergütet wird […]." (FGK; 109)

Zudem wurde der Austausch und das damit verbundene Kennenlernen der anderen Beratungsstellen als positiv gewertet.

Die Erfahrungen in der Kontrollgruppe zeigen ein ambivalentes Bild. Während einzelne Aspekte wie die Vergütung der Rekrutierung und der kollegiale Austausch positiv wahrgenommen wurden, überwiegen die kritischen Rückmeldungen. Schwierigkeiten bei der Umsetzung in den Einrichtungen, negativer Rücklauf sowie als belastend empfundene Frageinhalte und -umfänge führten zu Ablehnung – sowohl im Team als auch bei den Teilnehmenden.

**Oberkategorie 2: Gründe für Nicht-Teilnahme**
Für die Oberkategorie „Gründe für die Nicht-Teilnahme" wurden sowohl Perspektiven von Klient*innen als auch Einschätzungen von Mitarbeitenden aus den Fachstellen berücksichtigt. Zudem flossen auch Begründungen für einen Abbruch der bereits begonnenen Teilnahme mit ein.

Als zentraler Grund für die Nicht-Teilnahme wurde der Umfang der Fragebögen genannt. Einige Klient*innen brachen die Befragung ab, ohne diese vollständig auszufüllen. Diese Erfahrungen führten in mehreren Fällen dazu, dass Mitarbeitende daraufhin von weiteren Rekrutierungsversuchen absahen. Hinzu kommt eine geringe Motivation auf Seiten der Klient*innen, sich auf eine dreiteilige Befragung einzulassen. Ein weiterer genannter Aspekt betrifft die unzureichende Integration der Studienabläufe in den Arbeitsalltag der Einrichtungen. Infolge fehlender struktureller Verankerung wurde die Studie teilweise nicht aktiv angeboten und geriet im Alltag der Mitarbeitenden in Vergessenheit.

> „Also meine Kollegen haben mir erzählt, die Klienten hätten dann abgebrochen und ich habe das auch erlebt, dass ich das zwei drei gegeben habe. Die sind nie wiedergekommen und dann haben wir es auch irgendwie sein gelassen.“ (FGK; 11–13)

**Oberkategorie 3: Gründe für die Nicht-Umsetzung**

Die Oberkategorie „Gründe für die Nicht-Umsetzung“ schließt alle Nennungen zu Gründen ein, welche die Nicht-Umsetzung der Kontrollgruppenrekrutierung beinhalten.

Es wurde berichtet, dass interne Gründe wie häufiger Mitarbeitendenwechsel die Umsetzung erschwerte, so kamen keine Routinen bei der Etablierung der Prozesse auf und das Projekt geriet bei den Mitarbeiter*innen in Vergessenheit.

> „Genau mit den Rücksendungen. Das habe ich versucht über unsere Verwaltung zu installieren. Nur da hatten wir auch viel Wechsel […].“ (FGK; 48f.)

Zudem wurden die engen Vorgaben der Ausschlusskriterien als Faktor genannt. Es wurde auch berichtet, dass Mitarbeiter*innen die Studienteilnahme nicht anboten, weil sie es als unpassend für den Erst- bzw. Zweitkontakt empfanden und befürchteten den Beziehungsaufbau zu den Klient*innen negativ zu beeinflussen.

> „Ich fand, das war doch schon auch im ersten oder zweiten Kontakt eine Zumutung mit diesem Fragebogen. Und von daher, das haben die Kollegen das auch oder auch ich war nicht so das anbieten mögen, weil die Menschen kamen ja mit dem hohen Druck […].“ (FGK; 98–100)

**Oberkategorie 4: Änderungsvorschläge**

**Unterkategorie 4.1: Änderungsvorschläge zur Kontrollgruppenumsetzung**

Diese Unterkategorie bezieht alle Nennungen ein, die Änderungsvorschläge in Bezug auf die Umsetzung der Kontrollgruppenbeteiligung beinhalten. Hierzu zählen sowohl Änderungsvorschläge zum Prozess der quantitativen Erhebungen als auch zur Rekrutierung von Teilnehmer*innen

Es wurde vorgeschlagen, sowohl die Fragebögen zu kürzen als auch die Erhebungszeitpunkte zu reduzieren, um die Klient*innen und die Mitarbeiter*innen zu entlasten.

> „Also ein Fragebogen und einmal damit beschäftigen, auch im Sinne des Klientels, wäre gut. Oder wenn das ausreichen würde, wenn man das verkürzen könnte, dann wäre es auch einfach einfacher zu integrieren. Also müsste man das nicht immer im Blick haben.“ (FGK; 91–94)

Zudem wurde ein Belohnungssystem für die Klient*innen vorgeschlagen, um diese für eine Teilnahme besser motivieren zu können und diese mehr anzuerkennen.

> „[...] die Klienten irgendwie auch bei einem Belohnungssystem mit einzubeziehen. Das könnte man vielleicht auch besser machen, dass die motiviert sind, gerade wenn es jetzt bei diesen drei Fragebögen bleibt, da auch mitzumachen." (FGK; 115–118)

**Unterkategorie 4.2: Änderungsvorschläge zum Sucht-Rehakompass**
Die Unterkategorie „Änderungsvorschläge zum Sucht-Rehakompass" bezieht alle Vorschläge ein, die sich auf den Sucht-Rehakompass beziehen. Es wurde mehrheitlich vorgeschlagen, den Sucht-Rehakompass mit dem psychosomatischen Rehakompass zu kombinieren.

> „Und wenn es gelänge, dieses diese Sucht Fragestellung in diese Psychosomatik reinzubringen, dann fände ich das eine total sinnvolle Geschichte [...]." (FGK; 156–158)

Zudem wurde die Idee eingebracht, den Sucht-Rehakompass auch als Vermittlungsangebot für die Beratungsstellen zu etablieren.

> „[...] wenn das auch in Zusammenarbeit mit den Beratungsstellen läuft, da könnte ich mir gut vorstellen, dass man da auch die dann rekrutiert und hinschicken könnte." (FGK; 221–223)

Des Weiteren haben die Befragten eine Namensänderung vorgeschlagen, um Hemmschwellen abzubauen, vor allem bei Menschen, die über keine Krankheitseinsicht verfügen. Dies sei vor allem in der Frühintervention relevant.

> „Also wenn man das Kind irgendwie anders nennt oder es einfach auch ein bisschen, wie soll ich sagen? Also es ist ja für viele sehr Scham besetzt, auch gerade beim ersten Mal zu kommen. Das ist ganz schön." (FGK; 691-695)

**Unterkategorie 4.3: Umsetzungsvorschläge zur Kombination des Sucht-Rehakompasses und des psychosomatischen Rehakompasses**
Diese Unterkategorie schließt alle Nennungen ein, die Vorschläge beinhalten, wie die Kombination aus Sucht-Rehakompass und psychosomatischem Rehakompass umgesetzt werden könnte. Es wurde genannt, dass durch die Vernetzung der Kliniken beider Bereiche, ein multiprofessionelles Team entstehen könnte, das unabhängig von Kliniken und Standorten einen kombinierten Rehakompass anbieten könnte.

> „[...] ja vielleicht vernetzen, dass Leute aus der Sucht Rehaklinik zusammen, also das es so ein, so multiprofessionelles Team gibt. Es ja, also sehr, sehr egal welcher Ort." (FGK; 334 f.)

**Unterkategorie 4.4: Begründung der Kombination des Sucht-Rehakompasses und des psychosomatischen Rehakompasses**

In diese Unterkategorie wurden alle Nennungen zur Begründung des Vorschlags zur Kombination des Sucht-Rehakompasses und des psychosomatischen Rehakompasses einbezogen.

Die Befragten begründeten ihren Vorschlag zur Kombination beider Rehakompasse damit, dass hierüber auch Menschen erreicht werden könnten, bei denen ein Suchtproblem besteht, diese sich selbst jedoch eher in den psychosomatischen Rehakompass einordnen und somit noch kein Problembewusstsein haben. Dies könne dazu führen, dass Menschen frühzeitiger erreicht werden und auch die Anzahl an erreichten Personen steigen würde.

> „[...], weil die Sucht ja immer heimlich mitläuft und alle wollen in die Psychosomatik und aber ich sage mal, mindestens 1/3 hat ein Suchtproblem und das, das fände ich notwendig. Jetzt so als wie du sagst, als paralleles System, ist es nicht erfolgreich. Das sieht man ja an den Zahlen. Aber in der Kombination kann ich es mir als ein erfolgreiches Modell. Wichtiges Modell vorstellen." (FGK; 158–162)

Auch wurde genannt, dass diese Kombination einen Vorteil sowohl für die Akteur*innen beider Bereiche als auch für die Betroffenen hätte, da hierdurch Menschen passgenauer den Bereichen zugeordnet werden könnten.

> „Aber es wäre ja effektiver für alle Beteiligten, wenn sie die richtigen Leute in ihrem richtigen Fachbereich haben. Also da profitiert ja auch der Betroffene nicht von, wenn der mit einer Suchterkrankung in der Psychosomatik unterwegs ist. Irgendwann ploppt das eh wieder auf." (FGK; 340–343)

Die Analyse der Oberkategorie „Änderungsvorschläge" verdeutlicht ein klares Bedürfnis nach struktureller und inhaltlicher Weiterentwicklung sowohl im Bereich der Kontrollgruppenumsetzung als auch im Konzept des Sucht-Rehakompasses. Genannt wurden unter anderem eine Reduktion des Fragebogenumfangs, Anreize für Teilnehmende sowie eine bessere Integration in bestehende Abläufe. Besonders häufig wurde die Kombination des Sucht- und des psychosomatischen Rehakompasses vorgeschlagen – mit dem Ziel, mehr Menschen niedrigschwelliger zu erreichen und fachlich passgenauer begleiten zu können.

**Oberkategorie 5: Bewertung des Sucht-Rehakompass-Angebots**

In die Kategorie „Bewertung des Sucht-Rehakompass-Angebots" wurden sowohl positive als auch negative Aussagen zum SRK-Angebot einbezogen.

Das SRK-Angebot wurde als Parallelsystem zur bestehenden Suchthilfe angesehen. So gebe es bereits ein etabliertes Suchthilfesystem, welches durch mehr finanzielle Förderung auch in der Frühintervention weiterentwickelt werden könnte.

> „Aber sonst hatte ich so immer den Eindruck, da wird ein Parallelsystem installiert und da habe ich manchmal den Eindruck, dann könnte man besser uns als Suchtberatungsstellen besser ausstatten. Also das war so ein bisschen bei mir, dass ich so dachte, was soll das? Dass da ganz neue Systeme etabliert werden, wo wir doch jahrelang gewachsene Systeme haben.“ (FGK; 144–148)

Positiv bewertet wurde das zweitägige Assessment-Angebot in den Rehakliniken, dass die Vermittlung in die Rehabilitation beschleunige und den Teilnehmer*innen als Schnupperangebot diene.

> „Attraktiv finde ich diese, diese Möglichkeit, durch diese zwei, drei Tage in der Klinik eine schnelle Vermittlung hinzubekommen. Das finde ich gut.“ (FGK; 142 f.)

Die schnellere Vermittlungsmöglichkeit wurde jedoch nicht von jeder befragten Person positiv bewertet. So sei schnell nicht immer gut, da einige Menschen den Beratungsprozess benötigen würden, auch um eine Motivation zur Veränderung aufzubauen. Dies sei vor allem für Menschen gut, die nicht aus Eigeninitiative in die Beratungsstelle kommen.

> „Ich bin da so ein bisschen ambivalent, weil ich irgendwie auch so denke, schnell ist nicht immer gut. Also ich glaube schon, dass viele Patienten oder Klientinnen auch von einem Beratungsprozess in einer Beratungsstelle, über mehrere Beratungstermine, sehr profitieren. Und meine Erfahrung ist auch, dass es tatsächlich auch so was braucht wie eine Motivationsphase. Häufig gerade bei Menschen, die zum Beispiel geschickt werden.“ (FGK; 237–241)

Zudem wurde befürchtet, dass im Sucht-Rehakompass vorrangig die Vermittlung in Rehabilitation im Vordergrund stehe und weniger die individuellen Bedürfnisse und Wünsche der Einzelnen. Außerdem gaben die Befragten an, dass der Sucht-Rehakompass, trotz hohem Aufwand wenig Ertrag bringe, da trotz der vielen eingesetzten Ressourcen zu wenig Menschen erreicht würden, was auch die Zahlen widerspiegeln würden. Angemerkt wurde zudem ein gefühlter Druck auf die Sucht-Rehalots*innen, Ergebnisse bzw. Zahlen generieren zu müssen. Dies könne dazu führen, dass nicht das Projektziel im Vordergrund stehe, sondern die reine Zuweisung ins System.

**Oberkategorie 6: Akzeptanz der Direktvermittlung**

Die Oberkategorie „Akzeptanz der Direktvermittlung“ umfasst Aussagen zur Bewertung der Direktvermittlung, bei der die Sucht-Rehalots*innen eine beratende Funktion innerhalb der Einrichtungen übernahmen. Berücksichtigt wurden sowohl positive als auch kritische Einschätzungen sowie die jeweiligen Begründungen für die geäußerte Haltung gegenüber diesem Vermittlungsansatz. Die Befragten gaben an, dass es nicht nachvollziehbar sei, wieso sie die Direktvermittlung in ihren Einrichtungen etablieren sollten bzw. wieso sie sich an der Direktvermittlung beteiligen sollten. Sie sahen die Direktvermittlung als Zwischenschritt zu ihrer bisherigen Arbeit an.

> „Ja, darf ich mal fragen, wieso wir das tun sollten? Weil, das ist ja eigentlich unsere originäre Aufgabe, Menschen zu beraten und zum Beispiel auch dann in irgendeine weitere Hilfe zu vermitteln. Ob Selbsthilfegruppe oder Reha oder sonstiges. Warum sollten wir jetzt noch einen Schritt zwischen schieben?“ (FGK; 296–299)

Außerdem gaben die Befragten an, dass Sie die Kompetenzen der Sucht-Rehalots*innen für die Beratung der Klient*innen nicht einschätzen könnten, da Ihnen diese nicht ausreichend bekannt seien. Zudem wurde der Sucht-Rehakompass auf Grund der langen Wartezeit als mögliches Angebot abgelehnt. Dies sei kein Angebot, in das die Einrichtungen ihre Klient*innen mit gutem Gewissen vermitteln würden, da die Erfahrungen bzgl. der Wartezeit und den damit verbundenen Folgen für die Klient*innen zu negativ ausgefallen seien. So hätte in einer Einrichtung ein*e Klient*in lange auf einen Sucht-Rehakompass gewartet, der jedoch am Ende abgesagt wurde.

> „Also ich stelle mir das jetzt vor. Ich bin in der Beratung, hätte jemanden, der da vielleicht in Frage kommt, wenn dann aber erst der nächste Rehakompass in drei Monaten stattfindet, dann ist das ja auch blöd. Dann würde ich das nicht machen.“ (FGK; 445–448)

Darüber hinaus wurde der mögliche Aufwand als abschreckend für die Etablierung der Direktvermittlung genannt. So müsse mit zeitlichen, als auch räumlichen Aufwendungen gerechnet werden. Demgegenüber stehe jedoch die nicht vorhandene Finanzierung.

**Oberkategorie 7: Mögliche Zielgruppe**

Die Oberkategorie „Mögliche Zielgruppe“ bezieht alle Nennung zu Klient*innen ein, die aus der Sicht der Befragten über die Direktvermittlung in den SRK vermittelt werden könnten bzw. bei denen sie sich eine Teilnahme vorstellen könnten.

Als mögliche Zielgruppe wurden Klient*innen genannt, die eine ambulante Rehabilitation machen möchten, jedoch aus Einrichtungssicht besser in der stationären Rehabilitation aufgehoben wären. Zudem wurden Klient*innen genannt, die mit einem starken Wunsch nach schneller Behandlung in die Beratungsstellen kommen und die durch den Sucht-Rehakompass schneller in eine Rehabilitation vermittelt werden könnten.

> „Was ist denn mit denen, die eigentlich unbedingt ambulant wollen? Aber wo wir eigentlich sagen, die sollen stationär, also davon haben wir auch immer wieder doch etliche, für die wäre es vielleicht auch was [...]." (FGK; 419–421)

Des Weiteren wurden Personen genannt, die bereits längere Zeit abstinent gelebt haben, jedoch einen Rückfall hatten. Für diese Klient*innen sei eine intensive Abklärung und eine schnelle Vermittlung sinnvoll.

> „Leute, die vor Jahren sich schon mal gut verändert haben, die aber wieder rückfällig geworden sind, die da auch hinzuschicken. Noch mal so ein intensives Abklären und so weiter. Und eine schnelle Überstellung in irgendeine Art von Behandlungssystem." (FGK; 391–394)

**Oberkategorie 8: Erreichbarkeit der Zielgruppe**

Diese Oberkategorie schließt Aussagen ein, welche die frühzeitige Erreichbarkeit der Zielgruppe bewerten oder die bisherigen Erfolge bzw. Nicht-Erfolge in den Einrichtungen beschreiben.

Die Befragten berichteten, dass Klient*innen auf Nachfrage, wie man sie hätte früher erreichen können, geantwortet hätten, dass diese nicht frühzeitiger hätten erreicht werden können.

> „Ich habe die Patienten auch gefragt, was müsste ich machen? Oder Was hätte ich dann machen können, damit sie schon fünf Jahre eher gekommen wären? Weil die letzten fünf Jahre jetzt wirklich kann man ja mal sehen katastrophal gelaufen sind. Dann sagt der nix, wenn ich nicht, meine ich, ich habe sie im Kopf. Ich ruf sie vielleicht zwischendurch mal an, aber sie hätten nichts machen können." (IEKG2; 7–11)

Auch wurde berichtet, dass trotz Vernetzung zu unterschiedlichen Akteur*innen die Betroffenen nicht frühzeitiger erreicht wurden. Zudem seien weniger belastete Klient*innen eher an ambulanten Therapien interessiert.

> „[...] durch Arbeitskreise, durch Presse, durch Beziehungen, durch Jobcenter, durch Gesundheitstage, durch ambulante Wohnbetreuung, durch Kooperation mit anderen Beratungsstellen. Da ruft die Schuldnerberatung an und sagt hier ich habe dir, da ist

die Telefonnummer mit Schweigepflichtsentbindung, ruf da an. Wir sind hier schon sehr vernetzt. Wir sind hier sehr bekannt und trotzdem kommen die mit einem hohen Leidensdruck und nicht eher.“ (IEKG2; 24–30)

**Oberkategorie 9: Praktische Umsetzung der Direktvermittlung**

Die Oberkategorie „Praktische Umsetzung der Direktvermittlung“ bezieht alle Aussagen ein, die Vorschläge und Ideen zur Etablierung der Direktvermittlung in den Beratungsstellen aufweisen. Hierzu zählen auch Rahmenbedingungen, die genannt wurden.

Als Idee wurde aufgeführt, dass die Beratungsstellen interessierte Klient*innen sammeln und ab einer Anzahl von drei bis vier Teilnehmer*innen bei den Kliniken direkt für einen SRK anmelden. Ein weiter Vorschlag beinhaltete eine Termintabelle mit allen SRK-Terminen, aus der interessierte Klient*innen einen Termin wählen könnten. Die Einrichtungen würden dann ein Anmeldeformular anfertigen und an die Koordinationsstelle (Sucht-Rehalots*innen oder Kliniken) weiterleiten, via Mail oder Fax. Nach der Anmeldebestätigung könnte der *die Klient*in dann an dem SRK teilnehmen.

„Also ich glaube wichtig wäre dann vielleicht eine Termintabelle. Wann finden diese Wochenenden statt und irgendjemand der die Anmeldungen aufnimmt. Und dann würden wir vielleicht den Klient mit dem Anmeldeformular oder wir würden das Anmeldeformular rüber mailen, faxen, tralala und dann wäre er angemeldet […].“ (FGK; 464–467)

Eine weitere Person sagte, sie benötigte nur eine Telefonnummer und könnte dann in den Sucht-Rehakompass zuweisen.

Wichtig sei den Einrichtungen, dass die Klient*innen nicht verloren gehen, also eine weitere Anbindung an die Beratungsstelle haben. Zudem sei den Befragten eine zeitnahe Bearbeitung der Anmeldungen sehr wichtig, sodass für die Klient*innen keine langen Wartezeiten entstehen. Auch wurde genannt, dass das Team der Beratungsstelle immer wieder an das Angebot und die Möglichkeit erinnert werden sollte, damit der Sucht-Rehakompass nicht in Vergessenheit gerät.

„Mein Gedanke ist, dass wir dann weiterhin genauso dran bleiben müssen wie sonst auch. Nur dass man jetzt dieses Angebot Rehakompass quasi wie so ne Turbo Vermittlungssache dazwischenschiebt. Also ich kann mir das schlecht vorstellen, dass wir den Klienten abgeben können.“ (FGK; 482–485)

Außerdem wurde mehrheitlich vorgeschlagen, eine Teilzeitstelle direkt in den Einrichtungen zu schaffen, die sich nur um die Beratung und Vermittlung in den SRK kümmert.

**Oberkategorie 10: Gründe für die Nicht-Vermittlung in den Sucht-Rehakompass**

Diese Oberkategorie schließt alle Aussagen ein, die Gründe für einen Vermittlungsstopp bzw. die Nicht-Vermittlung in den Sucht-Rehakompass beinhalten. Neben den bereits genannten Gründen, wie z. B. den langen Wartezeiten, wurden als weitere mögliche Gründe schlechte Erfahrungen in der Umsetzung des SRK und Berichte von negativen Erfahrungen seitens der Klient*innen angegeben.

> „Wenn wir feststellen würden Oh, da kommen dann fünf zurück, die sagen, das war aber ganz schön komisch da und ganz schwierig und ah, nee, da würde ich – also das würde ich keinem weiterempfehlen, dann wäre ich auch sehr kritisch […].“ (FGK; 625–627)

**Oberkategorie 11: Hemmschwellen ins Suchthilfesystem**

In diese Oberkategorie wurden Aussagen einbezogen, die allgemeine Hemmschwellen in das Suchthilfesystem benennen.

Als Hemmschwelle wurde die mangelnde Krankheitseinsicht bei den Betroffenen genannt, sowie der Wunsch nach kontrolliertem Konsum. Zudem wurde Scham als eine Hemmschwelle für den Zugang angeführt.

> „In der Suchtberatung ist es ja immer die der Hemmschuh, dass sich einzugestehen, dass eine Suchtproblematik besteht, also mangelnde Krankheitseinsicht und immer der Wunsch kontrolliert konsumieren zu können und zu wollen und eben auch die Scham.“ (FGK; 650–653)

**Fazit**

Die Analyse der Fokusgruppe und der Expert*innen-Interviews mit Leitungspersonen aus den Kontrollgruppeneinrichtungen, zeigt ein komplexes Bild zur Umsetzung und Akzeptanz der Kontrollgruppenbeteiligung sowie des SRK. Die Erfahrungen mit der Kontrollgruppe waren mehrheitlich kritisch: Besonders der Umfang der Fragebögen, ihre inhaltliche Tiefe sowie mangelnde Integration in den Arbeitsalltag stellten zentrale Herausforderungen dar. Diese führten häufig zu Nicht-Teilnahme oder Abbruch seitens der Klient*innen und reduzierte die Motivation bei den Mitarbeitenden. Auch die Direktvermittlung durch Sucht-Rehalots*innen wurde skeptisch betrachtet – sowohl wegen unklarer Rollenverteilungen als auch wegen fehlender personeller und finanzieller Ressourcen. Der SRK selbst wurde ambivalent bewertet: Positiv hervorgehoben wurde das zweitägige Assessment als niederschwelliges „Schnupperangebot“. Kritisch hingegen wurde die Parallelstruktur zum etablierten Hilfesystem gesehen. Mehrfach wurde der Wunsch nach struktureller Weiterentwicklung geäußert, insbesondere einer stärkeren Verzahnung von Sucht- und Psychosomatischer Rehabilitation, um Menschen mit ambivalenter Problemeinsicht besser zu erreichen. Auch Anregungen zu einer besseren Integration in die Beratungsarbeit, kürzeren Wartezeiten und gezielterer Unterstützung der Fachstellen wurden genannt. Die Ergebnisse unterstreichen die Notwendigkeit, Schnittstellen besser zu koordinieren, Prozesse zu vereinfachen und Bedarfe der Praxis stärker zu berücksichtigen.

## 5.3 Problemzentrierte Interviews

Im Rahmen der qualitativen Evaluation des Projekts SEMRES wurden zwischen Oktober und Dezember 2023 acht problemzentrierte Interviews mit ehemaligen Teilnehmenden des SRK durchgeführt. Ziel war es, subjektive Perspektiven auf Zugangswege, Motivation, Erfahrungen und Wirkungen des SRK zu erfassen. Alle Befragten hatten an der Maßnahme teilgenommen und im Anschluss einen Antrag auf Rehabilitation in der Klinik gestellt, die sie durch den SRK kennengelernt hatten. Zum Zeitpunkt der Interviews befanden sie sich noch in (teil-) stationärer Behandlung oder Nachsorge. Die Rekrutierung erfolgte durch die suchttherapeutische Leitung der beteiligten Kliniken.

Die Auswertung basiert auf vollständig transkribierten Interviews, die mithilfe der qualitativen Inhaltsanalyse nach Mayring systematisch ausgewertet wurden. Im Zentrum standen dabei Fragen zur individuellen Ausgangslage, der Wahrnehmung des SRK, seiner Wirkung auf Motivation und Entscheidung sowie zum Übergang in die medizinische Reha. Der folgende Bericht stellt die Ergebnisse entlang inhaltlicher Ober- und Unterkategorien dar (Tab. 5.5) und leitet daraus Rückschlüsse für die Wirksamkeit und Weiterentwicklung des SRK ab.

**Oberkategorie 1: Früherer Zugang zum Hilfesystem**
Diese Kategorie umfasst Aussagen darüber, wie man die interviewten Personen früher zur Inanspruchnahme des allgemeinen Hilfesystems hätte bewegen können.

Die Teilnehmenden berichteten von verschiedenen Wegen, wie man (frühzeitig) einen Weg in das Hilfesystem findet. Viele Teilnehmer*innen berichteten, dass sie bereits vor der Teilnahme am Sucht-Rehakompass mit ambulanten Suchtberatungsstellen in Kontakt standen. Diese fungierten oft als erste Anlaufstelle.

> „Ja, ich war damals zuerst, meine erste Anlaufstelle war die ambulante Suchthilfe Bremen. Ähm da wurde mir das also dieses Projekt Rehakompass irgendwie nahegelegt, weil das irgendwie ein bisschen unbürokratischer sein soll, ein bisschen schnellerer Zugang." (IT2; 8)

**Tab. 5.5** Übersicht zu den Ober- und Unterkategorien aus den Problemzentrierten Interviews

| | | |
|---|---|---|
| **Oberkategorie 1: Früher Zugang zum Hilfesystem** | | |
| **Oberkategorie 2: Änderungsmotivation** | | |
| **Oberkategorie 3: Sucht-Rehalots*innen** | | |
| Unterkategorie 3.1: Bewertung des Kontaktes | Unterkategorie 3.2: Auswirkung auf die Beratung/ Behandlung | |
| **Oberkategorie 4: Vor dem SRK** | | |
| Unterkategorie 4.1: Zugang zum SRK | Unterkategorie 4.2: Motivation für SRK | Unterkategorie 4.3: Hürden zur Teilnahme am SRK |
| **Oberkategorie 5: Während des SRK** | | |
| Unterkategorie 5.1: Bewertungshorizont | Unterkategorie 5.2: Verbesserungsvorschläge | |
| **Oberkategorie 6: Nach dem SRK** | | |
| Unterkategorie 6.1: Motivation und Entscheidung zur Reha | Unterkategorie 6.2: Anschluss und Umsetzung der Reha | |

„Und hatte, bevor ich das erste Gespräch mit der Rehalotsin gehabt habe, schon zwei Gespräche gehabt mit dem (/) Sozialarbeiter […] aus der ambulanten Suchthilfe." (IT3; 10)

Neben der Suchthilfe als erste Anlaufstelle wurden auch weitere psychotherapeutische und medizinische Vorerfahrungen beschrieben. Einige Teilnehmer*innen befanden sich bereits in ambulanter Psychotherapie oder hatten medizinische Betreuung im Vorfeld der SRK-Teilnahme.

„Ich habe auch vorher schon Therapie, seit äh Februar, (/) ähm mit einem Therapeuten in Bremen, ambulant, einmal die Woche. (/2/) Dem habe ich halt auch immer erzählt, dass ich konsumiere, also Alkohol, auch schonmal andere Drogen (/) und den hat das immer so aufgeschrieben und […] ich denke mal er hat sich seinen Teil dabei gedacht." (IT4; 9)

„Ich habe halt so keinen Platz für eine Psychotherapie gekriegt, (/) habe das dann über ähm das Arbeitsamt gemacht, (/) die haben ja auch einen eigenen Service dafür und ähm da wurde mir dann gesagt, dass die wegen meinem Konsum nicht für mich zuständig sind […]." (IT6; 10)

Auch medizinisches Personal wird von Einzelnen als möglicher Vermittlungsweg gesehen. Eine motivierende Hausärztin war für eine Peron entscheidend.

„Dann habe ich erstmal gar nichts gemacht, dann habe ich gedacht, habe ich mit meiner Hausärztin im Februar gesprochen (/) ähm ob es nichts sinnvoll wäre, mal eine Reha zu machen, auf psychosomatisch." (IT8; 94)

Hier lässt sich dementsprechend eine Möglichkeit des früheren Zugangs erörtern: Weiterleitung/Empfehlung von Therapeut*innen und Ärzt*innen.

Weiter berichteten Personen davon, dass sie durch Freund*innen auf das Hilfesystem aufmerksam gemacht oder aktiv begleitet wurden.

> „Und dann bin ich mit einem Freund, der hatte dann vorher da angerufen und mich damit hingenommen. (/) Ähm, ja so bin ich da gelandet." (IT2; 16)

Teilweise erfolgte der erste Zugang aber auch aus eigenem Antrieb nach persönlichen Krisenerfahrungen.

> „Ich war total im selbstzerstörerischen ähm Modus.(/) Habe irgendwie funktioniert (/), [...] das ähm Konsumieren war zu der Zeit sehr extrem.(/) Weil ich es einfach immer mit [...] ja mit ich muss funktionieren, damit hab ich (*) das äh verbunden." (IT1; 8)

> „[...] ich war damals dann schon (/) boah anderthalb Monate auch clean und trocken. (*) Ähm (//2//) ja und hatte natürlich auch eine hohe Motivation, dass das jetzt endlich mal los geht." (IT2; 24)

In einzelnen Fällen wurde der Hilfebedarf im beruflichen Kontext sichtbar. Die Teilnehmenden benannten diesen rückblickend als möglichen Zugangsmoment ins Hilfesystem.

> „Ich möchte irgendwann auch wieder arbeiten gehen, vernünftig arbeiten gehen, denn durch die Arbeit ist das ja alles erst ins Rollen gekommen." (IT8; 42)

Einige Befragte verneinten jedoch rückblickend die Möglichkeit, früher erreicht worden zu sein. Der Zugang zum Hilfesystem sei letztlich an die eigene Einsicht und Veränderungsbereitschaft gebunden gewesen.

> „Und ähm (/) ich glaube es muss dann auch irgendwie so einen Trigger geben, der einen dazu bringt, das irgendwie zu erkennen, dass man so ein Problem hat [...] so (/) komplett aus Eigeninitiative, wenn es jetzt einfach so normal so weitergegangen wäre, dann ähm hätte ich das vielleicht nicht so gecheckt." (IT2; 18)
>
> „Das ist ein Kampf mit si- mit dir selber eigentlich. Und ähm (/) die Außenwelt hat da vielleicht einen kleinen Einfluss darauf, oder kann dich ein bisschen dahin schieben, (/) aber du musst alles selber machen, (*) letztendlich du." (IT1; 29)

Teilnehmende schlugen jedoch vor, potenzielle Betroffene direkt in konsumrelevanten Lebensräumen wie Kneipen, Stadien oder Festivals anzusprechen, um frühzeitiger Hilfe anbieten zu können.

„Aber das wäre irgendwie so, das ist voll getrennt. (/) So dieser, einerseits dieser ganze (/) Kneipen-, Disco-, Festivalbetrieb und dann dieses ganze Suchtding, das ist komplett getrennt, das ist so.“ (IT4; 51)

Ein weiterer Zugangskanal könnte über Hausärzt*innen oder andere vertrauensvolle Ansprechpartnerinnen im Alltag erfolgen:

„Ja, vermutlich wenn, wenn die Hausärztin mir, oder der Hausarzt vielleicht (/) ja vorgeschlagen hätte oder überhaupt das- den Rehakompass mal erwähnt hätte.“ (IT3; 54)

„Ich glaube, ich weiß jetzt nicht was mir da noch hätte helfen können so. (*) (/) Also vielleicht ein bisschen ähm mehr von meinem Freundeskreis, (*) ein bisschen mehr auf die Finger hauen so (/). Mal eine Intervention oder so, das hätte vielleicht geholfen.“ (IT2; 42)

Die Befragten brachten ein breites Spektrum früherer Erfahrungen mit dem Hilfesystem mit – von ambulanter Suchtberatung über therapeutische Angebote bis hin zu medizinischer Unterstützung. Zugleich machten einige deutlich, dass ein früherer Zugang zwar theoretisch möglich gewesen wäre, aber am eigenen inneren Widerstand gescheitert wäre.

Rückblickend nennen sie aber auch konkrete strukturelle Möglichkeiten, wie eine frühzeitigere Erreichung realisierbar gewesen wäre – etwa durch präventive Präsenz an Alltagsorten, eine engere Einbindung medizinischer Fachpersonen oder Sensibilisierung im beruflichen Kontext.

**Oberkategorie 2: Änderungsmotivation**

Diese Kategorie umfasst Aussagen über die tatsächlichen Beweggründe der Teilnehmenden, Hilfe in Anspruch zu nehmen. Dabei lassen sich sowohl interne (z. B. psychische Belastung, Selbsterkenntnis) als auch externe Auslöser (z. B. berufliche, familiäre, gesundheitliche Gründe oder rechtlicher Druck) erkennen.

Ein häufig genannter Auslöser war der Wunsch, das eigene Leben zu verändern – oft begleitet von Einsicht in die eigene Abhängigkeit und einem kritischen Blick auf den bisherigen Lebensverlauf.

„Ähm (/) ja und dann hab ich gesagt so (/2/) nach so vielen Jahren endlich (/), ich muss was ändern. Ich möchte was ändern. Ich werd 40 nächstes Jahr (/) die, also realistisch gesehen ist die, habe ich die Hälfte meines Lebens gelebt (/) ähm und ich habe auch gelebt.“ (IT1; 8)

„Und ja fühlte mich [...] nicht in der Lage so körperlich und auch psychisch nicht in der Lage es irgendwie das auf anderem Wege mir helfen zu lassen, sondern ich brauchte komplett Abstand von meinem alten Leben. Und ähm ja bin mit dem, mit der Motivation hier hereingegangen einfach einen kompletten Neustart für mich zu machen. (*) (/) Und ja mein ganzes Leben, was (heißt mein) Leben, aber mein mein meine letzten Jahre in der ich in der Sucht halt so ähm (/) sich so gesteigert hat ähm einfach aufzuarbeiten.“ (IT3, Z. 16)

Diese Aussagen zeigen eine intrinsische Motivation, die aus biografischer Selbstreflexion und dem Wunsch nach einem „Neustart“ entsteht.

In mehreren Fällen wurden auch der familiäre Druck oder Konflikte im sozialen Umfeld als Anlass zur Veränderung genannt. Insbesondere Partner*innen oder Freund*innen wirkten hier als Spiegel oder Grenze.

„Die besten Freunde, die ich hatte, die habe ich so ein bisschen (/) (so) fortgeschmissen, sodass (*) die die waren auch Arbeitskollegen und da lief einiges so ein bisschen (/) im Argen.“ (IT8; 48)

„Und ähm ja letztendlich auch im (/) Familienleben hat es halt (/) nicht mehr funktioniert, also die Partnerschaft zu meiner Frau [...]. Und ähm (/) ja hat mich dann auch nochmal ermutigt dann auch wirklich jetzt das Problem anzugehen. Und der erste Besuch hat auch mit meiner Frau zusammen [...] stattgefunden. Also sie hat sich auch darum gekümmert, dass ich mir Hilfe suche.“ (IT3; 12)

Einige Teilnehmende benannten konkrete „Tiefpunkte“ oder Krisen als notwendigen Impuls zur Veränderung – häufig verbunden mit dem Gefühl, „ganz unten“ angekommen zu sein.

„Es muss wirklich erst eine Situation entstehen, ne, wo man wirklich hinfällt, wo wirklich ein entscheidender Schnitt ins Leben eintritt, wo (/) ja wo man einfach dann nicht mehr weiterweiß.“ (IT3; 22)

Es wurde außerdem von konkreten externen Zwängen, etwa in Bezug auf den Führerschein, Arbeit oder Abstürze im Alltag berichtet. Hier tritt eine eher extrinsische Motivation auf.

„Wobei ich zu dem Zeitpunkt auch schon wusste, dass der schon lange außer Kontrolle geraten ist. (*) Und ähm (/) ja also der ausschlaggebende Grund war letztendlich, dass ich (/) ähm meinen Führerschein verloren habe.“ (IT3; 12)

Häufig wirkten aber mehrere Faktoren zusammen. Die Einsicht, konkrete Belastung und Gelegenheit zur Teilnahme. Besonders der SRK wurde von vielen als „Brücke“ zur Entscheidung zur Rehabilitation wahrgenommen.

„Also mir, mir war eigentlich schon ähm (/) relativ klar, dass ich so etwas in der Art machen werde. (/) Ähm, aber natürlich, wie wir auch eben schon besprochen haben,

> waren dann (natürlich) auch noch Zweifel dabei und die wurden mir da schon genommen, (*) würde ich sagen. Also (/) ich hatte schon, war schon ziemlich entschlossen das zu machen, aber das war dann nochmal so der letzte Schub (*) so, die letzte Überzeugung, (/) dass ich das auch wirklich machen will.“ (IT2; 40)

Die Änderungsmotivation der Teilnehmenden zeigt sich in einem Spannungsfeld zwischen intrinsischer Motivation, sozialem oder familiärem Druck und externen Bedingungen wie Rückfällen oder rechtlichen Konsequenzen. Während Einige klar von innen heraus motiviert waren, brauchte es bei Anderen eine Krisensituation oder den Impuls durch Dritte. Deutlich wird, dass für viele die Teilnahme nicht nur ein Schritt in ein Hilfesystem war, sondern ein bewusstes Einleiten eines neuen Lebensabschnitts.

**Oberkategorie 3: Sucht-Rehalots*innen**

Diese Kategorie umfasst alle Aussagen der interviewten Personen über die Sucht-Rehalots*innen. Die Oberkategorie teilt sich in zwei Unterkategorien auf. Die erste Unterkategorie umfasst die Aussagen, bei denen die Teilnehmenden den Kontakt mit den Sucht-Rehalots*innen bewerten. Die zweite Unterkategorie umfasst Aussagen darüber, inwiefern der Kontakt/die Beratung einen Einfluss auf den weiteren Behandlungsverlauf hatte.

**Unterkategorie 3.1: Bewertung des Kontaktes**

Die Mehrheit der Teilnehmenden schilderte den Kontakt mit den Sucht-Rehalots*innen als wertschätzend, hilfreich und empathisch. Besonders hervorgehoben wurden deren Offenheit, das Vertrauensverhältnis sowie das Engagement und die Unterstützung bei organisatorischen Fragen.

> „Sehr angenehm auf jeden Fall. Also (/) ich habe ähm ein gutes Gefühl gehabt, die war sehr verständnisvoll, konnte auch ähm meine (…) derzeitige Situation, damalige Situation (/) sehr nachempfinden. Und ähm ja hat da einfach so eine (/2/) vertrauen- vertrauensvolles Verhältnis so aufbauen können im Gespräch, so dass ich ihr auch quasi meine Sorgen, mein (/) damaliges Leid so gut mitteilen konnte. (*) Also sehr einfühlsam, ist sie auf mich eingegangen.“ (IT3; 58)

In einem Interview wurde das psychologische Fachwissen der Sucht-Rehalots*-innen und das dadurch entstandene Vertrauen betont:

> „Ähm (/2/) also […] habe ich als sehr engagiert wahrgenommen (/3/), sehr doch auch um mein Wohl bemüht (/3/) und habe da auch direkt so ein Vertrauensverhältnis, irgendwie so das Gefühl-, also ich kann hier offen mehr oder weniger reden, (*) weil sie halt auch eine Psychologin ist. Äh hätte da jetzt irgendwie eine Juristin gesessen

oder was weiß ich, (*) (/) wäre ich (da, hätte) vielleicht anders darauf, hätte ich dann nicht so offen (/) kommuniziert. Also das fand ich sehr wichtig, dass ich gemerkt habe, ok auch hier ist bereits eine (/2/) psychologisch geschulte Person an dieser Stelle, obwohl es ja eigentlich eher so eine (/) delegationsbürokratische Stelle von außen her scheint." (IT4; 17)

Einige beschreiben den Kontakt als bestärkenden Faktor für die Entscheidung zur Teilnahme:

„Sie hat mich auch noch einmal bestärkt eben. Dass eben so viel Verständnis für meine Situation entgegengebracht wurde (/) hat mich noch einmal bestärkt einfach, so eine Entscheidung wirklich ähm daran teilzunehmen und eben (/) ja auch die stationäre Reha halt eben machen zu wollen." (IT3; 60)

Eine Person äußerte, dass der Begriff „Sucht-Rehalots*in" möglicherweise missverständlich sei oder dass die Funktion der Rolle anfangs unklar gewesen sei:

„Also vielleicht wäre es auch cool, wenn man dieses Lotsinnenges-, ok, das könnte auf andere auch abschreckend wirken. Für mich hätte es vielleicht noch einmal motivierender gewirkt, würde da stehen (/2/) ähm psych- psychologisches Beratungsgespräch (*) bei Lots*innen." (IT4:17)

Zugleich wurde jedoch angemerkt, dass genau dieser Begriff auch entlastend sein könne, da er niedrigschwelliger wirke als beispielsweise „Psycholog*in".

„Aber ich kann mir vorstellen, dass andere dadurch abgeschreckt werden, weil sie sagen, ich muss doch nicht zu einem Psychiater, ich bin doch nicht krank. (*) (/) Kommt glaube ich, also deswegen ist vielleicht so dieser Begriff Lots*innen (/) ganz gut gewählt, würde ich sagen [...] so ein Lotse weist ja auch, weist ja nur den Weg, ist ja kein Schlepper, ein Lotse. [...] Deshalb für mich [...] ist dieser Begriff irgendwie (/) ja gut, finde ich gut gewählt, muss ich sagen." (IT4; 17)

**Unterkategorie 3.2: Auswirkungen der Beratung auf Behandlungsverlauf/Reha**

Mehrere Befragte gaben an, dass das Gespräch dabei half, die Entscheidung zur Reha zu bestätigen oder überhaupt erst zu treffen:

*„Ähm, ja also mir war das ähm, ich würde sagen erleichtert. (*) Also mir, mir war eigentlich schon ähm (/) relativ klar, dass ich so etwas in der Art machen werde. (/) Ähm, aber natürlich, wie wir auch eben schon besprochen haben, waren dann (natürlich) auch noch Zweifel dabei und die wurden mir da schon genommen, (*) würde ich sagen. Also (/) ich hatte schon, war schon ziemlich entschlossen das zu machen, aber das war dann nochmal so der letzte Schub (*) so, die letzte Überzeugung, (/) dass ich das auch wirklich machen will."* (IT2; 40)

Auch das Gefühl, in diesem Gespräch erstmals ernst genommen oder emotional abgeholt worden zu sein, wurde als motivierend erlebt.

> *„Und die sagte mir: [Name], Sie sind da, glaube ich, der richtige Kandidat zu. Ob ich das machen wollte. Dazu habe ich mich bereit erklärt. War dann zwei Tage in [Klinik] und das gefiel mir sehr gut“.* (IT5; 8)

Gleichzeitig wird von Einzelnen berichtet, dass das Gespräch keinen wesentlichen Einfluss auf die Entscheidung hatte, wenn die Reha-Absicht bereits vorher feststand:

> „Ja und dieses Gespräch mit der Lotsin hat jetzt nicht zusätzlich (*) irgendwie (/) mich davon überzeugt.“ (IT2; 50)

Es lässt sich sagen, dass der Kontakt zu den Sucht-Rehalots*innen durchweg positiv bewertet wurde. Die Gesprächssituation wurde als wertschätzend, empathisch und unterstützend wahrgenommen. Die Sucht-Rehalots*innen nahmen teilweise eine zentrale Rolle im Übergang zur Reha ein – entweder durch Bestärkung bereits gefasster Absichten oder durch die erstmalige Vermittlung von Sicherheit und Perspektive. In einigen Fällen blieb der Einfluss auf den Reha-Verlauf gering, was aber weniger mit der Beratung selbst als mit bereits bestehenden Entscheidungen zusammenhing. Insgesamt zeigt sich: Die Sucht-Rehalots*innen leisteten einen wichtigen Beitrag zur Motivation und Orientierung der Teilnehmenden im Projekt.

**Oberkategorie 4: Vor dem SRK: Einstieg**

Diese Kategorie umfasst Aussagen über den SRK in dem Zeitraum vor der Teilnahme der Betroffenen am Projekt. Die Oberkategorie teilt sich in drei Unterkategorien auf. Die erste Unterkategorie umfasst Aussagen darüber, wie die Betroffenen einen Zugang in das Projekt erhalten haben, wie sie demnach Informationen über das Projekt gewonnen haben. Die zweite Unterkategorie beschreibt, welche genauen Beweggründe die Teilnehmenden hatten, explizit am SRK teilzunehmen. In der dritten Unterkategorie wird beschrieben, welche Bedenken die Teilnehmenden vor dem SRK hatten und welche Aspekte sie von der Teilnahme hätten abhalten können.

**Unterkategorie 4.1: Zugang zum SRK**

Diese Unterkategorie bezieht sich auf die Frage, wie die Teilnehmenden erstmals vom SRK erfahren haben und über welche Kanäle die Vermittlung erfolgte. Die häufigste Form des Zugangs war die Vermittlung über die ambulante Suchtberatung (vgl. IT3; 10).

> „Ähm da wurde mir das ähm also dieses Projekt Rehakompass irgendwie nahegelegt, ähm weil das irgendwie ein bisschen unbürokratischer sein soll, ein bisschen schnellerer Zugang." (IT2; 8)

Weitere Zugänge ergaben sich über Institutionen wie das Jobcenter bzw. die sozialtherapeutischen Dienste der Arbeitsagentur. Hier wurde das Angebot aktiv vermittelt, nachdem andere Hilfsmöglichkeiten ausgeschlossen worden waren:

> „Ich habe halt so keinen Platz für eine Psychotherapie gekriegt, (/) habe das dann über ähm das Arbeitsamt gemacht, (/) die haben ja auch einen eigenen Service dafür und ähm da wurde mir dann gesagt, dass die wegen meinem Konsum nicht für mich zuständig sind (*) und haben mir hier die Daten davon überliefert." (IT6; 10)

Einige Teilnehmende wurden durch schriftliche Hinweise der DRV Oldenburg-Bremen auf das Projekt aufmerksam – etwa durch einen Flyer, der einem Ablehnungsbescheid für eine psychosomatische Reha beilag:

> „Und da kriegte ich das Schreiben zurück, mit diesem Hinweis, dass es diesen Rehakompass gibt. (/) Und ähm dann habe ich mich aber erstmal gesträubt und gewehrt. Und ähm habe dann mit meiner Ärztin darüber gesprochen, mit meiner Hausärztin und ähm (/) da sagte sie zu mir: Verlieren können Sie nichts. (/) Kann nur helfen. Ich habe da zwar noch nie was von gehört, hat sie gesagt, aber es klingt ganz interessant." (IT8; 10)

Darüber hinaus gab es auch persönliche Empfehlungen aus dem sozialen Umfeld. Eine Person berichtete, dass sie durch eine Mitbewohnerin auf das Angebot aufmerksam wurde:

> „Da war eine Mitbewohnerin, die in der äh, beim Suchtberater in Bremen war (/) und die sagte zu mir: Komm mal mit, wir haben da so ein Projekt bei uns laufen, das nennt sich Rehakompass. Davon habe ich das erste Mal vom Rehakompass gehört." (IT5; 8)

Eine weitere Person beschrieb, dass ein Spielhallenbesitzer auf das Projekt aufmerksam machte.

> „Durch einen Spielhallenbesitzer //lacht// (*) Mit dem ich mich sehr sehr, bis heute sehr sehr gut verstehe (/). Der einfach so viel mehr in mir ähm in mir gesehen hat und gesagt hat: [Name,] du zerstörst dich komplett und ich hab da was und ich würd dich da gerne mal ein bisschen beraten" (IT1; 10).

Eine Person wurde im beruflichen Kontext auf das Angebot hingewiesen (vgl. IT4; 8). Die tatsächlichen Zugänge können demnach als vielfältig eingeschätzt werden.

**Unterkategorie 4.2: Motivation für SRK**

Diese Unterkategorie umfasst Aussagen der Teilnehmenden zu ihren Beweggründen für die Teilnahme am SRK. Dabei wird deutlich, dass sowohl inhaltliche Merkmale des Angebots als auch persönliche Lebensumstände eine Rolle spielten. Ein zentrales Motiv war die Möglichkeit, sich niedrigschwellig durch das Format der „Schnuppertage" mit einer stationären Reha vertraut zu machen.

> „Dass das halt ähm quasi ein Modellprojekt ist, das wurde mir auch so vorgestellt, (/) ähm (/) indem ich halt die Möglichkeit bekomme, die ähm speziell die Reha hier [...] kennenzulernen und zwei Schnuppertage hier machen zu können. Um zu schauen ob, die stationäre Reha für mich auch überhaupt persönlich in Frage kommt." (IT3; 10)

Besonders betont wurde zudem, dass der SRK im Vergleich zum klassischen Antragsweg weniger bürokratisch und schneller sei:

> „Ähm ja, mit Gesprächen von den anderen Rehabilitanden habe ich erfahren, dass sie natürlich erstmal so einen dicken Fragenkatalog durchwälzen mussten von der Rentenversicherung und das es natürlich (/) eine ziemliche Hürde war mit dem, mit dem Arzt, mit dem Hausarzt denke ich ähm (/) diese ganzen Formulare auszufüllen, dass es ziemlich ähm viel Papierkram (*) (/) gewesen sein soll und ähm ja ich war ziemlich froh, dass ich halt, ja die Möglichkeit hatte an dem Rehakompass teilzunehmen, um (/) schnellstmöglich Hilfe zu bekommen." (IT3; 26)

Einige äußerten auch, dass der SRK für sie eine Möglichkeit bot, die Motivation für eine Reha zu festigen oder zu steigern.

> „Also mir, mir war eigentlich schon ähm (/) relativ klar, dass ich so etwas in der Art machen werde. (/) Ähm, aber natürlich, wie wir auch eben schon besprochen haben, waren dann (natürlich) auch noch Zweifel dabei und die wurden mir da schon genommen, (*) würde ich sagen. Also (/) ich hatte schon, war schon ziemlich entschlossen das zu machen, aber das war dann nochmal so der letzte Schub (*) so, die letzte Überzeugung, dass ich das auch wirklich machen will." (IT2; 40)

Zudem wurde der SRK von einigen Teilnehmenden als Zugangserleichterung beschrieben, insbesondere in Phasen hoher Belastung. Das Angebot mindere Hürden, etwa wenn Betroffene sich noch in instabilen Konsumphasen befinden.

> „[...] dass es den Zugang erleichtert, irgendwie diese Hemmschwelle, die die Leute haben ähm so etwas zu machen, irgendwie ein bisschen mindert. (/) Ähm (/) gerade, wenn äh Leute in so einer schwierigen Phase sind, vielleicht auch noch nicht ähm clean und nüchtern sind, und ähm da selber irgendwie aus Eigeninitiative, äh funktioniert das oft nicht." (IT2; 78)

> „Erstmal war ich nur neugierig auf das, was mich da die zwei Tage erwartet. (/3/) Weil sie hatte zwar damals schon gesagt, das wird da in der Klinik stattfinden, wo man auch die Reha machen kann und äh aber über Reha habe ich mir noch gar nicht so Gedanken gemacht. (*) (/) (*) So weit war ich auch vom Kopf gar nicht, noch nicht." (IT8; 38)

In mehreren Fällen wurde auch die Passung zwischen dem individuellen Timing und dem Angebot als bedeutsam hervorgehoben. Die rechtzeitige Verfügbarkeit wurde dabei als entscheidender Faktor für den Einstieg beschrieben:

> „Wäre es einen Monat wieder länger gewesen, (*) ich weiß nicht was dann passiert wäre, bin ich ganz ehrlich." (IT4; 35)

Die Aussagen verdeutlichen, dass die Motivation zur Teilnahme am SRK sowohl aus dem Wunsch nach Veränderung als auch aus strukturellen Vorteilen des Angebots entstand. Besonders hervorgehoben wurden die schnelle Verfügbarkeit und der niedrigschwellige Zugang zum Projekt.

**Unterkategorie 4.3: Hürden zur Teilnahme am SRK**

Diese Unterkategorie bezieht sich auf alle Aussagen, die potenzielle oder tatsächliche Hürden beschreiben, die einer Teilnahme am SRK im Wege stehen könnten. Einige Teilnehmende nannten organisatorische oder private Gründe, welche die Teilnahme am SRK verhindern könnten. Beispielhaft wurde die Haustierbetreuung als praktisches Hindernis genannt.

> „Ich sagte: Zwölf Wochen hier einziehen? (/) Warum? Nein. Zwölf Wochen? (/) Drei Monate, 90 Tage? (/) Das hat mich sehr abgeschreckt, irgendwie. (/) Und dann ja, meine Katzen, meine, um Gottes Willen, nein." (IT1; 35)

Auch strukturelle Rahmenbedingungen wurden als hinderlich empfunden, etwa die unregelmäßige Durchführung des SRK und Unsicherheit, ob dieser tatsächlich stattfindet.

> „Habe ich gehofft, dass die Teilnehmerzahl noch erreicht wird, damit der Rehakompass stattfinden kann. Das war so meine einzige (*) Bedenken oder Angst, dass sich das Ganze noch in die Länge ziehen könnte." (IT3; 36)

Ein besonders bedeutsames Hindernis war das Stigma, das mit einer Suchtproblematik und dem Besuch eines entsprechenden Angebots einhergeht. Mehrere Befragte berichteten, dass sie zunächst zögerten, weil sie sich unsicher waren, ob sie geeignet für eine Maßnahme wie den SRK seien.

> „Also man hat ja irgendwie auch so ein Stigma im Kopf. Man denkt ja irgendwie man selber ist immer der ähm normalste Konsument, irgendwie. Man hat so Stigmata im Kopf, alle sind irgendwie viel betrunkener als man selber und viel fertiger.“ (IT2; 30)

Die Person beschrieb, dass sich durch die Teilnahme ihre Haltung verändert hat:

> „Ähm (/) ja so etwas hatte ich im Kopf. Ich habe natürlich mich gefragt, passe ich da hin? (*) [...] habe dann aber auch ganz schnell gemerkt, das ähm ja macht halt an keiner Tür Halt.“ (IT2; 30)

Auch eine andere Person beschrieb, mit welchen Stereotypen sie ursprünglich in die Maßnahme ging – und wie sich diese im Verlauf relativierten:

> „Also wenn man noch nie so etwas gemacht hat [...] man denkt ja [...] da geht es irgendwie nur darum von seinem Stoff wegzukommen, was man halt so für blöde (/) (*) (/) Stigmata mit sich herumträgt. (/) Habe aber gemerkt, ne das ist hier glaube ich eher eine Psychotherapie, mit dem (/) Oberthema Sucht, aber das ist, wir machen hier wirklich Psychotherapie. (/) Und mit Fokus auf Themen, die vielleicht auch Süchtige haben, aber es geht jetzt hier nicht darum, wie bleibe ich jetzt die nächsten drei Wochen nüchtern, oder so. Weil das kriege ich hin.“ (IT4; 9)

Besonders interessant ist auch die Beobachtung, dass nicht nur die eigene Person, sondern die Maßnahme selbst – in diesem Fall der SRK – abgewertet oder unterschätzt wurden. Eine Person berichtete von einer anderen Person, die den SRK als Infoveranstaltung beschrieb:

> „Ich glaube irgendwer meinte das auch zu mir, ja warst du auch bei dieser Infoveranstaltung? Ich finde, das war überhaupt keine Infoveranstaltung, (*) das war schon, da wurde schon direkt so ein bisschen antherapiert, gleich so ein paar Übungen gemacht, man war direkt irgendwie emotional, ich war (...) direkt emotional drin.“ (IT4; 35)

Diese Aussagen zeigen deutlich: Stigmatisierung wirkt auf mehreren Ebenen. Die Teilnehmenden sahen sich mit einem gesellschaftlich geprägten Bild von „suchtkrank“ konfrontiert – und mit dem Zweifel, ob sie selbst dazugehören. Gleichzeitig wurde das Suchthilfesystem in der Tiefe und Wirksamkeit strukturell unterschätzt, was ein weiteres Zugangshemmnis ist.

**Oberkategorie 5: Während des SRK**

Diese Kategorie erfasst Aussagen der Teilnehmenden zur Bewertung der zwei SRK-Tage. Dabei geht es sowohl um positive als auch kritische Erfahrungen sowie um konkrete Verbesserungsvorschläge zur Ausgestaltung des Angebots.

**Unterkategorie 5.1: Bewertungshorizont**

Die Aussagen der Interviewten zur Teilnahme am SRK waren überwiegend positiv. Viele empfanden die Atmosphäre als offen und angenehm und beschrieben den Ablauf als strukturiert:

> „Und (/) ja ich fühlte mich ganz gut aufgehoben und ähm (/) ja (/) dachte mir ich (…) ich habe die richtige Entscheidung getroffen (*) daran teilzunehmen." (IT3; 42)

Auch der Austausch mit anderen wurde als hilfreich wahrgenommen:

> „Ähm dass man selbst auch etwas erarbeiten konnte und ähm (/) sich halt austauschen konnte und dass man (/) ja in diesem Rahmen einfach, weil man halt wusste, dass alle mit dem gleichen Problem da ankommen, (*) sich halt auch in gewisser Weise schon öffnen konnte und ähm (/2/) ja ich auch relativ offen auch über meinen, mein Problem, meine Erkrankung halt sprechen konnte." (IT3; 44)

Ebenfalls wurde das SRK-Angebot als positiv bewertet, weil es half, das Thema Sucht und Reha als weniger stigmatisierend wahrzunehmen:

> „Ja das Positive ist halt äh (/2/) zu verstehen, dass man (/2/) das dass man eine Suchterkrankung hat und das eine Suchterkrankung jetzt nicht schlimm ist, es ist einfach nur eine Erkrankung." (IT7; 24)

**Unterkategorie 5.2: Verbesserungsvorschläge für den SRK**

Trotz der weitgehend positiven Bewertungen wurden auch Optimierungsbedarfe formuliert. Eine Person äußerte den Wunsch nach klareren Informationen zum Ablauf des Reha-Antragsverfahrens:

> „Also wie gesagt, das eine was ich halt gerne noch gehabt hätte, dass ähm der genaue Ablauf, also der (/) das Anmeldeverfahren, dann nachher für die Reha ein bisschen erläutert wird und dass die Entgiftungen erläutert werden." (IT6; 182)

Ein anderer Verbesserungsvorschlag bezog sich auf Wartezeiten während der SRK-Tage. Teilnehmende schilderten Phasen des Leerlaufs.

> „Ja zwischendurch gab es mal so Situationen wo man halt so ein bisschen sitzen musste, da da hing man so ein bisschen in der Luft." (IT8; 66)

Daraus ergab sich die Anregung, für solche Wartezeiten gezielte Aufgaben oder Materialien zur Verfügung zu stellen.

„Ja vielleicht mit sowas nochmal wie wie mit so einem Test die man, die wir dann am PC durchgeführt haben, (aber) die haben wir ja auch nochmal zu zweit durchgeführt. (/) Dass man vielleicht da auch nochmal so ein bisschen oder vielleicht nochmal Arbeitsblätter irgendwie (/) was kriegt, wo man sich mit beschäftigen konnte (*) oder kann.“ (IT8; 70)

Die Teilnahme am Sucht-Rehakompass wurde von den Teilnehmenden als positiv bewertet. Besonders hervorgehoben wurden das niedrigschwellige Format, die Offenheit im Gruppensetting sowie die strukturierte und emotionale Ansprache. Der SRK wurde als hilfreiche Vorbereitung auf eine stationäre Rehabilitation erlebt. Dennoch zeigen die Interviews, dass es an einzelnen Stellen Verbesserungsbedarf gibt, etwa bei der Informationsvermittlung zum weiteren Verfahren oder der Strukturierung von Wartezeiten während der zwei SRK-Tage.

**Oberkategorie 6: Nach dem SRK**

Diese Kategorie umfasst alle Aussagen dazu, welche Wirkung die Teilnahme am SRK auf den weiteren Verlauf der Behandlung hatte. Dabei geht es um erlebte Veränderungen, nachfolgende Maßnahmen sowie den subjektiven Nutzen des SRK im Übergang zum Hilfesystem.

**Unterkategorie 6.1: Motivation und Entscheidung zur Reha**

Viele Teilnehmende berichteten, dass der SRK ihre Motivation zur Reha-Bewältigung verstärkt oder sogar erst ausgelöst habe. Besonders hervorgehoben wurde, dass der SRK Sicherheit in der Entscheidung zur stationären Behandlung vermittelt habe:

„Also (/) ich hatte schon, war schon ziemlich entschlossen das zu machen, aber das war dann nochmal so der letzte Schub (*) so, die letzte Überzeugung, dass ich das auch wirklich machen will.“ (IT2; 40)

Auch das Erleben von Ernsthaftigkeit und therapeutischer Tiefe wurde rückblickend als zentral beschrieben:

„Ich glaube irgendwer meinte das auch zu mir, ja warst du auch bei dieser Infoveranstaltung? Ich finde, das war überhaupt keine Infoveranstaltung, (*) das war schon, da wurde schon direkt so ein bisschen antherapiert, gleich so ein paar Übungen gemacht, man war direkt irgendwie emotional, ich war […] direkt emotional drin.“ (IT4; 35)

**Unterkategorie 6.2: Anschluss und Umsetzung der Reha**

Bei allen Interviewpartner*innen folgte auf den SRK tatsächlich eine Rehabilitationsmaßnahme. Einige Interviewte schilderten, dass sie nach dem Kompass schnell einen Reha-Platz beantragt hatten oder bereits vermittelt wurden. In anderen Fällen trat eine gewisse Unsicherheit oder Verzögerung im Anschlussprozess auf – etwa durch formale Hürden oder Wartezeiten. Der SRK wurde dennoch als ermutigender Meilenstein gesehen:

> „Ich weiß nicht, wie lange ich das noch ausgehalten hätte, ganz ehrlich gesagt, aber (/) ich habe es ja geschafft." (IT5; 98)

Der SRK erfüllte nach Einschätzung der Befragten in vielen Fällen die Funktion eines niedrigschwelligen Zwischenschritts. Er gab emotionale Sicherheit, vermittelte Transparenz im Antragsverfahren und stellte teilweise einen Wendepunkt im Hilfeverlauf dar. Der SRK wurde insbesondere dann als hilfreich empfunden, wenn zuvor Ambivalenz oder Unklarheit über die Reha bestand. Damit zeigt sich die Bedeutung des Formats nicht nur als Informations-, sondern auch als Motivations- und Entscheidungshilfe im Übergang zur Regelversorgung.

**Fazit**

Die Ergebnisse der qualitativen Analyse verdeutlichen, dass der SRK von den Teilnehmenden als hilfreiche und motivierende Maßnahme erlebt wurde, die zwischen ambulanter Beratung und stationärer Rehabilitation eine bedeutende Brückenfunktion einnehmen konnte. Bereits vor der Teilnahme verfügten viele über Kontakt zu Hilfesystemen – etwa zur ambulanten Suchtberatung oder medizinischen Versorgung. Dennoch zeigten sich Lücken in der frühzeitigen Erreichbarkeit. Einige Betroffene hätten sich frühere Hinweise oder niedrigschwellige, sichtbare Angebote gewünscht. Zugleich wird deutlich, dass ohne eigene Einsicht kaum eine Vermittlung möglich war. Die Änderungsmotivation speiste sich sowohl aus innerem Leidensdruck als auch aus äußeren Umständen. Der SRK wurde dabei oft als entscheidender Impuls erlebt, insbesondere wenn Teilnehmende zuvor ambivalent oder unsicher waren. Auch die Sucht-Rehalots*innen nahmen eine wichtige Rolle ein – sie wurden als empathisch, unterstützend und motivierend beschrieben. In vielen Fällen trugen sie zur Stabilisierung der Entscheidung und zur Orientierung im Reha-System bei.

Im Vorfeld der Teilnahme wurde deutlich, dass der Zugang über viele Wege erfolgt: über Beratungsstellen, medizinisches Personal, soziale Kontakte oder im betrieblichen Kontext. Gleichzeitig gab es konkrete Hürden – organisatorischer, emotionaler und struktureller Art. Besonders das Stigma rund um das Thema Sucht zeigte sich als tief verankertes Hemmnis – sowohl bezogen auf die eigene Identität als auch auf die Bewertung des SRK als Maßnahme. Hier zeigte sich jedoch auch, dass der SRK zur Entstigmatisierung beitragen konnte.

Während der Teilnahme wurde der SRK überwiegend als positiv und erkenntnisreich erlebt. Die Gruppenerfahrung, die Übungen und die Atmosphäre wurden von den Teilnehmenden als einladend beschrieben. Kritisch angemerkt wurden vereinzelt fehlende Informationen zum weiteren Ablauf und Wartezeiten. Dennoch überwog in den Erzählungen, dass die Teilnahme ein intensives Erleben und eine gute Vorbereitung auf stationäre Maßnahmen darstellte.

In ihrer Rückschau benennen sie den SRK als wertvollen Zwischenschritt, der Orientierung gab und Motivation stärkte. Damit zeigt sich der SRK als wirksames Instrument zur Überwindung von Zugangshürden und als unterstützende Maßnahme auf dem Weg in die medizinische Rehabilitation.

## 5.4 Teilnehmende Beobachtung

Im Rahmen der qualitativen Evaluation des Projekts SEMRES wurde am 20.11.2023 ein Workshop der Sucht-Rehalots*innen durch ein wissenschaftliches Team der Hochschule Emden/Leer beobachtet. Ziel der teilnehmenden Beobachtung war es, qualitative Einblicke in die Gestaltung, Durchführung und Wirkung der Workshopformate zu gewinnen. Dabei sollten insbesondere Aspekte der inhaltlichen Vermittlung, methodischen Umsetzung und Interaktionsprozesse dokumentiert und analysiert werden. Grundlage der Auswertung bildeten drei Beobachtungsprotokolle, die im Anschluss mithilfe der qualitativen Inhaltsanalyse nach Mayring systematisch codiert wurden. Das folgende Kapitel stellt die Ergebnisse dieser Auswertung entlang thematischer Kategorien dar (Tab. 5.6) und leitet daraus Rückschlüsse für die Weiterentwicklung des Workshopkonzepts ab.

**Oberkategorie 1: Verständlichkeit der Inhalte**

Im Rahmen der qualitativen Inhaltsanalyse nach Mayring lassen sich unter der Kategorie „Verständlichkeit der Inhalte" verschiedene Hinweise auf das Ver-

**Tab. 5.6** Übersicht zu den Ober- und Unterkategorien aus der teilnehmenden Beobachtung

| |
|---|
| 1. Kategorie: Verständlichkeit der Inhalte |
| 2. Kategorie: Anpassung der Methoden an die Zielgruppe |
| 3. Kategorie: Reaktionen der Teilnehmenden (verbal/nonverbal) |
| 4. Kategorie: Interaktion und Dynamik |
| 5. Kategorie: Rolle der Sucht-Rehalots*innen |
| 6. Kategorie: Verbesserungspotenziale |

stehen und die Verarbeitung der vermittelten Inhalte durch die Teilnehmenden beschreiben. Die beobachteten Reaktionen reichen von nonverbalem Zustimmen über explizite Nachfragen bis hin zu inhaltlichen Reflexionen und Verständnisschwierigkeiten. Die teilnehmende Beobachtung erlaubt es dabei, sowohl verbale Äußerungen als auch Mimik, Gestik und Dynamiken im Raum, als Zeichen für Verstehensprozesse einzuordnen.

> „Bei der Aussage ‚Von den Menschen mit einer schweren Depression erhalten 26 % eine angemessene Behandlung.‘ werden viele Nachfragen gestellt: Warum werden nur 26 % angemessen behandelt?“ (T1; 6)

Diese Passage verdeutlicht eine inhaltliche Irritation, die in einer produktiven Diskussion mündet. Die Sucht-Rehalots*innen reagierten souverän und klärten umfassend über strukturelle Ursachen auf. Auffällig ist dabei das Engagement der Teilnehmenden, das sich durch „nachdenkliche Gesichtsausdrücke“ (T2; 6) in differenzierten nonverbalen Reaktionen manifestiert.

> „Bei einer anschließenden Diskussion beteiligten sich so gut wie alle. Lediglich 3–4 Personen, die keinen Redeanteil hatten. Nach Beendigung der Rollenspiel-Aufgabe ein ‚Aha-Moment‘.“ (T2; 33)

Der „Aha-Moment“ signalisiert hier eine plötzliche inhaltliche Erkenntnis, die auf einen erfolgreichen Klärungsprozess verweist.

> „Dennoch nicken viele bei einigen Aussagen und zeigen somit nach außen Aufmerksamkeit.“ (T2; 35)

Diese Beobachtung stellt eine weitere wichtige nonverbale Rückmeldung dar. Das Nicken wird hier als Signal von Verstehen und Zustimmung gedeutet, was als Bestätigung der Anschlussfähigkeit des Inhalts interpretiert werden kann.

Es wird weiter deutlich, dass die Verständlichkeit durch gemeinsame Reflexionen gefördert wurde. Der Wechsel von individueller Unsicherheit hin zu kollektiver Erkenntnis verdeutlicht einen Verstehensprozess in der Gruppe.

> „Die Stimmung wurde offener und die Teilnehmenden nahmen gegenseitig Bezug auf ihre Antworten, es wurden Zusammenhänge gesehen und erkannt.“ (T2; 39)

Ein Beispiel, das auf Schwierigkeiten beim Perspektivwechsel und damit auf Barrieren im Verstehen hinweist, findet sich in folgender Beobachtung:

„Es wird deutlich, dass es den Teilnehmenden nicht leichtfällt, sich in eine Person mit teilweise schweren Belastungen hineinzuversetzen [...] ein Mann verdeutlicht, dass es als Mann auch sehr schwer sei, die Rolle einer Frau nachvollziehen zu können." (T1; 11)

Diese Passage reflektiert nicht nur kognitive Hürden im Verstehensprozess, sondern auch die Bedeutung von Identität und Rollenverständnis in der Verarbeitung der Informationen.

Zusammenfassend lässt sich feststellen, dass die Verständlichkeit der Inhalte im Workshopverlauf stark situationsabhängig war. Unklare oder überraschende Informationen führten häufig zu Nachfragen und Diskussionen. Gleichzeitig zeigte sich, dass methodisch unterstützte Reflexionen und die Erklärungen der Sucht-Rehalots*innen wesentlich zur Klärung beitragen konnten.

**Oberkategorie 2: Anpassung der Methoden an die Zielgruppe**

Die Analyse der Beobachtungsprotokolle zeigt, dass die Anpassung der verwendeten Methoden an die Zielgruppe im Workshop unterschiedlich erfolgreich war. Deutlich wurde dies an mehreren Stellen, an denen sowohl Zustimmung als auch Irritationen oder Desinteresse der Teilnehmenden beobachtet wurden. Die Reaktionen der Teilnehmenden lassen Rückschlüsse darauf zu, inwieweit die methodische Gestaltung des Workshops als gelungen wahrgenommen wurde. Ein Beispiel für eine gelungene Aktivierung der Teilnehmenden zeigt sich in folgendem Segment:

„Im Anschluss an die Lückentextaufgabe gab es eine neue Aufgabe, bei deren Erklärung alle im Raum gespannt zuhörten." (T2; 18)

Hier wurde ein Thema gewählt, das die Aufmerksamkeit der Gruppe auf sich zog, was auf eine gute Passung des methodischen Zugangs an die Interessen der Zielgruppe schließen lässt.

Auch in der Bildung von Kleingruppen wird deutlich, wie wichtig eine flexible Methodengestaltung ist. Die Beobachtung zeigt, dass die Methoden Raum für Eigeninitiative lassen und die soziale Dynamik fördern können.

„Daraufhin gab es unter den Teilnehmenden kurze Diskussionen ob und wie man diese Kleingruppen erstellt. Durch Abzählen oder einfach die die nebeneinander sitzen? [...] Es wurden Stühle gerückt, sodass man näher beieinander saß." (T2; 18)

Auf der anderen Seite wurden auch Phasen beobachtet, in denen die methodische Umsetzung weniger wirkungsvoll war.

> „Zwischen den einzelnen Fragen und Antworten kommt es immer wieder zu Stille, wobei die meisten dann vor sich guckten oder auf den Tisch, vereinzelt aber auch nach vorne auf die Präsentation.“ (T2; 14)

Dies könnte auf eine methodische Überforderung oder einen Mangel an interaktiven Impulsen hindeuten. Ein weiteres Beispiel für eine schwierige Phase findet sich im Protokoll:

> „Bei der Frage, ob manche der Symptome den TN bekannt vorkommen, schweigen erstmal alle, manche nicken.“ (T3; 49)

Das beobachtete Schweigen könnte hier auf eine mangelnde Anschlussfähigkeit der Fragestellung oder einen unangemessenen Rahmen der Frage hindeuten. Da es sich bei den Teilnehmenden um teilweise bekannte oder fremde Kolleg*innen handelt, kann eine Möglichkeit sein, dass der Rahmen zum Teilen von privaten Erfahrungen nicht gegeben war.

Insgesamt lässt sich zusammenfassen, dass die Methoden grundsätzlich geeignet erscheinen, jedoch an einzelnen Stellen eine stärkere Ausrichtung an den spezifischen Interessen, dem Vorwissen sowie dem Aktivierungsniveau der Teilnehmenden notwendig wäre. Besonders hervorzuheben ist der Umgang mit sensiblen Themen, bei denen die methodische Gestaltung eine Balance zwischen Offenheit, Sicherheit und Klarheit gewährleisten muss.

**Oberkategorie 3: Reaktionen der Teilnehmenden**

Die Reaktionen der Teilnehmenden während des Workshops lieferten vielfältige Hinweise auf die Wirksamkeit und Anschlussfähigkeit der Inhalte sowie der eingesetzten Methoden. Die Beobachtungen machten dabei sowohl verbale Rückmeldungen als auch nonverbale Ausdrucksformen sichtbar, welche die emotionale und kognitive Beteiligung der Zielgruppe widerspiegelten. Ein häufig auftretendes Muster war das anfängliche Schweigen, das sich nach und nach zu aktiver Beteiligung wandelte. So wird etwa beschrieben:

> „Die Teilnehmenden lachten. Als die Lotsin nach dem Lachen die Frage formulierte, wurde es erneut abrupt leise. […] Erste Antworten wurden eher schüchtern und fragend formuliert. Während nach erneutem Nachfragen die Antworten sicherer wurden.“ (T2; 12)

Dieses Zitat zeigt, wie Unsicherheit durch gezielte Moderation in produktives Mitwirken überführt werden kann. Die nonverbalen Reaktionen der Gruppe trugen ebenfalls zur Bewertung des Workshopverlaufs bei. So wurde häufig Nicken als Zeichen der Zustimmung beobachtet – beispielsweise bei kontroversen Aussagen.

„Als die Antwort in den Lückentext in der Präsentation eingetragen wurde, nickten viele Anwesende verständnisvoll.“ (T2; 12)

Zudem zeigen verschiedene Segmente, dass die Teilnehmenden trotz gelegentlicher Konzentrationsschwächen im Wesentlichen als interessiert und aufmerksam wahrgenommen wurden.

„Der größte Teil war aber sehr konzentriert und machte einen wachen Eindruck.“ (T2; 32)

„Dennoch nicken viele bei einigen Aussagen und zeigen somit nach Außen Aufmerksamkeit.“ (T2; 35)

Gleichzeitig wurden aber auch Hinweise auf Überforderung oder sinkende Aufmerksamkeit dokumentiert. Diese Verhaltensweisen deuten auf eine gewisse Langeweile oder Desinteresse hin und könnten als Indikator für notwendige methodische Anpassungen dienen.

„Bei der theoretischen Vorstellung kommt es zunehmend zu Konzentrationsverlust. [...] Auch las eine Person den Flyer, der vor ihr lag.“ (T2; 35)

„Teilweise sind lautes Ausatmen und Finger trommeln zu hören.“ (T3; 72)

Besonders spannend ist die Beobachtung unterschiedlicher nonverbaler Signale.

„Die Teilnehmenden sitzen zurückgelehnt, Arme verschränkt, Blick zur Leinwand. [...] Die Blicke sind teilweise müde, teilweise wach und aufmerksam.“ (T1; 13)

Diese Ambivalenz spiegelt die Unterschiedlichkeit der Zielgruppe wider und macht deutlich, wie heterogen der Zugang zu Workshopinhalten sein kann. Auch vorsichtige, abwägende Verhaltensweisen wurden erfasst.

„Bevor die Teilnehmenden auf die Aussagen antworten, wird der Raum vorsichtig begutachtet und langsam die Hand gehoben.“ (T1; 11)

Diese Reaktion könnte Ausdruck einer respektvollen Zurückhaltung oder Unsicherheit sein – möglicherweise auch ein Hinweis auf ein sensibles Thema.

Abschließend lässt sich festhalten, dass die Teilnehmenden auf vielfältige Weise auf die Inhalte und Methoden reagierten. Während viele Signale auf Interesse, Zustimmung und Engagement hindeuteten, gab es auch Phasen der Zurückhaltung oder Ablenkung.

**Oberkategorie 4: Interaktion und Dynamik**
Die sozialen Prozesse und die gruppendynamischen Entwicklungen im Verlauf des Workshops zeigen, dass Interaktion ein zentrales Merkmal der methodischen Umsetzung war. Die teilnehmende Beobachtung konnte hier insbesondere erfassen, wie sich Gesprächsverläufe, Kooperationen und das soziale Klima zwischen den Teilnehmenden darstellten. Zu Beginn des Workshops wurde ein eher verhaltener Einstieg festgestellt. Doch mit fortschreitender Dauer entstanden zunehmend dynamische Prozesse, die auch ohne direkte Moderation funktionierten:

> „Nach kurzer Phase, in der noch gequatscht wird, kehrt Ruhe ein. Alle lesen." (T3; 56)

> „Als erste Wortmeldungen kamen, wurde es zu einem Selbstläufer und die Teilnehmenden diskutierten in der Gruppe ohne Moderation." (T2; 28)

Diese Phase wurde von einer wachsenden Offenheit begleitet:

> „Die Stimmung wurde offener und die Teilnehmenden nahmen gegenseitig Bezug auf ihre Antworten, es wurden Zusammenhänge gesehen und erkannt." (T2; 39)

Solche Beobachtungen sprechen für das Entstehen einer konstruktiven Arbeitsatmosphäre, in der ein echter Austausch möglich wurde.

Ein weiteres wiederkehrendes Element war die nonverbale Kommunikation im Gruppengeschehen. Blicke, Sitzhaltungen oder auch Körpersprache signalisierten dabei entweder Konzentration oder Abgrenzung. So wurde beschrieben:

> „Die Teilnehmenden saßen größtenteils zurückgelehnt in ihrem Stuhl mit den Händen zusammengefaltet oder eine Hand am Kinn." (T2; 41)

Diese Beobachtung kann sowohl als entspannte Aufmerksamkeit als auch als Zeichen von Passivität gedeutet werden. Die Relevanz der Gruppendynamik zeigt sich auch in subtilen sozialen Prozessen. Interaktionen deuten auf ein gewisses Maß an Vertrautheit hin, welche das Lernen und den Dialog fördert.

> „Die TN reden teilweise miteinander und sprechen sich mit Namen an." (T3; 6)

> „Es wurde Witze gemacht und der Anschein entstand, dass sich die Personen bereits näher kennen." (T2; 8)

Insgesamt legt die Analyse nahe, dass sich im Verlauf des Workshops eine weitgehend kooperative und dialogische Dynamik entwickelte. Trotz einiger Phasen der Zurückhaltung oder Ablenkung war die Interaktion durchweg geprägt von gegenseitiger Bezugnahme, Humor und konstruktivem Miteinander – ein Zeichen für eine gelungene soziale Eingebundenheit der Teilnehmenden.

**Oberkategorie 5: Auftreten der Sucht-Rehalots*innen**

Das Auftreten der Sucht-Rehalots*innen während des Workshops stellt einen zentralen Einflussfaktor auf die Atmosphäre und Interaktion dar. Die Beobachtungen dokumentieren ein größtenteils engagiertes, kommunikatives und situationssensibles Verhalten, das zur Aktivierung und Einbindung der Teilnehmenden beigetragen hat. Bereits zu Beginn des Workshops agierte eine Lotsin bestimmend, jedoch situationsangemessen, indem sie

> „[…] lautstark (um sich Gehör zu verschaffen) darauf hin[weist], dass noch zwei Minuten gewartet werden solle.“ (T2; 9)

Dieses Verhalten lässt sich als Zeichen von Verantwortung und Organisation interpretieren, um einen geordneten Start zu ermöglichen. Auch in späteren Situationen zeigten die Sucht-Rehalots*innen ein hohes Maß an Präsenz:

> „Sobald sie angefangen haben, wurde es abrupt leise.“ (T2; 9)

Auffällig ist zudem die Fähigkeit der Sucht-Rehalots*innen, auf Gruppenstimmungen flexibel einzugehen. So wurde etwa auf eine Diskussion in der Gruppe direkt eingegangen und es wurde Raum für weitere Diskussionen gegeben:

> „Als erste Wortmeldungen kamen, wurde es zu einem Selbstläufer und die Teilnehmenden diskutierten in Gruppe ohne Moderation.“ (T2; 28)

> „Die Lotsin griff dies auf und fragte erneut in die Gruppe.“ (T2; 22)

In nonverbalen Beobachtungen zeigte sich ein insgesamt selbstbewusstes Auftreten. Auch in heikleren Momenten blieben die Sucht-Rehalots*innen souverän:

> „[Sie] machte einen souveränen Eindruck und hielt auch die Stille aus. Stellte Fragen einfach nochmal.“ (T2; 32)

Humor und persönliche Kommentare wurden gezielt eingesetzt, um Nähe zu schaffen:

> „[Sie] sagt dazu ‚Ich habe was geleistet für meine Depression […]‘. Die Teilnehmenden schmunzeln und lachen […]. Dies kann wieder als Anerkennung und Zustimmung […] betrachtet werden.“ (T1; 9)

Insgesamt ergibt sich ein Bild von einem professionellen, einfühlsamen und gleichzeitig durchsetzungsfähigen Auftreten der Sucht-Rehalots*innen, das maßgeblich zur gelungenen Durchführung des Workshops beigetragen hat. Durch verbale wie nonverbale Kommunikation, Humor, strukturierte Moderation und gezielte Impulssetzung gelang es, eine lernförderliche und partizipative Atmosphäre zu schaffen.

**Oberkategorie 6: Verbesserungspotenziale**

Die Analyse der Beobachtungsprotokolle legt Verbesserungspotenziale offen, die sich sowohl auf methodische als auch auf strukturelle Aspekte des Workshops beziehen. Diese Hinweise ergeben sich vorrangig aus Phasen reduzierter Aufmerksamkeit und organisatorischen Unstimmigkeiten. Wiederkehrend war das Nachlassen der Konzentration bei längeren theoretischen Inputs. Dies wird beispielsweise deutlich in der Beobachtung:

> „Je länger der theoretische Teil andauert, desto bewegungsloser und weniger aktiv werden die Teilnehmenden [...]. Die Blicke fangen bei dem weiteren Input an abzuschweifen: Einer aus dem Fenster, einer auf den Tisch und einige ausdruckslos auf die Präsentation." (T1; 12)

Auch in Bezug auf das organisatorische Verhalten der Sucht-Rehalots*innen wurde ein Verbesserungspotenzial identifiziert, als während einer Gruppenarbeit der Fokus nicht auf den Gruppen lag und nicht wahrgenommen wurde, dass einige Gruppen schon auf die Moderation warteten (vgl. T1; 7).

Die Beobachtung, dass die meisten Teilnehmenden *„ein gut ausgebautes Grundwissen zum Thema psychische Erkrankungen"* (T1; 10) haben, jedoch keine privaten Beispiele einbringen, weist auf Rahmenbedingungen hin, die dafür nicht geeignet sind. Dies könnte durch methodisch geschützte Reflexionsräume verbessert werden.

Bei einer Reflexionsrunde am Ende des Workshops hatten die Teilnehmenden die Möglichkeit sich zu äußern und Kritik zu üben. Hier zeigt sich, dass auch logistische Details Einfluss auf die Gesamtwahrnehmung des Workshops haben und in der Planung berücksichtigt werden müssen.

> „Bei der Feedback-Runde kam kaum Kritik, außer an den Pausen, die zu kurz wären." (T2; 48)

Zusammenfassend lässt sich sagen, dass die Verbesserungspotenziale insbesondere in einer stärker differenzierten Ansprache der Zielgruppe und einer besseren

Abstimmung der methodischen Einheiten liegen. Auch Pausenstruktur und Abwechslung könnten im Sinne einer lernförderlichen Atmosphäre optimiert werden.

**Fazit**

Die qualitative Analyse der Beobachtungsprotokolle zeigt ein differenziertes Gesamtbild einer weitgehend gelungenen Veranstaltung, in der Inhalte, Methoden und soziale Dynamik größtenteils aufeinander abgestimmt wirkten. Insbesondere wurde deutlich, dass Verständlichkeit, methodische Gestaltung und die Reaktionen der Teilnehmenden eng miteinander verflochten sind. Verständnisschwierigkeiten führten häufig zu vertiefenden Nachfragen oder Diskussionen, sofern die methodischen Rahmenbedingungen dies zuließen. Die Workshopsituation bot insgesamt zahlreiche Gelegenheiten zur Reflexion, zur Klärung von Inhalten und zur kollektiven Auseinandersetzung mit dem Thema des Workshops.

Die eingesetzten Methoden wirkten in vielen Phasen aktivierend und zielgruppengerecht, zeigten jedoch an bestimmten Stellen auch Schwächen, insbesondere bei längeren theoretischen Abschnitten oder bei sensiblen Themen ohne klare Rahmung. Die Analyse legt nahe, dass interaktive Elemente, klare Aufgabenstellungen und eine situativ angepasste Moderation, wie es in vielen Teilen des Workshops gezeigt wurde, entscheidend für eine gelingende Anschlussfähigkeit sind.

Die Reaktionen der Teilnehmenden – sowohl verbal als auch nonverbal – spiegelten ein hohes Maß an situativer Aufmerksamkeit, aber auch temporäre Unsicherheiten wider. Diese Beobachtungen verdeutlichen, dass Lernen in Gruppensettings stark von emotionaler Beteiligung und wahrgenommener Sicherheit abhängt. Das Auftreten der Sucht-Rehalots*innen trug wesentlich zur Gestaltung dieser Atmosphäre bei. Ihre Haltung war überwiegend präsent, zugewandt und unterstützend. In entscheidenden Momenten gelang es ihnen, Diskussionen zu ermöglichen, Unsicherheiten aufzufangen und Nähe zur Gruppe aufzubauen.

Gleichzeitig wurden in der Beobachtung auch punktuelle Verbesserungspotenziale sichtbar. Dazu zählen ausbleibende Moderation in Kleingruppenphasen sowie strukturelle Aspekte wie Pausengestaltung. Diese Schwächen waren nicht dominant, geben aber Hinweise für die mögliche Weiterentwicklung des Formates.

Insgesamt lässt sich festhalten, dass die Sucht-Rehalots*innen im Workshop eine funktionale Balance zwischen Wissensvermittlung, Interaktion und Reflexion hergestellt haben. Die sozial eingebettete Lernumgebung ermöglichte einen differenzierten Zugang zu komplexen Themen, wenn Methoden und Kommunikation auf die Gruppe abgestimmt waren. Für zukünftige Veranstaltungen empfiehlt sich eine noch stärkere Ausrichtung an der Dynamik der Zielgruppe, eine sensiblere Gestaltung theoretischer Inhalte sowie ein kontinuierlicher Fokus auf Moderation und Pausentaktung.

# Triangulation der Ergebnisse 6

Im Rahmen der Evaluation des Modellprojekts SEMRES wurde ein Mixed-Methods-Ansatz gewählt, um die Zielerreichung aus unterschiedlichen Perspektiven umfassend zu untersuchen. Die qualitative und quantitative Datenerhebung verfolgte jeweils eigene methodische Zugänge, die sich in Fragestellung, Erhebungsinstrumenten und Zielgruppen unterschieden, aber aufeinander bezogen waren.

Ziel dieses Kapitels ist es, die Ergebnisse beider Datenstränge im Sinne einer Triangulation zusammenzuführen. Dabei werden zentrale Erkenntnisse aus qualitativen Interviews, Fokusgruppen und teilnehmenden Beobachtungen mit quantitativen Ergebnissen aus Fragebogenerhebungen und Prozessdaten in Beziehung gesetzt und gemeinsam interpretiert. Diese Verknüpfung ermöglicht es, Widersprüche, Ergänzungen oder Konvergenzen zwischen subjektivem Erleben und objektiv messbaren Effekten sichtbar zu machen. Im Mittelpunkt steht die Frage, inwieweit die im Projekt definierten Ziele erreicht wurden.

## 6.1 Das Ziel ist, Menschen mit Suchterkrankung frühzeitig zu erreichen

Ein zentrales Ziel des Modellprojekts SEMRES bestand darin, Menschen mit beginnenden oder bestehenden Suchterkrankungen frühzeitig zu erreichen und dadurch den Zugang zum Hilfesystem zu erleichtern. Im Rahmen der Evaluation wurde dieses Ziel sowohl qualitativ als auch quantitativ untersucht. Die nachfolgende Triangulation fasst die zentralen Ergebnisse beider Zugänge zusammen und diskutiert sie im Hinblick auf die Zielerreichung.


K. Tielking et al., *Wege in die Suchthilfe*,
https://doi.org/10.1007/978-3-658-49485-8_6

### 6.1.1 Qualitative Perspektive

Das Ziel, Menschen mit Suchterkrankung frühzeitig zu erreichen wurde z. B. durch gezielte Netzwerkarbeit der Sucht-Rehalots*innen umgesetzt. Ein breites Netzwerk sollte erschlossen werden, welches potenziell Betroffene identifizieren und an das Projekt weiterleiten sollte. Dafür wurden unter anderem kostenlose Workshops der Sucht-Rehalots*innen angeboten, um dafür passendes Wissen zu vermitteln. Bei der Evaluation der Workshops durch eine teilnehmende Beobachtung wurde deutlich, dass das Format durchaus geeignet ist, um Personen mit oder ohne expliziten Wissensstand zu dem Thema zu informieren, aufzuklären und zu sensibilisieren. Solch eine Vernetzungsarbeit und die sensible Aufklärung des Umfelds von potenziell Betroffenen Personen kann einen Beitrag dazu leisten, dass Menschen mit Suchterkrankung frühzeitig erreicht werden.

Die qualitative Analyse der problemzentrierten Interviews zeigt jedoch, dass die befragten Teilnehmenden zum einen bereits vor ihrer Teilnahme am SRK erste Kontakte mit dem Hilfesystem hatten, insbesondere über ambulante Suchthilfeangebote, Psychotherapie oder Hausärzt*innen. Zum anderen wurden Personen über persönliche Netzwerke oder nach akuten Krisen auf das Hilfsangebot aufmerksam.

Auffällig ist, dass viele Teilnehmende retrospektiv betonten, ein früherer Zugang sei weniger durch mangelnde Angebote, sondern durch fehlende persönliche Veränderungsbereitschaft verhindert worden. Der subjektiv empfundene „richtige Moment" spielte eine zentrale Rolle. Gleichzeitig wurden konkrete strukturelle Verbesserungsvorschläge benannt, etwa die Präsenz in konsumrelevanten Milieus (z. B. Kneipen, Festivals) oder eine aktivere Rolle ärztlicher und sozialer Fachkräfte im Hinblick auf Früherkennung und Weiterleitung.

Insgesamt zeigt sich, dass ein früherer Zugang teilweise möglich gewesen wäre, aber häufig an individuellen Dynamiken scheiterte. Der SRK wirkte dabei als geeignete Brücke, die Menschen im Moment der Motivation in ein Angebot zu vermitteln. Deshalb lässt sich aus den qualitativen Daten ableiten, dass niedrigschwellige Angebote wie der SRK, insbesondere durch eine persönliche, wertschätzende Beratung, die Motivation stärken und Einstiegsbarrieren zu der Inanspruchnahme einer Rehabilitation senken können.

### 6.1.2 Quantitative Perspektive

Die quantitativen Analysen zeigen, dass die IG gegenüber der KG nicht signifikant jünger war und auch keine signifikant kürzere Krankheitsdauer aufwies. Ebenso lassen sich keine signifikanten Unterschiede in objektiv messbaren Merkmalen wie

Erwerbssituation, Arbeitsunfähigkeitszeiten oder der Anzahl ärztlicher Kontakte feststellen. Dies deutet darauf hin, dass die die Teilnehmer*innen des SRK im klassischen Sinne nicht früher im Krankheitsverlauf erreicht wurden.

Gleichzeitig zeigt sich jedoch ein anderes Bild auf der Ebene subjektiver Wahrnehmung: Die IG berichtete von einer signifikant schlechteren psychosozialen Gesundheit (HEALTH-49) und höheren Einschränkungen in sozialer und beruflicher Teilhabe (IMET). Besonders bei Depressivität, somatoformen Beschwerden sowie dem allgemeinen psychischen Wohlbefinden bestanden deutliche Unterschiede zur KG, mit teils großen Effektstärken.

Diese Diskrepanz zwischen objektiven Daten und subjektiv empfundener Belastung wirft wichtige Fragen auf: Handelte es sich bei den Teilnehmenden der IG um Personen, die trotz starker Belastung im Alltag noch funktional sind? Auffällig ist zudem, dass etwa 8 % der IG vorab eine psychosomatische Reha beantragt hatten, die abgelehnt wurde, was auf ein besonders hohes Maß an Selbsterkenntnis in Bezug auf die eigene psychische Gesundheit und Hilfesuche hindeuten kann. Dies spricht für eine Zielgruppe, die nicht klassisch über das Suchthilfesystem erreicht wurde, sondern sich über psychische Belastung dem Thema annäherte und damit einen potenziell neuen Zugangstypen darstellt.

### 6.1.3 Interpretation und Fazit

Die Kombination beider Datenstränge zeigt: SEMRES hat Menschen bzw. Betroffene statistisch gesehen nicht früher erreicht, aber möglicherweise früher im subjektiven Krankheitsverlauf. Das heißt, dass die Teilnehmenden der IG nicht objektiv kränker waren, sondern sich belasteter fühlten und den SRK als wichtigen Brückenmoment erlebten. Diese Differenzierung ist entscheidend für die Interpretation der Zielerreichung. In der klassischen Logik von Versorgungspfaden wird „frühzeitige Erreichung" meist chronologisch definiert: Ein Mensch wird möglichst bald nach Symptombeginn oder bei geringer Krankheitsdauer in ein Hilfesystem eingebunden. Dieses Verständnis liegt auch der quantitativen Analyse zugrunde. Unter Berücksichtigung der qualitativen Ergebnisse beschrieben viele Teilnehmende, dass sie sich subjektiv an einem Wendepunkt befanden, als sie auf das Projekt SEMRES stießen, z. B. nach einer Krise, durch zunehmenden Leidensdruck, oder im Zuge eines wachsenden Bedürfnisses nach Veränderung. Diese subjektiv erlebten Übergänge markieren biografisch-psychologische Schlüsselstellen, in denen Menschen für Hilfsangebote besonders empfänglich sind, selbst wenn die Abhängigkeitserkrankung bereits länger besteht. Frühzeitigkeit muss demnach nicht nur am Kalender gemessen werden, sondern am inneren Prozess der Problemwahrnehmung und Veränderungsbereitschaft. Ein Großteil der Personen, die an dem Projekt teilgenommen und erfolgreich den SRK absolviert haben, wurden offenbar in genau diesen empfindsamen Phasen erreicht, in denen die Betroffenen bereit waren, sich auf eine Behandlung einzulassen, was den SRK als Motivationsverstärker und Entscheidungshilfe herausstellt.

Trotz entlastender Begleitung berichteten mehrere Befragte, dass sie der Kontakt zur DRV zunächst abgeschreckt habe, auch weil diese Institution im eigenen Erleben eher mit Leistungsüberprüfung oder Kontrolle assoziiert seien. Zudem bestanden organisatorische Barrieren. Der SRK konnte wegen geringer Zulaufzahlen vor allem am Anfang nicht regelmäßig stattfinden. Darüber hinaus gab es Ausschlusskriterien für den SRK, etwa bei bestimmten Diagnosen oder Versicherungslücken, die im Projektverlauf hinterfragt wurden.

Die multidimensionale Betrachtung dieses Ziels ist von großer Bedeutung, denn ein rein chronologischer Zugang übersieht möglicherweise relevante Gruppen, z. B. funktionale Menschen mit hoher psychischer Belastung, die nicht frühzeitig als „krank" erscheinen – aber emotional und motivational an einem Kipppunkt stehen. Diese Menschen wurden vom SRK offenbar besonders angesprochen.

Es muss betont werden, dass sich keine kausalen Aussagen treffen lassen. Die Ergebnisse beruhen auf Korrelationsdaten und es kann nicht ausgeschlossen werden, dass Personen mit höherem Leidensdruck aktiver nach Lösungen suchen und so eher in das Projekt fanden.

## 6.2 Das Ziel ist, Menschen mit Suchterkrankung gezielt zu vermitteln

Ein zentrales Ziel des Projektes SEMRES war es, Menschen mit einer Suchterkrankung nicht nur zu erreichen, sondern sie auch gezielt in eine passende Behandlung zu vermitteln, idealerweise unter Berücksichtigung ihrer individuellen Lebenssituation, ihrer Motivation und ihres Hilfebedarf. Die qualitative und quantitative Evaluation erlaubt eine differenzierte Einschätzung, inwiefern dies gelungen ist.

### 6.2.1 Qualitative Perspektive

Die qualitativen Interviews zeigen, dass der SRK von Teilnehmenden auf unterschiedliche Weise als hilfreich erlebt wurde. Ein Teil der Befragten nutzte den SRK gezielt, um einen bereits bestehenden Wunsch nach Rehabilitationsbehandlung möglichst schnell umzusetzen. Für diese Personen stellte der SRK vor allem ein Mittel zur Beschleunigung und Entbürokratisierung des Zugangs zur Maßnahme dar. Andere Teilnehmende hingegen waren zunächst unsicher oder sogar ablehnend gegenüber einer stationären Behandlung eingestellt. Erst durch die niedrigschwellige und erfahrungsbasierte Begegnung mit dem System, insbesondere im Rahmen der sogenannten Schnuppertage, veränderte sich ihre Haltung. In diesen Fällen übernahm der SRK eine klärende, vertrauensstiftende Funktion, die zu mehr Offenheit gegenüber der Behandlung führte. Darüber hinaus berichteten einige Personen, dass sie sich anfangs mit der Diagnose und dem dazugehörigen Hilfesystem nicht identifizieren konnten. Das Angebot des SRK regte an dieser Stelle jedoch eine kritische Auseinandersetzung mit der eigenen Situation an, die schließlich in einer gestärkten Reha-Motivation mündete. Hier spielte der SRK eine zentrale Rolle beim Abbau von Stigmatisierung und der Überwindung von Distanz gegenüber dem Hilfesystem. Der SRK ermöglichte somit sowohl klare Vermittlungswege für bereits Entschlossene als auch ergebnisoffene Orientierung für Unentschlossene.

### 6.2.2 Quantitative Perspektive

Aus Sicht der quantitativen Daten lässt sich feststellen, dass eine sehr hohe Vermittlungsquote vom SRK in eine Rehabilitationsmaßnahme erreicht wurde: Rund 78 % der SRK-Teilnehmenden stellten im Anschluss einen Reha-Antrag und knapp 50 % traten tatsächlich eine Rehabilitation an.

Gleichzeitig ist wichtig, diese Zahlen differenziert zu betrachten: Je nach Perspektive lässt sich die Erfolgsquote positiv oder konservativ bewerten. Im besten Fall haben 78 % der SRK-Teilnehmenden erfolgreich einen Antrag gestellt und begonnen – was eine sehr hohe Aktivierungsquote darstellt. Im konservativsten Fall kann man sagen, dass 50 % der SRK-Teilnehmenden tatsächlich eine Reha begonnen haben. Dabei muss jedoch beachtet werden, dass es einen zeitlichen Versatz zwischen Antragsstellung und tatsächlichem Reha-Antritt gibt. Da zum Zeitpunkt der Analyse noch nicht alle Teilnehmenden eine Reha beginnen konnten, z. B. weil sie noch auf eine Bewilligung oder auf den nächsten freien Platz warten mussten, sind die hier genannten Zahlen nur vorläufig und nicht vollständig. Deshalb liegt die Quote selbst unter der konservativen Betrachtung über den von der NLS berichteten landes- und bundesweiten Werten für stationäre (38,8 %) und ambulante Reha (11,2 %), was für die Wirksamkeit des Projekts im Übergangsmanagement spricht.

Im Vergleich zwischen IG und KG zeigen sich allerdings keine signifikanten Unterschiede hinsichtlich der Wartezeiten des Übergangs oder der Reha-Form.

Beide Gruppen nutzten den Übergang in etwa gleich häufig, sowohl für stationäre als auch ambulante Rehabilitation.

### 6.2.3 Interpretation und Fazit

Das formulierte Ziel lässt sich nicht allein an der Reha-Quote oder an Fragebogenwerten messen, sondern muss unter Einbezug der subjektiven Passung und individuellen Zugänge verstanden werden. Die qualitative Analyse zeigt, dass Menschen durch das Angebot an das Hilfesystem herangeführt wurden. Der SRK trug dazu bei, motivationale Unklarheiten zu klären, Ambivalenzen zu reduzieren und Stigmatisierungen aufzulösen. In einigen Fällen wurde die Haltung gegenüber einer stationären Reha grundlegend verändert, nicht allein durch rationale Argumente, sondern vor allem durch das tatsächliche Erleben und die Erfahrungen innerhalb des Projekts.

Die quantitative Perspektive, beruhend auf der Fragebogenerhebung, belegt hingegen, dass die vermittelten Personen im Vergleich zur KG nicht signifikant motivierter waren. Und auch im weiteren Vergleich zur KG gab es keine signifikant höheren Übergänge in eine anschließende Rehabilitationsmaßnahme. Da in der Fragebogenerhebung aber eine positive Selektion über die Zeit stattgefunden hat, muss auf die Prozessdokumentationsdaten der DRV Oldenburg-Bremen geschaut werden. Hier ist besonders der hohe Anteil an Reha-Anträgen nach dem SRK hervorzuheben, was für ein funktionierendes und wirkungsvolles Schnittstellenmanagement im Projekt spricht.

Zusammenfassend lässt sich sagen, dass der SRK nicht automatisch zu einer höheren Anzahl an Rehabilitationsaufnahmen im Vergleich zur Kontrollgruppe geführt hat, dennoch ist eine höhere Antragsstellung in der Prozessdokumentation zu erkennen. Somit ermöglichte der SRK individuell passende Zugänge zur Behandlung. Der SRK war dort erfolgreich, wo Menschen schwankten, zögerten oder zweifelten – also genau an Übergangspunkten.

## 6.3 Das Ziel ist die Vernetzung der Sucht-Rehalots*innen mit relevanten Institutionen und dem beruflichen sowie sozialen Umfeld von Betroffenen

Das dritte Ziel des Projekts bestand darin, dass sich die Sucht-Rehalots*innen systematisch mit relevanten Institutionen sowie mit dem beruflichen und sozialen Umfeld der Betroffenen vernetzen. Durch diese Verbindungen sollte nicht nur die Zusammenarbeit gestärkt, sondern vor allem ein früherer oder überhaupt erst möglicher Zugang zur Zielgruppe erreicht werden. Im Zentrum stand dabei die Annahme, dass sowohl professionelle Akteur*innen als auch das persönliche Umfeld einen entscheidenden Einfluss darauf haben, ob und wann Menschen mit einer Suchterkrankung den Weg in das Hilfesystem finden.

### 6.3.1 Qualitative Perspektive

Aus qualitativer Sicht zeigt sich, dass die Vernetzungsaktivitäten der Sucht-Rehalots*innen vielfältig waren. Feste Netzwerkpartner*innen berichteten in einer Fokusgruppe, dass die Teilnahme am Projekt zur Entlastung führte, weil sie problematische Fälle besser einschätzen und weitervermitteln konnten.

In der teilnehmenden Beobachtung wurde deutlich, dass insbesondere die Workshops einen Beitrag zur Haltungsveränderung leisten konnten, was die Grundlage für eine zukünftige sensible Ansprache der Zielgruppe schaffen kann. Gleichzeitig wurde in der Fokusgruppe mit den Sucht-Rehalots*innen thematisiert, dass die Erwartungen an Workshops teils unrealistisch hoch seien. Es würde eine Art „Handlungsanleitung“ erwartet, die in dieser Form nicht geleistet werden kann. Diese Rückmeldung zeigt, wie wichtig eine realistische Rahmung solcher Fortbildungsformate ist.

In den Interviews mit den SRK-Teilnehmenden wurde deutlich, dass auch das persönliche Umfeld (Freunde, Familie, Bekannte) ausschlaggebend für den Zugang ins Hilfesystem war. Das spricht für die Notwendigkeit, nicht nur institutionelle, sondern auch alltagsnahe Netzwerke zu stärken und zu sensibilisieren. Die Interviews mit den Teilnehmenden machten außerdem deutlich, dass die Verantwortung für Veränderung letztlich von den Betroffenen selbst getragen wird. Der Zugang zu Hilfe hängt oft davon ab, ob Menschen im Umfeld über Wissen, Sensibilität und die richtigen Ansprechpartner*innen verfügen und genau hier setzten Netzwerkaktivitäten des Projekts an.

### 6.3.2 Quantitative Perspektive

Die Netzwerkkarte aus Abschn. 2.2.3 belegt, dass eine hohe Aktivität der Sucht-Rehalots*innen im Aufbau und in der Kontaktpflege mit Netzwerkpartner*innen vorhanden war. Aus dem Halbjahresbericht wird deutlich, dass die Fachstellen Sucht ab Mitte des Projekts zur Hauptvermittlungsinstanz wurden (41,9 % aller vermittelten Personen), außerdem waren auch Jobcenter, Krankenkassen, Hausärzt*innen, Psychotherapeut*innen und Betriebe relevante Zugangswege. Damit weicht das Modellprojekt deutlich vom regulären Muster der Sucht-Reha-Zugänge ab, bei dem typischerweise über 60 % aus Fachstellen stammen. Der neue Zugang von SEMRES zeigt damit, dass der Zugang breiter gedacht und realisiert werden kann. Traditionelle etablierte Vermittlungswege der bestehenden Suchthilfe sollten mit diesen neuen relevanten Zugangswegen ergänzt werden.

Allerdings offenbaren die Prozessdaten, dass nicht jeder Vermittlungsweg gleich effektiv war. Die höchste Reha-Überleitungsquote hatten Personen, die über Krankenkassen, das persönliche Umfeld oder das Rehakompass-Anschreiben nach einer abgelehnten Reha vermittelt wurden (jeweils > 45 %). Demgegenüber lag die Erfolgsquote bei Jobcenter-Vermittlungen mit nur 16,2 % am niedrigsten. Fachstellen hatten zwar den höchsten Anteil an vermittelten Personen, ihre Erfolgsquote lag aber bei vergleichsweise niedrigen 26,5 %.

Die Netzwerkbefragung zeigt außerdem, dass feste Netzwerkpartner*innen (z. B. Fachstellen, Jobcenter, Kliniken) signifikant höhere Werte in den Bereichen Kenntnisstand, Netzwerkkoordination und Interaktionsdichte vergaben. Gleichzeitig bewerteten sowohl feste als auch lose Partner*innen den Nutzen und die Nachhaltigkeit des Netzwerks auf ähnlichem Niveau. Das deutet darauf hin, dass auch bei geringerem direktem Austausch das Projekt als relevant und tragfähig empfunden wurde. Rund die Hälfte aller Netzwerkpartner*innen gab an, selbst schon vermittelt zu haben.

### 6.3.3 Interpretation und Fazit

Die Ergebnisse zeigen, dass die systematische Vernetzung der Sucht-Rehalots*innen mit institutionellen und informellen Akteur*innen eine tragende Säule des Projekts darstellte. Dabei geht es nicht nur um die Quantität an Kooperationen, sondern um die Qualität der Beziehungen, den Grad der wechselseitigen Verbindlichkeit und das gemeinsame Ziel, Menschen mit Suchterkrankungen früher und passender zu erreichen. Die positiven Effekte auf Haltung, Wissen und Kooperation sind belegbar, auch wenn der tatsächliche Übergang in Reha stark vom jeweiligen Vermittlungsweg und der Motivation der Betroffenen abhing. Vernetzungsarbeit ist demnach ein wichtiger, aber nicht allein wirksamer Faktor für den Zugang zur Zielgruppe.

Auffällig ist, dass zwar viele Wege in das Projekt geöffnet wurden, doch nicht alle erfolgreich in Reha endeten. Dies legt nahe, dass es nicht nur auf die Existenz von Netzwerken ankommt, sondern auch auf ihre strategische Nutzung. In der Gesamtbetrachtung wird klar, dass die Vernetzungsarbeit des Projekts nicht nur neue Türen geöffnet hat, sondern auch strukturelle Hürden sichtbar gemacht hat.

Um diese weiter zu überwinden, könnte es sinnvoll sein, Koordinierungsstellen oder feste Netzwerkrollen in Einrichtungen zu verankern, die den kontinuierlichen Austausch, Fallabstimmungen und Wissenstransfer sichern. Die Verstetigung und strategische Weiterentwicklung dieser Netzwerkarbeit sollte deshalb ein zentrales Anliegen im Hilfesystem von Menschen mit Suchterkrankungen sein.

## 6.4 Das Ziel ist die schnelle Vermittlung in Reha durch Sucht-Rehalots*innen und den Sucht-Rehakompass

Das vierte Ziel des Projekts bestand darin, suchtbelastete Personen durch strukturierte Prozesse und persönliche Begleitung schneller in eine geeignete Rehabilitationsmaßnahme zu vermitteln. Im Zentrum standen dabei die Sucht-Rehalots*innen sowie der SRK als verbindende Elemente zwischen Motivation, Information und konkreter Antragstellung.

### 6.4.1 Qualitative Perspektive

Die qualitative Auswertung zeigt, dass die Teilnehmenden den Zugang über den SRK als beschleunigt und entbürokratisiert wahrnahmen. In den Interviews mit den Teilnehmenden wurde wiederholt berichtet, dass die Teilnahme am Projekt als Erleichterung empfunden wurde, insbesondere in Bezug auf die Antragsstellung.

Die Lots*innen und der SRK wurden als „Türöffner" in ein oft als unübersichtlich wahrgenommenes System beschrieben. Auffällig ist, dass sich die empfundene „Schnelligkeit" des Prozesses weniger auf konkrete Zeiträume bezog, sondern auf den Wegfall von Umwegen, Missverständnissen und Leerlauf. Der SRK strukturierte den Verlauf und vermittelte Sicherheit, indem die Beteiligten des Projekts die Teilnehmenden in ihrer Lage ernst nahmen. Das wurde vielfach als „beschleunigend" empfunden, auch wenn objektiv Wartezeiten auf Reha-Plätze bestehen blieben.

### 6.4.2 Quantitative Perspektive

Die Prozessdaten stützen den subjektiven Eindruck einer strukturell verbesserten Vermittlungsgeschwindigkeit. Die Durchschnittsdauer zwischen Erstkontakt und Sucht-Rehalots*innen-Beratung lag bei lediglich 5,9 Tagen. Auch die Bearbeitungszeit zwischen SRK und Antragsstellung war mit durchschnittlich 14,1 Tagen (Median: 8 Tage) vergleichsweise kurz. Die Bewilligung durch die DRV erfolgte im Schnitt nach 18,3 Tagen, der Median lag sogar bei nur 10 Tagen – das ist schneller als der bundesweite Durchschnitt von 32,3 Tagen.

Dennoch zeigen die Zahlen auch klare Grenzen: Der Start der Reha nach Bewilligung verzögerte sich im Schnitt um 70 Tage, der Median lag bei 61,5 Tagen. Auch die Dauer zwischen Beratung und SRK war mit durchschnittlich 40,6 Tagen verhältnismäßig lang. Diese Verläufe sprechen dafür, dass interne Prozesse beschleunigt wurden, jedoch externe Faktoren wie Terminverfügbarkeit oder Kapazitätsengpässe den Gesamtablauf weiterhin bremsten.

### 6.4.3 Interpretation & Fazit

Der SRK und die Arbeit der Sucht-Rehalots*innen führten zu einer spürbaren Beschleunigung des Vermittlungsprozesses. Die Zeitspanne zwischen Erstkontakt und Beratung lag im Mittel bei unter einer Woche, die Anträge wurden im Schnitt nach nur gut zwei Wochen gestellt und auch die Bearbeitungszeit durch die DRV war mit durchschnittlich 18,3 Tagen deutlich schneller als der bundesweite Vergleichswert von über 32 Tagen (interne DRV-Bund-Daten). Teilnehmende berichteten dabei nicht nur von einem beschleunigten Verfahren, sondern vor allem von einer emotionalen Entlastung. Die strukturierte Begleitung nahm ihnen bürokratische Hürden ab und verlieh dem komplexen Reha-System Transparenz und Zugänglichkeit.

Allerdings wird zugleich deutlich, dass diese Beschleunigung an systemische Grenzen stieß. Insbesondere die Wartezeit zwischen Reha-Bewilligung und tatsächlichem Antritt blieb mit im Schnitt 70 Tagen lang, wenn man betrachtet, dass Motivation im Kontext von Suchterkrankungen oft instabil und flüchtig ist. Darin liegt die zentrale Herausforderung. Die Reha-Bereitschaft entsteht häufig aus Krisenmomenten heraus. Vergehen zwischen Einsicht und Maßnahme mehrere Wochen oder Monate, drohen Rückzug, Resignation oder Abbruch. Damit strukturelle Beschleunigung wirksam wird, müssen Motivation, Antrag und Behandlungsbeginn eng aufeinander folgen.

## 6.5 Das Ziel ist, dass es den Teilnehmenden nach der Maßnahme besser geht

Das fünfte Ziel des Projekts zielte auf die nachhaltige Wirkung der Maßnahme ab. Die Teilnehmenden sollten durch die Unterstützung im Rahmen von SEMRES und der anschließenden Behandlung unter anderem eine Verbesserung ihrer Lebenslage erfahren und weniger Beeinträchtigungen in der Teilhabe, ein gesteigertes psychisches Wohlbefinden und eine höhere Lebenszufriedenheit haben.

### 6.5.1 Qualitative Perspektive

Alle befragten Teilnehmenden äußerten sich positiv über den SRK und beschrieben ihn als hilfreich für ihre persönliche Entwicklung. Da die Interviews jedoch in der Regel während der laufenden Reha stattfanden, lässt sich keine fundierte Einschätzung über längerfristige Wirkungen ableiten. Die qualitative Perspektive bietet daher vor allem Stimmungsbilder, während die differenzierte Bewertung der Wirksamkeit primär auf der quantitativen Analyse basiert.

### 6.5.2 Quantitative Perspektive

Die quantitativen Daten belegen eine deutliche Verbesserung, allerdings primär auf subjektiver Ebene. Die psychosoziale Gesundheit der IG-Teilnehmenden hat sich in nahezu allen HEALTH-49-Skalen signifikant verbessert, darunter Depressivität, somatoforme Beschwerden, Selbstwirksamkeit, soziale Belastung und Aktivität & Partizipation. Eine ähnliche Entwicklung zeigt sich bei der IMET-Skala: Die Beeinträchtigungen in sozialer und beruflicher Teilhabe nahmen signifikant ab. Auch die Lebenszufriedenheit (L-1) stieg signifikant und mit hohem Effekt. Damit lässt sich klar sagen: Die Teilnehmenden erlebten sich zu t3 psychisch gesünder, alltagsfähiger und zufriedener als zu t1. Im Vergleich mit der KG zeigt sich in mehreren HEALTH-49-Skalen ein signifikanter Interaktionseffekt. Die IG startete mit deutlich schlechteren Werten als die KG und konnte sich bis t3 angleichen. Das betrifft z. B. somatoforme Beschwerden, Depressivität oder den Gesamtwert der psychischen Belastung. Diese Angleichung spricht für eine gezielte Wirkung der Maßnahme bei stark belasteten Personen.

Allerdings zeigen sich bei objektiven Faktoren wie Erwerbstätigkeit, AU-Meldungen oder Abstinenz keine signifikanten Unterschiede zwischen IG und KG – weder über die Zeit, noch zwischen den Gruppen. Auch innerhalb der IG sind die Veränderungen dieser Merkmale nicht signifikant.

### 6.5.3 Interpretation & Fazit

Das Ziel, dass es den Teilnehmenden nach der Rehabilitation besser geht, wurde primär in der subjektiven Lebensrealität erreicht. Die Maßnahme führte zu spürbaren Verbesserungen in der psychischen Gesundheit, der Teilhabe und der allgemeinen Lebenszufriedenheit. Dass sich die objektiven Lebensumstände – insbesondere Erwerbstätigkeit oder AU-Status – in einem kurzen Zeitverlauf nicht signifikant verändert haben, kann daran liegen, dass diese Bereiche meist verzögert auf innere Stabilisierung reagieren und zusätzlich strukturelle Unterstützung benötigen.

Besonders hervorzuheben ist, dass die Maßnahme stark belastete Personen erreicht hat. Ihre Ausgangswerte waren im Vergleich zur KG schlechter und ihre Entwicklung im Zeitverlauf positiver. Dass sich diese Gruppe innerhalb von sechs Monaten psychisch stabilisieren und auf das Niveau der KG angleichen konnte, kann ein Indikator für die Wirksamkeit der Reha-Maßnahme sein.

# 7 Fazit

Die Evaluation des Modellprojekts SEMRES zeigt, dass die gesetzten Projektziele nicht in allen Bereichen vollständig realisiert werden konnten. Gleichwohl konnten wichtige Impulse für das Suchthilfesystem gesetzt werden, die praxisrelevante Erkenntnisse liefern und Hinweise für künftige Entwicklungen aufzeigen.

Das Ziel, Menschen mit Suchterkrankung frühzeitig zu erreichen, ist in der vorgesehenen Form nicht gelungen. Die Teilnehmenden des Projekts waren im Vergleich zur Kontrollgruppe nicht jünger und hatten keine kürzere Krankheitsdauer. Allerdings wurden Menschen erreicht, die sich subjektiv in einer besonders belastenden Lebensphase befanden. Es handelte sich also um eine Zielgruppe mit hohem Leidensdruck, die sich jedoch in objektiven Merkmalen nicht signifikant von der Kontrollgruppe unterschied. Damit erschloss das Projekt eine andere Zielgruppe als das reguläre Suchthilfesystem.

Das Ziel, Menschen gezielt zu vermitteln, wurde teilweise erreicht. Quantitativ ist auffällig, dass im Vergleich zu landes- und bundesweiten Referenzwerten ein höherer Anteil der Teilnehmenden im Projekt Reha-Anträge stellte. Qualitativ lässt sich darüber hinaus feststellen, dass der SRK als Motivationsverstärker und Beschleuniger wahrgenommen wurde. Die strukturierte Antragsvorbereitung innerhalb der zwei SRK-Tage wurde als erhebliche Entlastung beschrieben und trug dazu bei, dass die Bürokratie als weniger hinderlich erlebt wurde.

Das Ziel, Sucht-Rehalots*innen mit dem sozialen Umfeld und relevanten Institutionen zu vernetzen, konnte bedingt erreicht werden. Es wurde ein breites Netzwerk aufgebaut und neue Partner*innen wie Jobcenter, Betriebe oder Vereine wurden einbezogen. Dennoch musste im Projektverlauf wieder verstärkt auf Fachstellen der Suchthilfe zurückgegriffen werden, um die Vermittlung sicherzustellen. Die Erkenntnis daraus ist, dass traditionelle und neue Zugangswege nicht


K. Tielking et al., *Wege in die Suchthilfe*,
https://doi.org/10.1007/978-3-658-49485-8_7

gegeneinander ausgespielt, sondern integrativ verbunden werden sollten. Nur durch eine strategische Kombination etablierter Strukturen mit innovativen Netzwerkknoten kann ein nachhaltiges System geschaffen werden, das frühzeitig Menschen erreicht.

Das Ziel einer beschleunigten Vermittlung in die Rehabilitation wurde teilweise realisiert. Zwar konnten die Antragstellung und Bewilligung schneller erfolgen als im Bundesdurchschnitt, doch nach der Bewilligung mussten die Betroffenen weiterhin auf freie Reha-Plätze warten. Auch auf die Teilnahme am SRK musste zum Teil mehrere Wochen gewartet werden. Die strukturelle Engpasslage im Reha-System konnte durch das Projekt nicht überwunden werden.

Das Ziel, dass es den Teilnehmenden nach der Maßnahme besser geht, wurde erfüllt. Alle Teilnehmenden äußerten sich positiv über die Wirkung des Projekts und der Rehamaßnahme. Quantitative Daten belegen signifikante Verbesserungen in der psychosozialen Gesundheit, Teilhabe und Lebenszufriedenheit. Besonders hervorzuheben ist, dass die IG zu Beginn deutlich belasteter war als die KG und sich im Verlauf auf deren Niveau stabilisierte.

Auch wenn eine dauerhafte Implementierung über die Projektlaufzeit hinaus nicht realisierbar ist, lassen sich aus diesen Ergebnissen zentrale Schlüsse für Praxis und Weiterentwicklung ableiten:

1. **Der Moment der Motivation ist entscheidend.** Menschen mit Suchterkrankung müssen in dem Moment unterstützt werden, in dem sie sich öffnen und zur Veränderung bereit sind. Der Weg durch das Hilfesystem ist jedoch oft zu lang und komplex. Besonders die Phasen zwischen Antrag, Bewilligung und Reha-Antritt bergen ein hohes Risiko für Abbruch und Rückzug. Deshalb sollten neben dem Ausbau von Plätzen zur Rehabilitation auch die bürokratischen Hürden der Antragstellung reduziert werden.
2. **Netzwerkarbeit braucht Ressourcen.** Der Aufbau, die Pflege und die Schulung von Netzwerken erfordern nicht nur Engagement, sondern auch personelle und strukturelle Kapazitäten. Ein sensibilisiertes, informiertes Netzwerk ist die Voraussetzung dafür, dass Menschen im richtigen Moment erkannt, angesprochen und begleitet werden. Um dies mit Erfolg umzusetzen, braucht es weitere Kapazitäten und finanzielle Ressourcen im bestehenden Hilfesystem von Menschen mit Abhängigkeitserkrankungen.
3. **Frühe Ansprache braucht neue Wege.** Menschen frühzeitig zu erreichen, heißt, sie in ihren Lebenswelten anzusprechen. Kreative, lebensnahe und niedrigschwellige Angebote sind entscheidend, um neue Zielgruppen zu erreichen, und müssen weiterhin erprobt werden.

4. **Entstigmatisierung ist eine Grundvoraussetzung.** Selbststigma, gesellschaftliches und institutionelles Stigma erschweren den Zugang zur Hilfe. Die Evaluation des Projekts zeigte, dass auch die Behandlung selbst stigmatisiert ist. Diese doppelte Stigmatisierung kann die Bereitschaft zur Hilfeannahme massiv einschränken. Es müssen weitere Wege der Entstigmatisierung der Erkrankung gefunden werden.
5. **Hausärzt*innen als Schnittstellen ins Hilfesystem.** Viele Menschen mit problematischem Konsum sind in hausärztlicher Behandlung, ohne dass das Thema Sucht systematisch aufgegriffen wird. Hausärzt*innen können eine wichtige Rolle bei der Lotsung ins Hilfesystem spielen, wenn sie entsprechend geschult und eingebunden werden, bzw. sich einbinden lassen und aktiv einbringen.

Abschließend lässt sich sagen: Auch wenn nicht alle Projektziele vollständig erreicht wurden, lieferte das Projekt Erkenntnisse über Barrieren, Gelingensbedingungen und notwendige strukturelle Weiterentwicklungen im Suchthilfesystem. Es bleibt eine Herausforderung für alle Beteiligten, Menschen mit Suchtproblemen den Zugang zu den bestmöglichen Hilfsangeboten barrierefreier zu ermöglichen. Die Erkenntnisse des Projekts SEMRES gilt es nun in nachhaltige Konzepte zu überführen.

# Literatur

**Abstein, H. J.** (2012). Suchthilfe – ein klassisches Handlungsfeld der Sozialarbeit. In: Gastiger, S. & Abstein, H. J. (Hrsg.). *Methoden und Konzepte der Sozialen Arbeit in verschiedenen Arbeitsfeldern*. Lambertus-Verlag, Freiburg, S. 7–18.

**Alcohol and Drug Foundation** (2025). *Power of words: Stigma posters*. https://adf.org.au/talking-about-drugs/power-words/stigma-posters/ (letzter Zugriff: 20.06.2025).

American Psychiatric Association (2013). *Diagnostic and statistical manual of mental disorders*. American Psychiatric Publishing, Washington.

**Angrosino, M.** (2007). *Doing ethnographic and observational research*. Sage, London.

**Barnett, A. I., Hall, W., Fry, C. L., Dilkes-Frayne, E. & Carter, A.** (2018). Drug and alcohol treatment providers' views about the disease model of addiction and its impact on clinical practice: A systematic review. In: *Drug and alcohol review*, *37*(6), APSAD, Sydney, S. 697–720. https://doi.org/10.1111/dar.12632.

**Bachmann, G.** (2009). Teilnehmende Beobachtung. In: Kühl, S., Strodtholz, P. & Taffertshofer, A. (Hrsg.). *Handbuch Methoden der Organisationsforschung*. VS Verlag für Sozialwissenschaften, Wiesbaden, S. 248–271.

**Beierlein, C., Kovaleva, A., László, Z., Kemper, C. J. & Rammstedt, B.** (2015). Kurzskala zu Erfassung der allgemeinen Lebenszufriedenheit (L-1). *Zusammenstellung sozialwissenschaftlicher Items und Skalen* (ZIS). https://doi.org/10.6102/zis229 (Letzter Zugriff: 20.06.2025).

**Bischof, A., Bischof, G., Meyer, C., Orlowski, S., Brandt, D., Trachte, A., Wurst, F. M., John, U. & Rumpf, H. J.** (2019). Suizidalität bei Menschen mit pathologischem Glücksspiel. In: *Suchttherapie*, *20*(3), Georg Thieme Verlag KG, Stuttgart, New York, S.122–128. https://doi.org/10.1055/a-0899-7307.


K. Tielking et al., *Wege in die Suchthilfe*,
https://doi.org/10.1007/978-3-658-49485-8

**Bogumil, J. & Gräfe, P.** (2024). *Fragmentierung der Sozialpolitik – Schnittstellen und Brüche zwischen unterschiedlichen Sozialpolitikfeldern. Eine Literaturstudie.* Duisburg/Bremen: Deutsches Institut für Interdisziplinäre Sozialpolitikforschung (DIFIS-Studie, 2024/6).

**Bouzoubaa, L., Ehsani, R., Chatterjee, P. & Rezapour, R.** (2023). *The evolution of substance use coverage in the Philadelphia Inquirer.* ArXiv preprint. https://arxiv.org/abs/2307.01299 (Letzter Zugriff: 04.08.2025).

**Böhl, H., Koch, A., Leune, J. & Redecker, T.** (2010). *Suchthilfe im regionalen Behandlungsverbund. Bestandsaufnahmen und Entwicklungsperspektiven.* Deutsche Hauptstelle für Suchtfragen, Hamm. https://www.dhs.de/fileadmin/user_upload/pdf/dhs-stellungnahmen/2011_02_28-DHS_Verbundpapier.pdf (Letzter Zugriff: 20.06.2025).

**Buchner, U. G. & Sleczka, P.** (2024). Stigma Sucht. In: *Sozial Extra, 48*, Springer Nature, Heidelberg, S. 74–79. https://doi.org/10.1007/s12054-024-00682-z.

**Bundesagentur für Arbeit** (2025). *Fachliche Weisungen zu § 12 SGB IX ab 1. Januar 2025.* https://www.arbeitsagentur.de/datei/fw-paragraf-12-sgb-ix-ab-1-1-2025_ba050657.pdf (Letzter Zugriff: 20.06.2025).

**Caplan, G.** (1964). *Principles of Preventive Psychiatry.* Basic books, New York, London.

**Chrystoja, B. R., Monteiro, M., Rehm, J. & Shield, K.** (2022). Alcohol-Attributable Burden of Disease in the Americas in 2000 and 2016. *Journal of studies on alcohol and drugs, 83*(1), S. 45–54.

**Corrigan, P. W., Druss, B. G. & Perlick, D. A.** (2014). The impact of mental illness stigma on seeking and participating in mental health care. In: *Psychological Science in the Public Interest, 15*(2), Association for Psychological Science, Washington, S. 37–70.

**Corrigan, P. W. & Watson, A. C.** (2002). The paradox of self-stigma and mental illness. *Clinical psychology: Science and practice, 9*(1), American Psychological Association, Washington, USA, S. 35–53.

**Deck, R., Mittag, O., Hüppe, A., Muche-Borowski, C. & Raspe, H.** (2011). IMET. Index zur Messung von Einschränkungen der Teilhabe [Verfahrensdokumentation und Fragebogen]. Leibniz-Institut für Psychologie (ZPID), Trier. https://doi.org/10.23668/psycharchives.6548.

**Degenhardt, L., Grebely, J., Stone, J., Hickman, M., Vickerman, P., Marshall, B. D. L., Bruneau, J., Altice, F. L., Henderson, G., Rahimi-Movaghar, A. & Larney, S.** (2019). Global patterns of opioid use and dependence: harms to populations, interventions, and future action. In: *The Lancet, 394*(10208), London, S. 1560–1579. https://doi.org/10.1016/S0140-6736(19)32229-9.

**Deutsche Hauptstelle für Suchtfragen** (2019). *Die Versorgung Suchtkranker in Deutschland: Update 2019.* https://www.dhs.de/fileadmin/user_upload/pdf/dhs-stellungnahmen/Die_Versorgung_Suchtkranker_in_Deutschland_Update_2019.pdf (Letzter Zugriff: 20.06.2025).

Deutsche Hauptstelle für Suchtfragen (2020). *Deutscher Kerndatensatz zur Dokumentation im Bereich der Suchtkrankenhilfe 3.0. Definitionen und Erläuterungen zum Gebrauch.* DHS, Hamm. https://www.suchthilfestatistik.de/fileadmin/user_upload_dshs/02_kds/2025_01_01_Manual_Deutscher_Kerndatensatz_3.0.pdf (Letzter Zugriff: 20.06.2025).

Deutsche Hauptstelle für Suchtfragen (2024). *DHS Jahrbuch Sucht 2024.* Hamm: Pabst.

Deutsche Rentenversicherung, Gesetzliche Krankenversicherung (2011). *Gemeinsamer Leitfaden der Deutschen Rentenversicherung und der Gesetzlichen Kranken-versicherung zur Erstellung und Prüfung von Konzepten ambulanter, ganztägig ambulanter und stationärer Einrichtungen zur medizinischen Rehabilitation Abhängigkeitskranker vom 23.09.2011.* Deutsche Rentenversicherung Bund.

**Deutsche Rentenversicherung Oldenburg-Bremen** (o.J.) *SEMRES – Schnittstellenmanagement zur frühzeitigen Ermittlung des Rehabilitationsbedarfs und rechtzeitige Vermittlung in Rehabilitation von Menschen mit Suchtproblemen.* Bochum: Modellvorhaben rehapro. https://www.modellvorhaben-rehapro.de/SharedDocs/Projektdaten/Projektdarstellung_SEMRES.html (Letzter Zugriff: 20.06.2025).

**Die Drogenbeauftragte der Bundesregierung** (2016). *Beschluss des Drogen- und Suchtrates „Teilhabe am Arbeitsleben" vom 26.09.2016.* https://www.dhs.de/fileadmin/user_upload/pdf/dhs-stellungnahmen/Beschluss_DSR_-_Teilhabe_am_Arbeitsleben.pdf (Letzter Zugriff: 20.06.2025).

**Döring, N. & Bortz, J.** (2016). *Forschungsmethoden und Evaluation in den Sozial- und Humanwissenschaften.* (5. Aufl.). Springer, Wiesbaden.

**Engel, G. L.** (1977). The need for a new medical model: A challenge for biomedicine. In: *Science, 196*(4286): American Association for the Advancement of Science, Washington, S. 129–136. https://doi.org/10.1126/science.847460.

Fachverband Drogen- und Suchthilfe e.V. (2020). *Standards der ambulanten Suchthilfe: Update 2020.* Fachverband Drogen- und Suchthilfe e.V., Berlin.

**Feuerstein, T. J.** (2005). *Teilnehmende Beobachtung. Ein Manual für die Ausbildung und Praxis Sozialer Arbeit.* Wiesbaden, Rhein Main University of Applied Sciences.

**Flick, U.** (2010). *Qualitative Sozialforschung: Eine Einführung.* (3. Aufl.). Rowohlt, Hamburg.

**Flick, U.** (2018). *An introduction to qualitative research.* (6. Aufl.). Sage, London.

**Franke, Alexa** (2012). *Modelle von Gesundheit und Krankheit.* Verlag Hans Huber, Göttingen, Hogrefe AG.

**Gordon, R. S.** (1983). An operational classification of disease prevention. In: *Public Health Reports, 98*, Sage Publishing, Kalifornien, S. 107–109.

**Hahn, A., Jerusalem, M. & Meixner-Dahle, S.** (2014). *Fragebogen zur Internetsucht (ISS-20r) und Normwerte.* http://andre-hahn.de/downloads/pub/2014/2014_ISS20-Internetsuchtskala.pdf (Letzter Zugriff: 20.06.2025).

**Hansjürgens, R.** (2018). *Tätigkeiten und Potentiale der Funktion „Suchtberatung".* Expertise im Auftrag von Caritas Suchthilfe e. V., Freiburg und Gesamtverband für Suchthilfe e.V.

**Hansjürgens, R.** (2019): Soziale Arbeit in der Suchthilfe. In: Dettmers, S. & Bischkopf, J. (Hrsg.). *Handbuch gesundheitsbezogene Soziale Arbeit.* Ernst Reinhardt Verlag, München, S. 184–194.

**Hansjürgens, R. & Arnold, T.** (2024). Kommunale Suchthilfe und Suchtberatung. In: *Hand-buch Kommunale Sozialpolitik.* Springer Fachmedien, Wiesbaden, S. 1–19.

**Hurrelmann, K. & Bründel, H.** (1997). *Drogengebrauch und Drogenmissbrauch. Eine Gradwanderung zwischen Genuss und Abhängigkeit.* Wissenschaftliche Buch-gesellschaft, Darmstadt.

**Institut Suchtprävention** (2022). *Evidenzbasierte Suchtprävention.* https://www.praevention.at/sucht-und-suchtvorbeugung/begriffs-und-problemdefinitionen/evidenzbasierte-suchtpraevention (Letzter Zugriff: 26.06.2025).

**Kastenbutt, B.** (2018). Soziologie der Sucht und ihrer Geschichte. In: Feustel, R., Schmidt-Semisch, H. & Bröckling, U. (Hrsg.). *Handbuch Drogen in sozial- und kulturwissenschaflicher Perspektive.* Springer VS, Wiesbaden, S. 119–129.

**Knaak, S., Livingston, J., Stuart, H. & Ungar, T.** (2020). *Combating mental illness- and use-related structural stigma in health care.* Mental Health Commission of Canada.

Künzel-Böhmer, J., Bühringer, G. & Janik-Konecny, T. (1993). Expertise zur Prävention des Substanzmissbrauchs. In: *Schriftenreihe des Bundesministeriums für Gesundheit.* Band 20. Nomos-Verlag, Baden-Baden.

**Kühn, T. & Koschel, K.-V.** (2018). *Einführung in die Moderation von Gruppendiskussionen.* Springer, Wiesbaden.

**Klein, M.** (2005). Kinder und Jugendliche aus alkoholbelasteten Familien. Stand der Forschung, Situations- und Merkmalsanalyse, Konsequenzen. In: *Schriftenreihe Angewandte Suchtforschung.* LIT-Verlag, Münster.

**Knipel, V., Windisch, W. & Bayarassou, A. H.** (2012). Epidemiology of pulmonary diseases. In: *Der Pneumologe, 9.* Springer Medizin Verlag, Berlin, S. 321–330.

**Kokkevi, A., Hartgers, C., Blanken, P., Uchtenhagen, A., Pozzi, G., Tempesta, E. & Gsellhofer, B.** (1994). *European Addiction Severity Index EuropASI.* Commission of the European Commmunities COST A6 Programme. EuropASI Working Group Report.

**Kriz, D., Herwig, J., Wirtz, M., Töns, N., Hafen, K., Nübling, R. & Bengel, J.** (2006). Entwicklung und Validierung des PAREMO-20. In: Nübling, R., Muthny, F.A. & Bengel, J. (Hrsg.). *Reha-Motivation und Behandlungserwartung.* Huber, Bern, S. 161–178.

**Laging, M.** (2020). *Soziale Arbeit in der Suchthilfe: Grundlagen – Konzepte – Methoden.* Kohlhammer Verlag, Stuttgart.

**Lamnek, S.** (2010). *Qualitative Sozialforschung.* (5. Aufl.). Beltz Verlag, Weinheim.

**Liebold, R. & Trinczek, R.** (2009). Experteninterview. In: Kühl, S., Strodtholz, P. & Taffertshofer, A. (Hrsg.). *Handbuch Methoden der Organisationsforschung.* VS Verlag für Sozialwissenschaften, Wiesbaden, S. 32–56. https://doi.org/10.1007/978-3-531-91570-8.

**Liel, K.** (2020). Theorie und Praxis des bio-psycho-sozialen Modells: Rolle und Beitrag der Sozialen Arbeit. In: Rummel, C. & Gaßmann, R. (Hrsg.). *Sucht: bio-psycho-sozial. Die ganzheitliche Sicht auf Suchtfragen: Perspektiven aus Sozialer Arbeit, Psychologie und Medizin.* Kohlhammer Verlag, Stuttgart, S. 69–79.

**Livingston, J. D., Milne, T., Fang, M. L. & Amari, E.** (2012). The effectiveness of interventions for reducing stigma related to substance use disorders: a systematic review. In: *Addiction, 107*(1). The Society for the Study of Addiction, Northhampton, S. 39–50. https://doi.org/10.1111/j.1360-0443.2011.03601.x.

**Mayring, P.** (2002). *Einführung in die qualitative Sozialforschung: Eine Anleitung zu qualitativem Denken.* (5. Aufl.). Beltz Verlag, Weinheim & Basel.

**Mayring, P.** (2010). *Qualitative Inhaltsanalyse – Grundlagen und Techniken.* (11. Aufl.). Beltz Verlag, Weinheim & Basel.

**Meuser, M. & Nagel, U.** (2009). Das Experteninterview – konzeptionelle Grundlagen und methodische Anlage. In: Pickel, S., Pickel, G., Lauth, H.-J. & Jahn, D. (Hrsg.). *Methoden der vergleichenden Politik- und Sozialwissenschaft: Neue Entwicklungen und Anwendungen.* VS Verlag für Sozialwissenschaften, Wiesbaden, S. 465–479. https://doi.org/10.1007/978-3-531-91826-6_23.

**Misoch, S.** (2019). *Qualitative Interviews.* (2. Aufl.). Walter de Gruyter, Berlin/Boston.

**Moggi F.** (2014). Behandlung von Suchtpatienten mit komorbiden psychischen Störungen. In: *Suchtmagazin* 1. Schweizerische Gesundheitsstiftung RADIX, Zürich, S. 15–19.

**Naidoo, J. & Wills, J.** (2019). *Lehrbuch Gesundheitsförderung.* Hogrefe Verlag, Göttingen.

**Nestler, E. J.** (2014). Epigenetic mechanisms of drug addiction. In: *Neuropharmacology, 76.* S. 259–268.

**Neugebauer, U. & Beywl, W.** (2006). Methoden zur Netzwerkanalyse. In: *Zeitschrift für Evaluation, 2*(2006), S. 249–286.

**Niedersächsische Landesstelle für Suchtfragen e.V.** (2024). *Suchthilfestatistik Niedersachsen 2023.* https://www.nls-online.de/wp-content/uploads/2025/01/Suchthilfestatistik-2023_Final.pdf (Letzter Zugriff: 26.06.2025).

**Nübling, R., Kriz, D., Herwig, J., Wirtz, M., Fuchs, S., Hafen, K., Töns, N. & Bengel, J.** (2005). *Patientenfragebogen zur Erfassung der Reha-Motivation (PAREMO-20).* Rehabilitationswissenschaftlicher Forschungsverbund (RFV), Freiburg/Bad Säckingen.

**Petry, J., Peters, A. & Baulig, T.** (2013). *Kurzfragebogen zum Glücksspielverhalten (KFG).* Glücksspielskalen für Screening und Verlauf (GSV). Hogrefe, Göttingen.

**Rabung, S., Harfst, T., Kawski, S., Koch, U., Wittchen, H.-U. & Schulz, H.** (2009). Psychometrische Überprüfung einer verkürzten Version der „Hamburger Module zur Erfassung allgemeiner Aspekte psychosozialer Gesundheit für die therapeutische Praxis“ (HEALTH-49). *Z Psychosom Med Psychother, 55.*

**Rauschert, C., Möckl, J., Seitz, N., Wilms, N., Olderbak, S. & Kraus, L.** (2022). Konsum psychoaktiver Substanzen in Deutschland – Ergebnisse des Epidemiologischen Suchtsurvey 2021. In: *Deutsches Ärzteblatt International, 119*(34), S. 527–534. https://doi.org/10.3238/arztebl.m2022.0244.

**Reinecke, J.** (2019). Grundlagen der standardisierten Befragung. In: Baur, N. & Blasius J. (Hrsg.). *Handbuch Methoden der empirischen Sozialforschung.* Springer VS, Wiesbaden, S. 717–734.

**Rossow, I., Lambert, F., Keating, P. & McCambridge, J.** (2016). Parental drinking and adverse outcomes in children: a scoping review of cohort studies. In: *Drug and Alcohol Review, 35*(4), S. 397–405.

**Schaller, K., Kahnert, S., Garcia-Verdugo, R., Treede, I., Graen, L. & Ouédraogo, N.** (2022). *Alkoholatlas Deutschland 2022.* Deutsches Krebsforschungszentrum (DKFZ), Heidelberg.

**Schmidt, H., Koschinowski, J., Bischof, G., Schomerus, G., Borgwardt, S. & Rumpf, H. J.** (2022). Einstellungen von Medizinstudierenden gegenüber alkoholbezogenen Störungen: Abhängig von der angestrebten medizinischen Fachrichtung? In: *Psychiatrische Praxis, 49*(8), Thieme Verlag, Stuttgart, S. 428–435. https://doi.org/10.1055/a-1690-5902.

**Schnell, R., Hill, P. B. & Esser, E.** (2023). *Methoden der empirischen Sozialforschung.* (12., aktualisierte und erweiterte Auflage). De Gruyter, Oldenbourg.

**Schomerus, G., Bauch, A., Elger, B., Evans-Lacko, S., Frischknecht, U., Klingemann, H., & Rumpf, H. J.** (2017). Das Stigma von Suchterkrankungen verstehen und überwinden. In: *Sucht, 63*, S. 253–259.

**Schomerus, G., & Corrigan, P. W.** (2022). *The stigma of substance use disorders.* Cambridge University Press, Cambridge.

**Schomerus, G., Corrigan, P., Klauer, T., Kuwert, P., Freyberger, H. & Lucht, M.** (2011). Self-stigma in alcohol dependence: Consequences for drinking-refusal self-efficacy. In: *Drug Alcohol Dependence, 114*(1), S. 12–17.

**Schwarzkopf, L., Murawski, M. & Riemerschmid, C.** (2025). Jahresstatistik 2023 der professionellen Suchthilfe. In: Deutsche Hauptstelle für Suchtfragen e.V. (Hrsg.). *Jahrbuch Sucht 2025*. Deutsche Hauptstelle für Suchtfragen e.V., Hamm, S. 193–218. https://www.dhs.de/fileadmin/user_upload/pdf/Jahrbuch_Sucht/JBS25_S193_Kap3-1_WEB.pdf (Letzter Zugriff: 26.06.2025).

**Spradley, J.** (1980). *Participant observation*. Holt, Reinhart and Winston, New York.

**Stavro, K., Pelleier, J. & Potvin, S.** (2013). Widespread and sustained cognitive deficits in alcoholism: a meta-analysis. In: *Addiction Biology, 18*(2), S. 203–213. https://doi.org/https://doi.org/10.1111/j.1369-1600.2011.00418.x.

**Steinke, I.** (2017). Gütekriterien qualitativer Forschung. In: Flick, U., von Kardorff, E. & Steinke, I. (Hrsg.). *Qualitative Forschung. Ein Handbuch.* Rowohlt, Reinbek, S. 319–331.

**Tausch, A. & Menold, N.** (2015). Methodische Aspekte der Durchführung von Fokusgruppen in der Gesundheitsforschung. Welche Anforderungen ergeben sich aufgrund der besonderen Zielgruppen und Fragestellungen? In: *GESIS Papers*, 2015/12.

Tielking, K. & Rabes. M. (2024). *Sucht und Gesundheit: Grundlagen, Soziale Perspektiven für Suchtprävention und Suchthilfe.* Springer VS, Wiesbaden.

**Tretter, F.** (2020). „Bio-psycho-soziales Modell" – Steckbrief und Perspektiven. In: Rummel, C. & Gaßmann, R. (Hrsg.). *Sucht: bio-psycho-sozial. Die ganzheitliche Sicht auf Suchtfragen. Perspektiven aus Sozialer Arbeit, Psychologie und Medizin.* Kohlhammer Verlag, Stuttgart, S. 13–24.

**United Nations Office on Drugs and Crime (UNODC).** (2022). *World Drug Report.* https://www.unodc.org/unodc/data-and-analysis/world-drug-report-2022.html (Letzter Zugriff: 26.06.2025).

**Vogelgesang, M.** (2023). Psychische Komorbidität bei Suchterkrankungen–Entstehung und Therapie eines komplexen Bedingungsgefüges. In: *PiD-Psychotherapie im Dialog, 24*(04), Georg Thieme Verlag KG, Stuttgart, S. 48–51.

**Volkow, N. D. & Morales, M.** (2015). The Brain on Drugs: From Reward to Addiction. In: *Cell, 162*(4), S. 712–725. https://doi.org/10.1016/j.cell.2015.07.046.

**Vongehr, S.** (2022). *Suchthilfe und Suchtprävention als Aufgabe des Öffentlichen Gesundheitsdienstes*. Springer Fachmedien GmbH, Wiesbaden.

**Watson, A. C., Corrigan, P. W., Larson, J. E. & Sells, M.** (2007). Self-stigma in People with mental illness. In: *Schizophrenia Bulletin, 33*, S. 1312–1318.

**Weissinger, V.** (2017). Zugangswege erweitern, Übergänge optimieren: Handlungsbedarf Und -ansätze am Beispiel der Suchtrehabilitation. In: *SuchtAktuell, 24*(1), Fachverband Sucht, Bonn, S. 15–33.

**Weissinger, V.** (2019). Die Versorgung bei alkoholbezogenen Störungen in Deutschland. In: *Bundesgesundheitsblatt – Gesundheitsforschung – Gesundheitsschutz, 62*(2), S. 173–185. https://doi.org/10.1007/s00103-018-2866-0.

**Witzel, A.** (1985). Das problemzentrierte Interview. In: Jüttemann, G. (Hrsg.), *Qualitative Forschung in der Psychologie*, Beltz, Weinheim, S. 227–255.

**World Health Organization (WHO)** (2018). *Global status report on alcohol and health 2018*. World Health Organization. https://iris.who.int/handle/10665/274603 (Letzter Zugriff: 26.06.2025).

**WHO** (2020). Constitution of the World Health Organization. WHO. In: *Basic Documents, Forty-ninth edition*, S. 1–19. https://apps.who.int/gb/bd/PDF/bd47/EN/constitution-en.pdf?ua=1 (Letzter Zugriff: 20.06.2025).

**WHO** (2023). *International Statistical Classification of Diseases and Related Health Problems (ICD-11).* https://icd.who.int/ (Letzter Zugriff: 04.08.2025).

FSC
www.fsc.org
MIX
Papier | Fördert gute Waldnutzung
FSC® C083411

Kolibri 360 GmbH
Ferdinand-Jühlke-Straße 7
99095 Erfurt, Deutschland
produktsicherheit@kolibri360.de